コリと痛みの地図帳

プロが教える
マッサージの
処方箋72

鍼灸あん摩マッサージ指圧師、国際中医師
石垣英俊

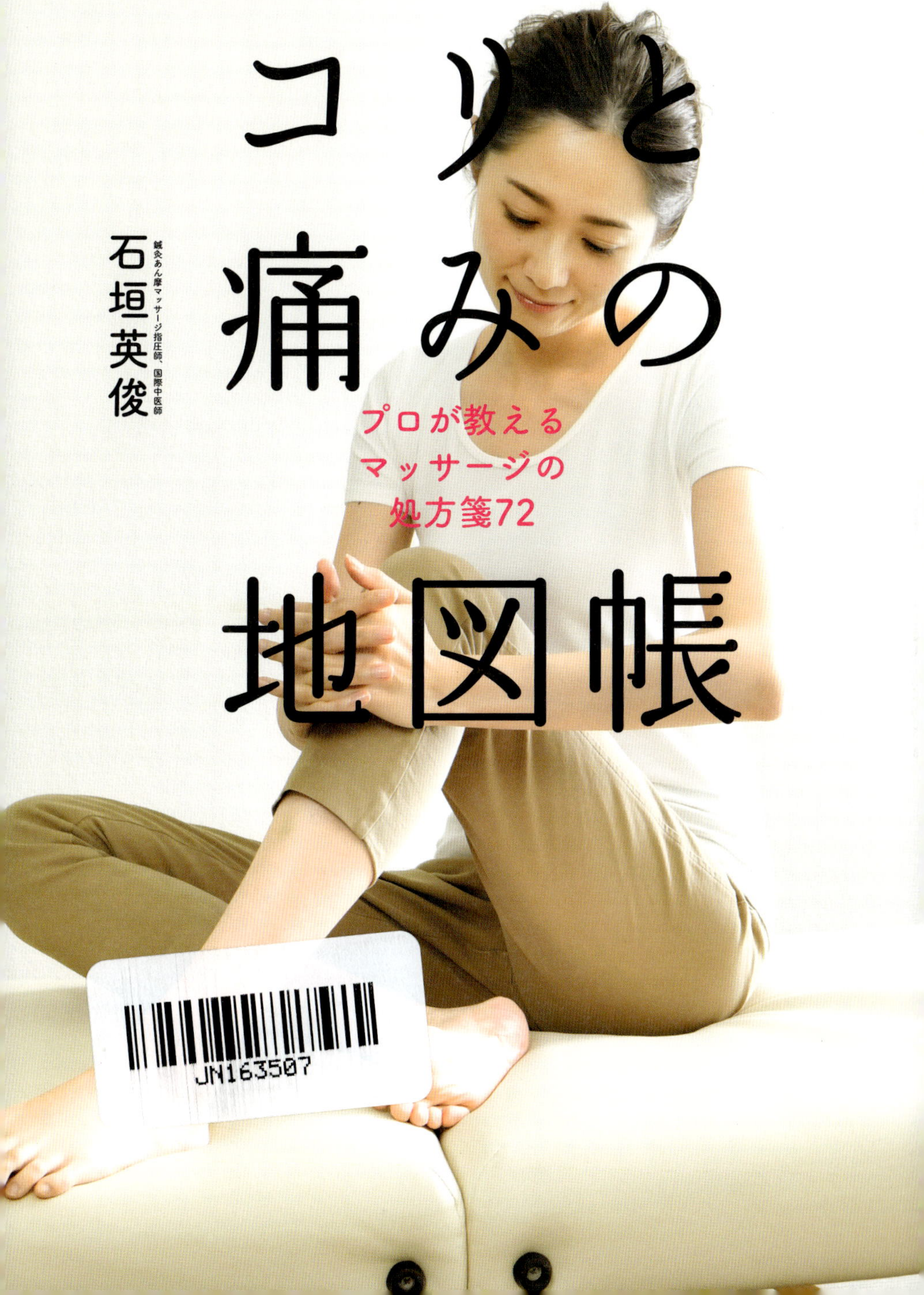

はじめに

あなたは普段、不調を感じたとき、どのように対処していますか？　症状や程度にもよるでしょうが、市販の薬を飲むか、病院で受診するか。それほどでなければ、横になって休むという選択肢もあると思います。何が正解というわけではありませんが、そのとき、きっとあなたの手はカラダのどこかに触れていると思うのです。

健康ブームの昨今、生活習慣病の予防はもちろん、健康と美の追求のために運動をしている人も多く見られます。しかし一方で、健康のための運動で繰り返しケガをしたり、不調や病気に悩まされていたりする例も少なくありません。そこで提案したいのが、普段からマッサージを**「気づきのヘルスケア」**として取り入れること。マッサージというと、医療やリラクゼーションを想像するかもしれません。しかしマッサージには、その「手当て」としての効果に加え、**心身のこわばりを解放することで、気づけなくなっていた心身の声をメッセージとして伝え・受け取る**役目もあるのです。

お客さまにマッサージを指導すると、「先生のようにはできないから」と皆さんおっしゃいます。それも無理はありません。しかし、**マッサージはコツさえつかめば難しくないもの。誰もがプロと同じような効果を再現できる**のです。そのために本書では、コリや痛みの原因を紐解き、カラダを地図に例えながら普段私が施術している手法を丁寧に紹介しました。ツボにこだわりすぎるのではなく、いかに効果を再現しやすい部位にたどり着くかが大切であると考え、1人でできるセルフマッサージはもちろん、2人で行うパートナーとのマッサージも写真をふんだんに使ってわかりやすく解説しています。

マッサージの効果を感じるようになると、自分や大切な人に触れる習慣が身につくようになるはずです。スキンシップが増えることで大切な人との絆も深まり、心の安らぎが健康を高めてくれるのを感じられるでしょう。**薬箱を開けるよりも手当てのほうが有効なこともある**かもしれません。本書を通じて、マッサージというツールをあなたと大切な人の生活に活かしていただければ幸いです。

石垣　英俊

CONTENTS

コリと痛みの地図帳

プロが教えるマッサージの処方箋72

PART 2 マッサージの処方箋 その1 ~肩こり・腰痛編~

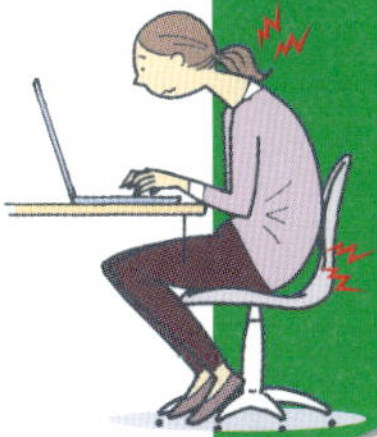

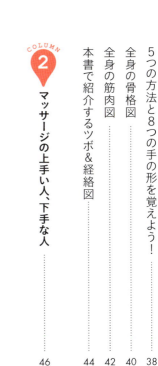

PART 3 マッサージの処方箋 その2 ~部位別の不調編~

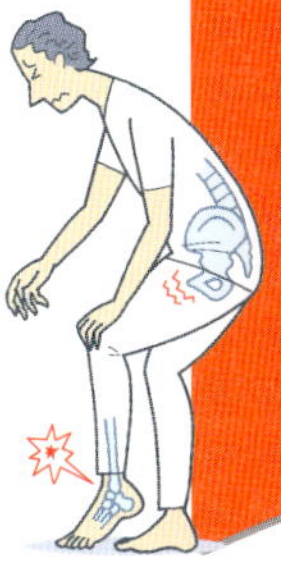

頭の不調

首〜肩の不調

体幹の不調

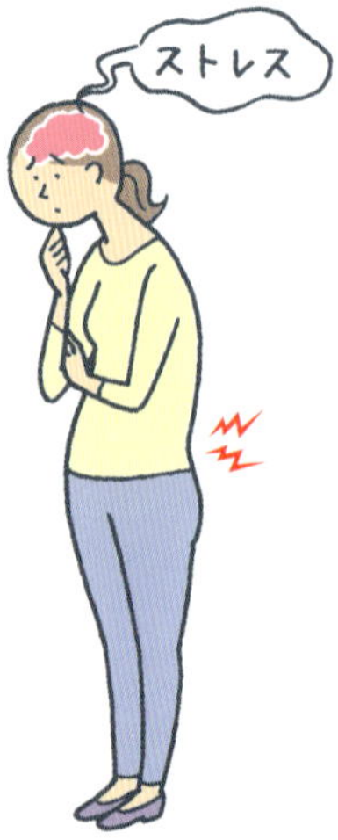
ストレス

PART 0

カラダの不調はどこからやってくるのか？

ココロとカラダの声に耳を傾け
不調の原因を探る！

「腰が痛い」「カラダがだるい」といったカラダの不調は、大きな悩みとして日々の暮らしに影を落とすものです。「なんとか改善したい」と**病院で受診しても、その原因がはっきりしない**こともしばしば。とはいえ、ネット検索で調べたり、やみくもな自己診断を下したりすると、不安の連鎖はより一層深みへとハマっていくことに。

なぜ、そのような医学的に原因不明の不調が起こってしまうのでしょうか？

それには、以下のような原因が考えられます。

◎ 姿勢のゆがみや動作のクセ、運動不足などによる構造の変化

◎ 働きすぎ、または怠惰な生活などの極端な生活習慣

◎ 偏った食事、ダイエット、時間や食べ方といった食生活

◎ 対人関係やキャパシティオーバーなどのメンタル・ストレス

◎ 寒暖などの自然環境の変化に対する適応力不足

◎ 遺伝的要素や暮らしの環境、スポーツ歴など

カラダの不調はなぜ起こるのか？

もし、現在あなたが不調を抱えているとすれば、これらの原因のなかでひとつでも当てはまっているものがあるのではないでしょうか？　そして、痛みや不調を改善するには、**自身のココロとカラダの声に耳を傾けて原因を探り、そのメカニズムを知ったうえで正しく対処する**ことが大切なのです。

不調の原因はさまざま！

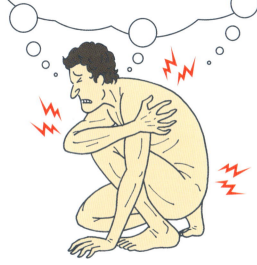

- 働きすぎ、または怠惰な暮らしなど**極端な生活習慣**
- **姿勢のゆがみや動作のクセ、運動不足**
- 対人関係やキャパシティオーバーなどの**メンタル・ストレス**
- **偏った食事、ダイエット、時間や食べ方**といった**食生活**
- **遺伝的要素**や、**生活環境**、**スポーツ歴**など
- 寒暖など自然環境の変化への**適応力不足**

患部そのものが不調の原因とは限らない？

肩が凝るからといって肩をもんだり、腰が痛いからといって腰をさすったり、痛みや不調があると、つい患部にばかり意識がいってしまうもの。でも、そのような対処をしても一向に症状が治まらないことはありませんか？

「痛いところは結果であり、カラダからのシグナルである」

痛みを感じる場所が、すべて痛みの原因であるとは限りません。患部を湿布や針などでアプローチしても症状が治まらないのは、**根本的な原因がほかの場所に隠れている**ということ。中医学（中国の医学）に「通ずれば痛まず」という言葉があります。それはすなわち、痛みのある患部は血流が滞ったり、老廃物がたまったりしているということ。その部位が通ずれば（流れれば）痛みはなくなるという考え方です。

例えば、お尻に痛みがあるとしましょう。お尻を直接押したりもんだりしても痛みが改善されない場合、お尻を支配している神経に原因がある可能性も考えられます。その神経は背中と腰の間にもあり、その辺りをほぐすことで痛みが軽く

MEMO

中医学の本治・標治とは？

根本的な原因があり、その結果、痛みなどの症状が表れます。中医学では、症状を抑えることを「標治」、根本的な原因の改善を図ることを「本治」といいます。本治ができないと症状がくり返し起こることも。

なることも。

肩こりでもそう。本当の原因がストレスによる習慣化した浅い呼吸だとすれば、鎖骨の下周辺をほぐすことが最適のアプローチとなります。信じられないでしょうが、腰の痛みの場合、もも裏の筋肉をほぐすことで痛みが軽くなることもあるのです。

このように、**患部そのものが、すなわち痛みや不調の原因であるとは限りません**。自分のカラダに触れ、**根本的な原因を探り当てたうえで、適切な対処を施す**必要があるのです。

Q 次のうち、肩こりの原因は？

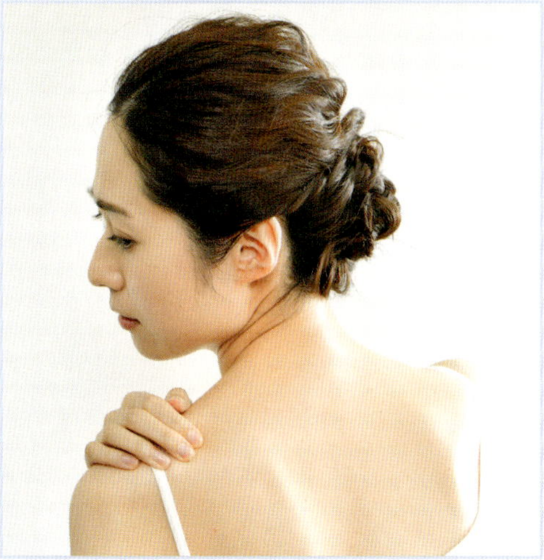

① 不良姿勢
② 浅い呼吸
③ 自律神経の乱れ
④ 外部環境（気候など）の変化
⑤ 内臓の働きの異常

A 正解は①～⑤のすべて

不調の連鎖はすでに始まっている！コリや痛みの正体とは？

私たちを悩ませる「コリ」や「痛み」。そもそもこれらの正体は、どういうものなのでしょうか？

一般的にコリを訴える人のカラダは、筋肉が緊張したり強張ったりした状態になっています。さらにそれが継続すると、血流が低下し**結節状《けっせつじょう》のしこりのような状態**になりますが、これを**筋硬結《きんこうけつ》（硬結）**といいます。硬結が悪化すると、その部位に痛み（自発痛）をともなったり、離れた部位に痛みを引き起こす**トリガーポイント**（P16）になることもあります。

コリを生み出す原因は、後ほど詳しく説明しますが、不良姿勢や筋肉の使いすぎによる筋疲労、メンタル・ストレス、内臓の問題などが考えられます。つまり、**「コリがある」ということは、心身に何らかの不調をきたしている**ということ。コリを放置すれば、やがて痛みを起こす物質が作られ、それが神経を通して痛みとして脳に伝えられます。痛みが続けば、それ自体がストレスになり、ネガティブな感情から痛みを増長させたり、内臓の不調を招いたり、そこからほかの部位

MEMO

痛みは天気の影響を受ける？

低気圧になると、内耳のセンサーが感知し、脳の視床下部を通じて興奮をうながす交感神経が活発に。ノルアドレナリンが血中に放出されることで、痛みを感じる神経などを刺激するため、痛みを感じやすくなります。

の痛みへとつながる**「不調の連鎖」**を引き起こしたりすることも。
このようなことからも、**「コリは万病の元。痛みはカラダからのシグナル」**といえるでしょう。
もし、医学的に問題がないのにカラダにコリや痛みを感じたら、そのまま放っておかないほうがいいのです。

痛みの悪循環

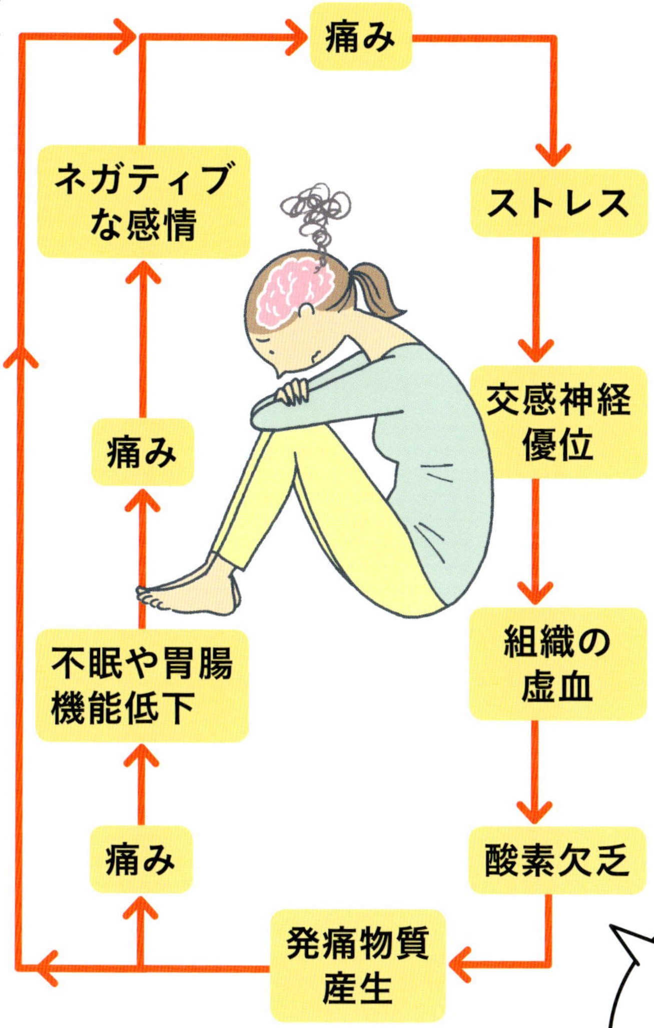
痛み
ストレス
交感神経優位
組織の虚血
酸素欠乏
発痛物質産生
痛み
不眠や胃腸機能低下
痛み
ネガティブな感情

放置していると、痛みが増していく！

神経、筋肉、血管、ツボ、筋膜etc.不調は同時につながり合っている

痛みや不調の原因は、患部そのものにあるとは限らないといいましたが、さまざまな原因はどのようにつながっているのでしょうか？　なぜ、一見関係がないような離れた場所に痛みの原因が隠れているのでしょうか？

それは、**カラダのさまざまなパーツがつながりを持っている**からです。

たとえば、何か精神的に不安を抱えるような状況になったとします。それは、カラダにとっては「危機」という状態であり、まず**「自律神経」**の興奮をつかさどる交感神経にスイッチします。交感神経が優位になると、緊張状態に切り替わり、それと連動して**筋肉も緊張**。危機に備えて**血流がアップ**し、呼吸も**浅く速い呼吸**に切り替わります。すると同時に、胃酸の分泌量のバランスは崩れ、**内臓の機能が低下**。これらの状態が一時的ならまだしも、継続すると当然**カラダに赤信号が点滅する**ようになります。

ある筋肉が緊張したまま硬くなれば、筋膜でつながっている別の筋肉も影響を受けます。内臓の機能が低下すれば、自律神経を介して表面にある筋肉や皮フも過

MEMO

トリガーポイントとは？

ある箇所を押したとき、そことは離れた箇所で関連痛を引き起こす場合がありますが、それを「トリガーポイント」といいます。たとえば、足の痛みやしびれなどの放散する痛みは、お尻の中・小殿筋のトリガーポイントが原因であることも。

敏に。つまり、**神経や筋肉、血管、さらには筋肉を包む筋膜など、カラダの部品がつながり合い、互いに影響し合うために不調の原因が数多く分岐していく**のです。

さらに注目したいのは中医学の「経絡《けいらく》とツボ」。ツボは心身の不調の兆候が表れるポイントであり、経絡というエネルギーの流れるラインでつながっています（P19）。**ツボや経絡も筋肉や神経などと同様、つながりを意識する**ことが大切です。

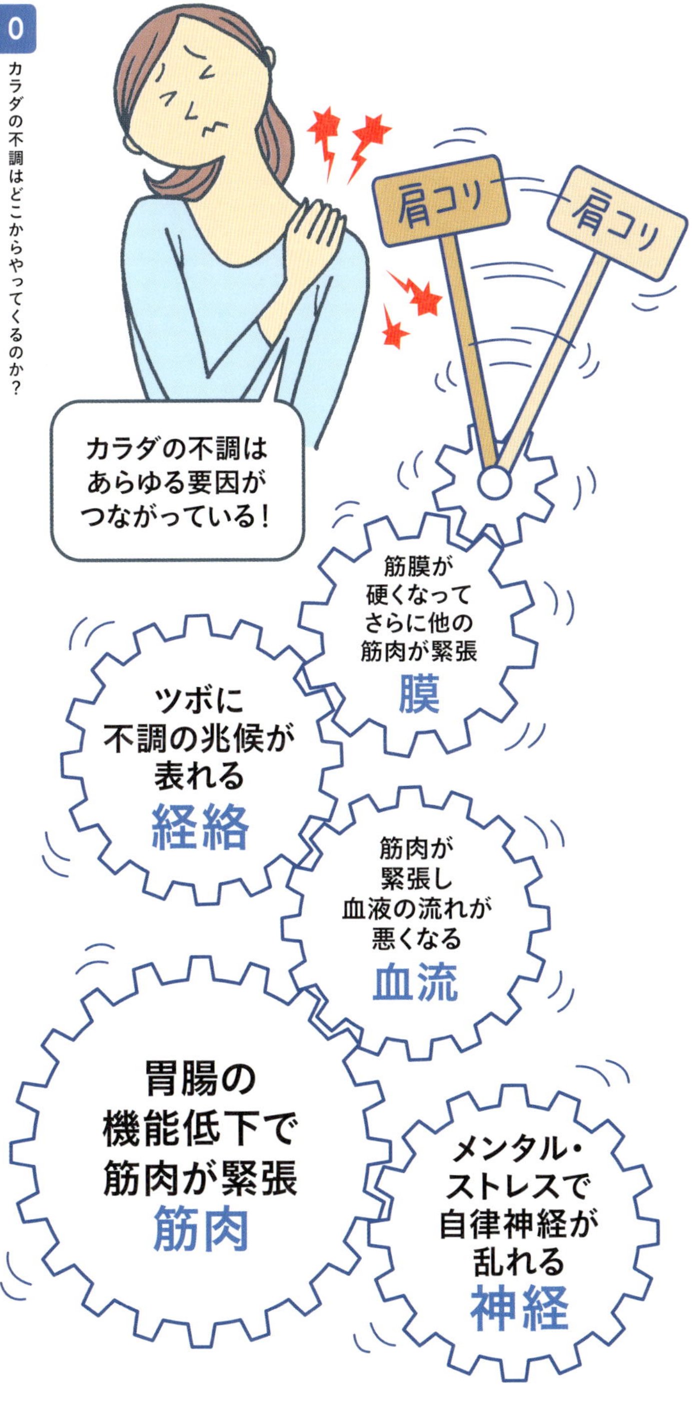
肩コリ
肩コリ
カラダの不調はあらゆる要因がつながっている！
筋膜が硬くなってさらに他の筋肉が緊張
膜
ツボに不調の兆候が表れる
経絡
筋肉が緊張し血液の流れが悪くなる
血流
胃腸の機能低下で筋肉が緊張
筋肉
メンタル・ストレスで自律神経が乱れる
神経

カラダの不調の原因となる 6つのつながり

**痛みや不調の原因を探るために、知っておきたいカラダの6つのつながり。
これらを理解しておけば、不調のルートがイメージできる！**

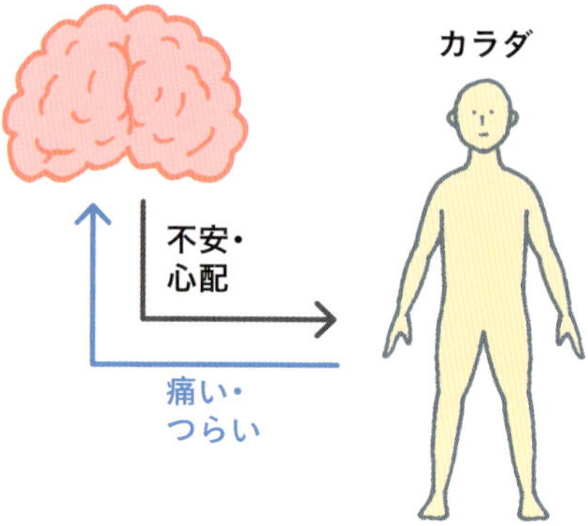

神経

脳とカラダをつなぐ情報の伝達

脳とカラダをつなぎ、ココロと外臓・内臓をつなぐ情報の伝達が神経の役割。痛みの発現にも関与しており、ココロの問題が身体的なコリや痛みに発展することにも大きく影響する。

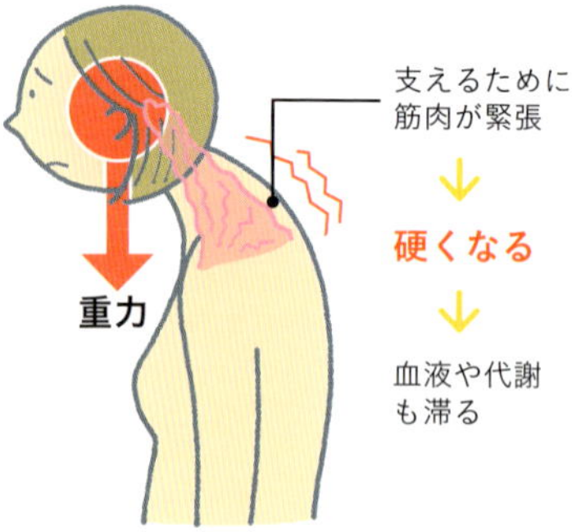

筋肉

カラダを支え、体液循環や代謝に影響

カラダを動かしたり、支えたりする役割があり、体液循環や代謝にも影響する。筋肉が硬くなることで、それ自体が患部になったり、周辺筋肉の緊張をもたらしたりする。

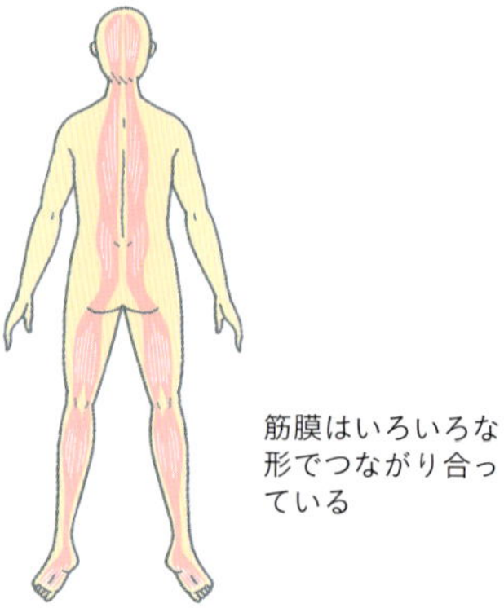

膜

筋肉や内臓を覆う膜 情報伝達の働きも

筋肉や内臓の組織を覆う薄い膜。複数の筋肉や内臓の間でつながっているため、悪姿勢や偏った動きの影響で一部が固まると、ほかの部位に緊張をもたらす。感情や痛みといった情報の伝達も。

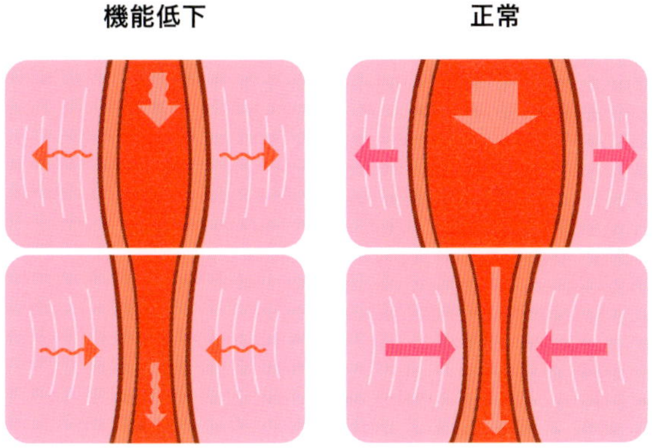

筋肉の伸縮が弱まり、
血液の流れも悪い

筋肉の収縮の圧力で
血液も流れやすい

体液

栄養や老廃物などを運搬 循環が乱れると悪影響

血液やリンパ、脳脊髄液などの体液は、栄養や老廃物、ホルモンなどを運搬する役割がある。筋肉が凝り固まると体液の循環も低下。体液循環が滞ると種々様々な問題が発生しやすくなる。

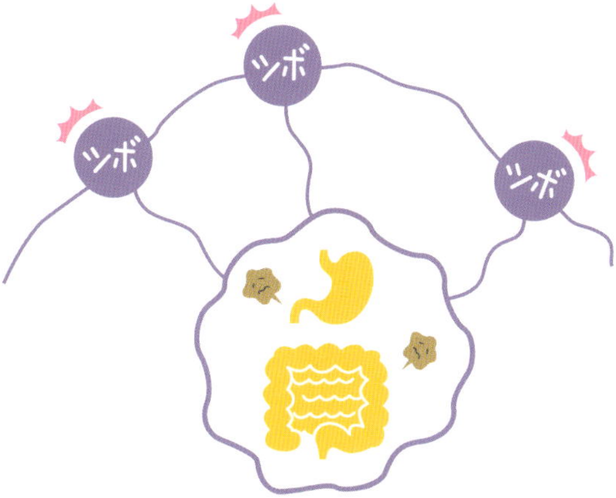

経絡とツボ

五臓六腑と体表をつなぐ エネルギーシステム

中医学でいうところのエネルギーシステムであり、五（六）臓六腑（内臓）と体表（皮フや筋肉）を結ぶのが経絡。経絡のライン上にある多くのツボは不調を表したり、関連のある部位に影響を与える。

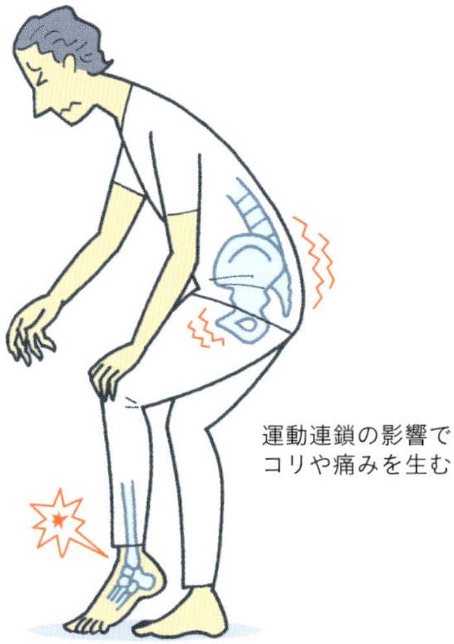

関節

自由な動作を 可能にするが、重力の 影響を強く受ける

動きの悪い関節があると、他の関節に負担がかかるという運動連鎖が起こる。二足歩行の人間は、重力の影響を受けやすく、アライメント（配列）の問題からも筋膜や筋肉の問題とともにコリや痛みを引き起こす原因に。

カラダに不調警報が発令！ そのとき何が起こったのか？

カラダはさまざまな要素がつながり、バランスを保っています。では、そのバランスが崩れたとき、体内ではどのようなことが起こっているのでしょうか？

例えば肩こり（P50）の場合。肩甲骨の位置がずれてしまうことが原因のひとつですが、位置ずれを引き起こすメカニズムは**「綱引き理論」**に当てはまるものがよく見られます。肩甲骨の上部内側には肩甲挙筋《けんこうきょきん》、菱形筋《りょうけいきん》、下部外側には前鋸《ぜんきょ》筋《きん》という筋肉があり、それらは上下に引っ張り合うように、肩甲骨の位置を正常に保っています。ところが、いずれかにコリや緊張が起こると、拮抗関係にあった筋力バランスが崩れ、肩甲骨が一方に引っ張られて位置がずれてしまいます。

また、人体を自然に例えたケースでは、**「土砂崩れ」**や**「水不足」**による体液循環の乱れもコリや痛みを引き起こします。筋肉を山に例えるなら、コリや緊張は土砂崩れが起きた状態。崩れた土砂は、血管やリンパといった体液が流れる川をふさいでしまい、栄養やホルモンの供給を乱し、老廃物をその場所にとどめてしまいます。さらに、メンタル・ストレスや痛みが長引いて虚血が生じるのは、

MEMO

拮抗筋とは何か？

拮抗筋とは、例えばひじを曲げたとき、内側の上腕二頭筋（力こぶの筋肉）が縮めば、外側の上腕三頭筋（二の腕の筋肉）は伸びます。ひざを曲げれば前側の大腿四頭筋が伸び、裏側のハムストリングスが縮みます。前後・上下、表裏（内外）で拮抗し合う筋肉のこと。

カラダのなかではさまざまなことが起こっている！

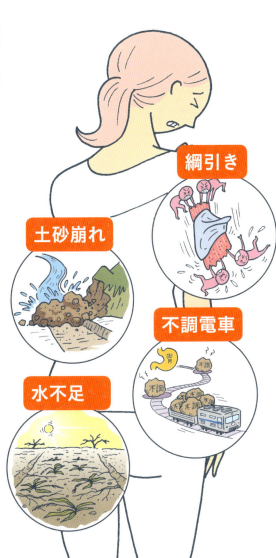

水不足が深刻な異常気象の状態に似ています。これも土砂崩れと同様のトラブルを招きます。

内臓に不調が生じれば、経絡という**「線路」**上を不調の情報という**「積み荷」**を載せた**「電車」**が走り、ツボという**「駅」**に荷を降ろします。この場合、ツボ駅に降ろされた荷物（不調）のせいで運行に支障が生じてしまうのです。

このように、コリや痛みが生じた体内ではさまざまなことが起こっています。症状の根本的な改善にはそれぞれの局面に応じた対処が必要となるのです。

不調に対する適切なアプローチとは？

ランドマークを見つけ正しい場所をマッサージ

本書では、コリや痛みを改善するための対処として「マッサージ」を紹介しています。すでに**「気づきのヘルスケア」**（P2）としてのマッサージの重要性について触れましたが、なぜ数あるヘルスケアのなかで、マッサージなのでしょうか？

例えば、革張りのソファを筋膜で包まれた人間とイメージしてください。座面の中央に硬くなっている箇所（コリ）があるとして、それを柔らかくする必要があります。これをストレッチで改善しようとする行為は、ソファの両端を引っ張っているのと同じ。コリのある場所はピンポイントなので、なかなか狙った箇所を伸ばすことができません。ムリに引っ張りすぎると革自体を傷めてしまいます。この場合、**硬くなった箇所（コリ）を直接押したほうが周囲を傷めずにアプローチできます。つまり、ピンポイントのコリに対しては、運動やストレッチよりもマッサージのほうが有効である**ことが多いのです。

しかし、自分でマッサージを行うとき、ターゲットの正しい場所を見つけられるのか？　という問題もあります。例えば、お尻の「中殿筋《ちゅうでんきん》」をもむ必要がある場合、その位置を正しく見つけることができるでしょうか？　そういうときに有効なのが、**カラダのなかに「ランドマーク」、いわゆる「目印」を見つけることです**。

知らない場所で目的地を探す場合、多くは地図を見ながら目印となる建物などを見つけると目的地にたどり着きやすいもの。それと同じように、カラダのなかの目印を見つければ、ターゲットを見つけやすくなるというわけです。

中殿筋を見つけたいときは、骨盤上部の際のラインである**腸骨稜《ちょうこつりょう》**と、骨盤前側の出っ張り**ASIS**（上前《じょうぜん》腸骨棘《ちょうこつきょく》）、骨盤と仙骨のつなぎ目の出っ張り**PSIS**（上後腸骨棘《じょうこうちょうこつきょく》）、さらに骨盤横の出っ張りである**大転子**が目印となり、**その4点を結ぶ扇状地帯が中殿筋の位置**に相当します。このように、ターゲットの周囲にある、わかりやすいランドマークを見つければ、正しい場所を把握することができます。

中殿筋を探してみよう！

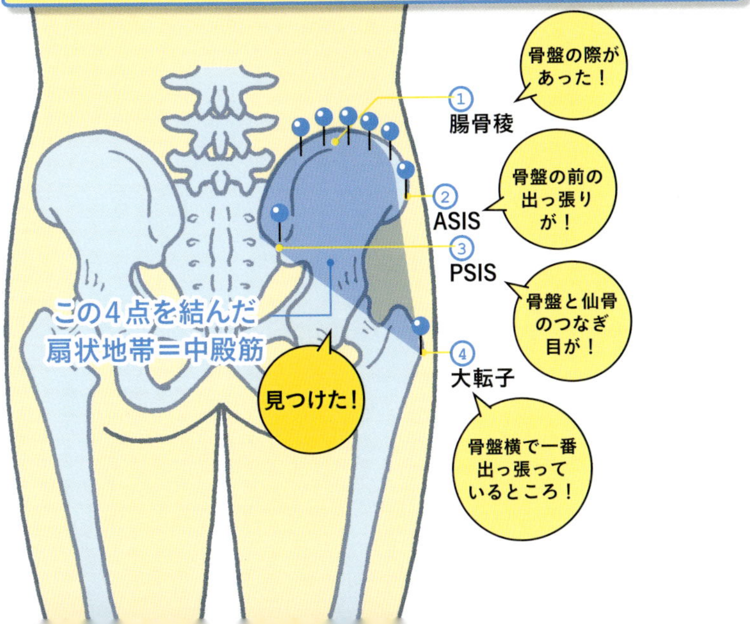
骨盤の際があった！
①腸骨稜
骨盤の前の出っ張りが！
②ASIS
③PSIS
骨盤と仙骨のつなぎ目が！
この4点を結んだ扇状地帯＝中殿筋
見つけた！
④大転子
骨盤横で一番出っ張っているところ！

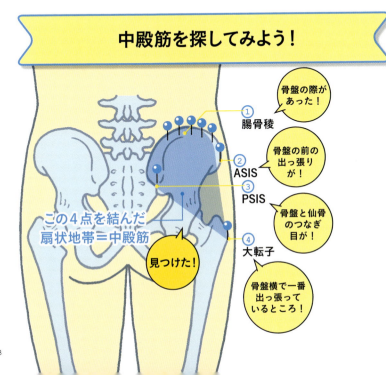

「点」のツボにこだわりすぎず「面」で刺激する！

マッサージといえば、**中医学の「ツボ」**を思い浮かべる方がほとんどかと思います。しかし、**本来ツボの位置はとても厳密で、しかもポイントは非常に小さいものも多く存在します。施術経験のない一般の方が、ツボの位置を正確にとらえることは、実はとても難しいこと**でもあるのです。

では、自分でツボをマッサージして、痛みや不調を改善することは不可能なのでしょうか？　答えはＮＯです。なぜなら、前述した通り、不調の原因はひとつではないからです。**不調は、筋肉や神経、筋膜などさまざまなアプローチを通して改善される**もの。ツボは、そのひとつに過ぎず、すべてが同時進行でつながり合っているものなのです。

さらに言えば、ツボの位置というものは、少なからず不調の原因となっている周囲の筋肉や神経などと重なることが多く、どちらかといえば、**ツボを含む周辺のエリア（アラウンドポイント）をほぐしたほうが、効果を再現しやすい**のです。

たとえば、鎖骨の下に「中府《ちゅうふ》」という呼吸改善に効果が期待できるツボがあり

MEMO

目に見えないツボは意味があるところにある

ツボは力学的にも解剖学的にもすべて意味のある場所にあるもの。関節のつなぎ目であったり、筋肉と筋肉の境であったり、神経や血管の密集または近接部位といったように、構造的にアプローチすべきポイントと重なっていることが多いのです。

ますが、その周辺には大胸筋《だいきょうきん》、小胸筋《しょうきょうきん》といった呼吸とかかわりの深い筋肉が集まっています。もし、浅い呼吸を改善するアプローチが必要であれば、中府を含む周辺筋肉をほぐすことで即効性も感じやすいということです。

つまり、**ツボは「点」にこだわりすぎず、「面」で刺激することでも有効である**ということ。これなら、誰でも簡単に正しいアプローチができますよね。

「面」で刺激する
アラウンドアプローチの考え方

例　肩こりの場合

原因　「ストレスで呼吸が浅い！」

アプローチ　中府（呼吸に影響するツボ）

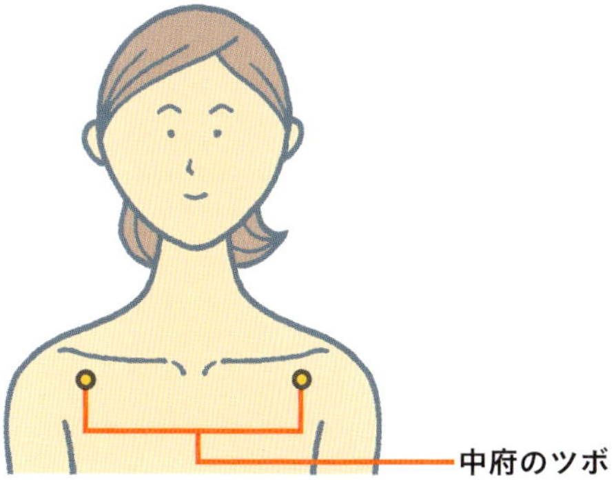

しかし、浅い呼吸に対するアプローチは
他にもある！

その他のアプローチ

大胸筋、小胸筋、鎖骨下筋などが緊張し、胸が閉じた姿勢になっている
→巻き肩になり、
肩周辺の筋肉の緊張も増し、肩も凝る！

これらの原因を
根本から改善するには……？

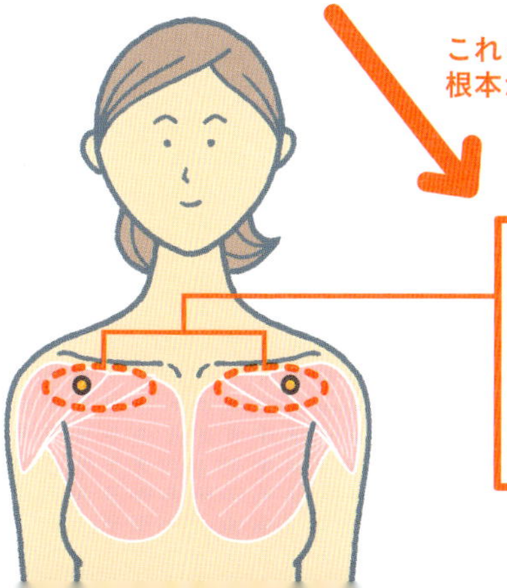

中府のツボを含む鎖骨下エリア全体の筋肉をほぐすのが効果的！

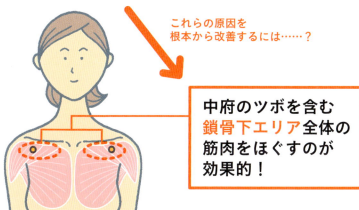

COLUMN 1

手当ての本当の力

「手は外側に出た脳である」。これはドイツの哲学者カントの言葉とされています。手は脳と密接な関係があり、感覚はとても敏感、動きも繊細で多用です。それを表す例として、カラダの各部の感覚が脳内でどれほどの領域を占めているかを表した（運動も同様）「ペンフィールドのホムンクルス」という図があります。これを見ると、手の感覚の領域が脳内の多くを占めていることがわかります。つまり、人間は手から多くの情報を得ているということです。

痛みを感じると無意識に手で押さえたり、さすったりします。「手当て」という言葉がありますが、私たちは、まさに手を当てることで痛みや苦しみを癒やす効果があることを、感覚的に知っているのでしょう。

手で触れる癒やしの効果。マッサージはコリと痛みを改善するものですが、手にはそれ以上の不思議な力が備わっていると感じるときがあります。

あなたも母親の手の温もりなど、大切な人に触れられたときの感触を覚えているでしょう。手の感触を通して、愛情や優しさというものが伝わり、痛みや不安が軽くなっていくのを感じたことがありませんか？　マッサージには、症状改善の効果もありますが、心理的な癒やし効果も期待できます。「手当て」の本当の力とは、手を介して真心を伝えることにあるのかもしれませんね。

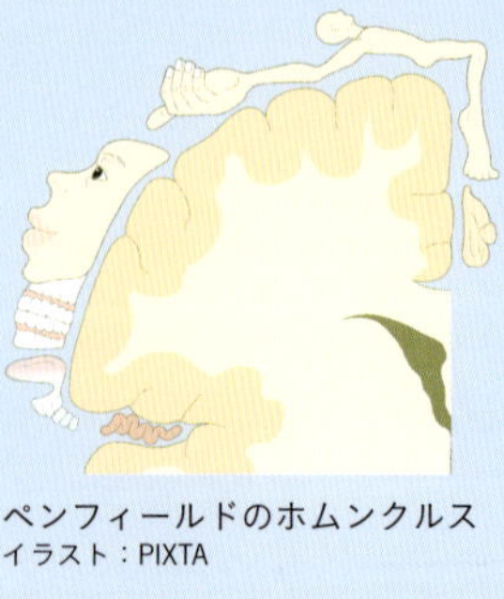

ペンフィールドのホムンクルス
イラスト：PIXTA

PART 1

不調のしくみ

～カラダの地図を理解しよう～

不調が起こるメカニズムとは？

カラダの不調の原因は大きく3つに分けられる

人間のカラダはとても複雑。骨、筋肉、筋膜、皮フといった構造的な要素のほか、内臓、神経、血管、リンパといった中身の部分など、人体は多くの要素が複雑に絡み合って、バランスを保っています。

そして、カラダに不調を招く原因は、大きく次の３つに分けられます。

１つ目**「ココロの問題」**は、主にメンタル・ストレスが発端。不安や悩みを抱え込むと、脳から神経系を通じてカラダに信号を送り、緊張モードに変化。呼吸が浅くなったり、筋肉が緊張したり、内臓の機能低下も、ココロの問題の結果として表れていることもあるのです。

２つ目**「外臓《がいぞう》（筋肉・骨格・皮フ）の問題」**は、普段の動きのクセや姿勢のゆがみに起因するもの。猫背などの不良姿勢が、重力や偏った動きなどによる筋肉の過剰な緊張や疲労を引き起こし、血液もうっ滞することで痛みや動きの制限などを生じさせます。

そして、３つ目**「内臓の問題」**は、普段の食事や生活習慣の乱れによるもの。

不調を招く3大要因

内臓の機能が低下することで、周辺の神経や筋肉の緊張を招き、思いもかけない不調として兆候が表れることもあります。

覚えておいてほしいのは、**これら3つの問題が、互いにリンクし合う関係にあるということ**。ココロの問題が、筋肉や骨格、内臓に影響したり、逆に筋肉の緊張がココロや内臓に影響を与えたりすることもあるのです。この3つの問題に着目し、**根本的な問題を探りながら、正しく対処していく**ことが大切です。

ココロの問題

仕事や人間関係の悩み、働きすぎといった状況によって、大きなストレスを感じるケース。ストレスを受けて、脳や神経系がカラダを緊張させ、それが長く続くと不調を引き起こす。

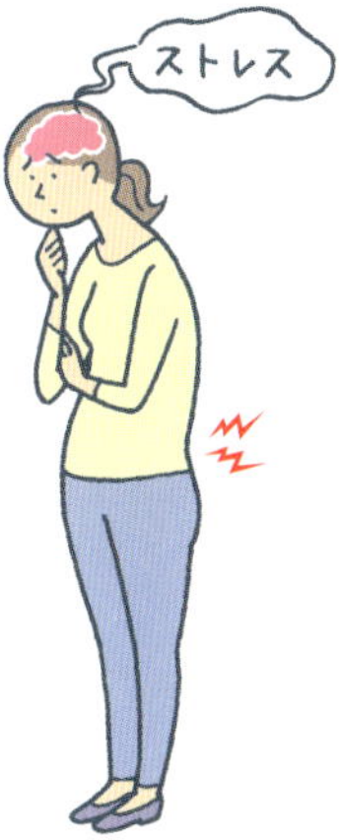

外臓（筋肉・骨格・皮フ）

長時間のデスクワーク、動きのクセなど、姿勢や動きのバランスを崩したケース。一部に重力がかかりすぎたり、動きの負荷を過剰に受けたりすると、筋肉や皮フにかけて組織に変化が生じ、コリや痛みに発展する。

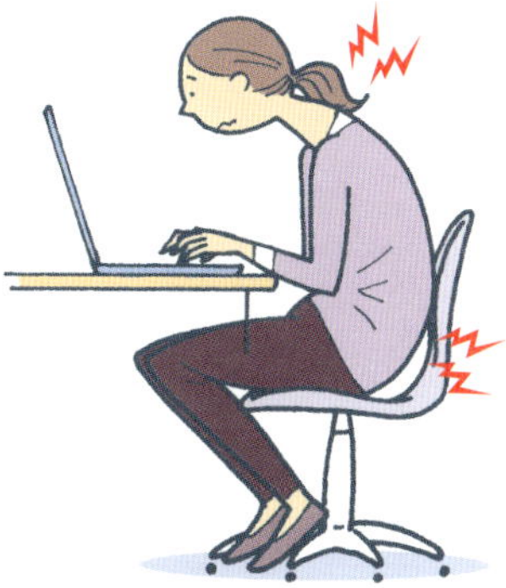

内臓の問題

過剰なダイエット、バランスの悪い食生活、運動不足などによって、内臓の機能が低下したケース。内臓の不調が周囲の筋肉や神経に影響を与え、筋肉の緊張や皮フ感覚、体液循環の異常などを招く。

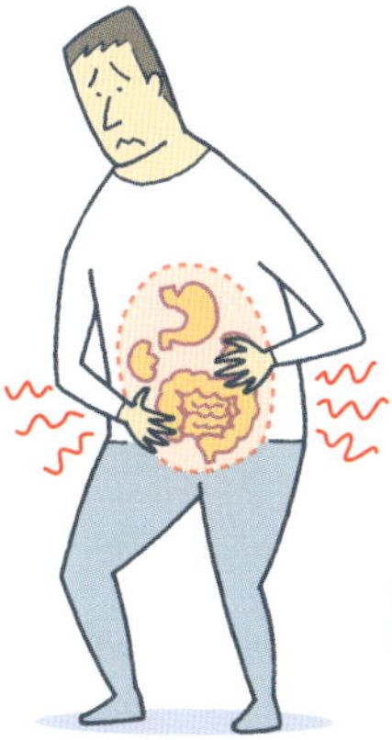

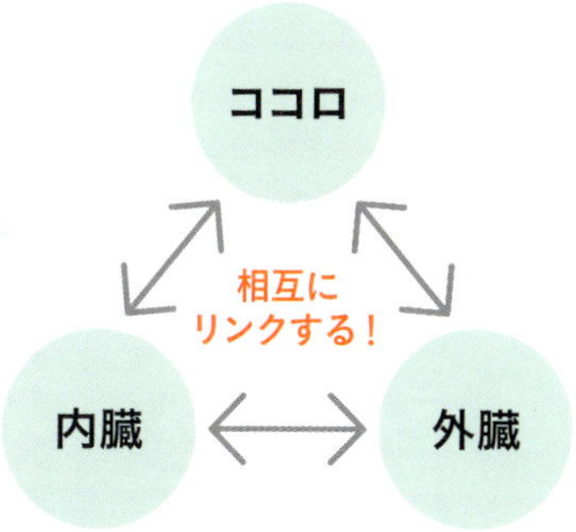

※本来、外臓とは皮フだけを意味したり、眼、耳、鼻、口、のど、皮フ、泌尿器、運動器などを意味することもありますが、本書では、筋肉と骨格を中心とした運動器系と皮フを合わせたものを意味します。

不調の地図を頼りに正しい対処法を見つける

痛みや不調の主な原因や、カラダに負の連鎖を引き起こすメカニズムを理解したら、それを改善するための正しい対処を行う必要があります。

では、なにを頼りに対処すべきエリアを見つければよいのでしょうか？

それには、**痛みや不調に対応した「カラダの地図」が必要**です。「地図」と表現したのには、理由があります。

患部が「出発点」だとすれば、それを引き起こす**原因は「目的地」**。その間には、**血液や神経、経絡《けいらく》といった「ルート」**があり、目的地の周辺には、**骨の出っ張りや筋肉の盛り上がりなどの「ランドマーク＝目印」**があります。痛みや不調に対し、**正しい対処を施すには、この「カラダの地図」に記されたルートをたどり、目的地にきちんと到達できなければなりません**。

本書では、症状別に原因やメカニズムを整理し、皆さんが正しい目的地にたどり着けるよう**「地図」として表現**しています。ランドマークを図示しているので、それを頼りにすれば、マッサージでアプローチすべき正確な場所も見つけられる

不調の原因がわかるカラダの地図

はずです。

すでに述べたように、人間のカラダは、まさに自然の地形と似ています。山（筋肉）で土砂崩れ（緊張）が起これば、川（血管）の流れ（血流）は悪くなり、水（血液）は濁り、寒ければ凍ってしまうこともあります。異常気象（メンタル・ストレス、疲労）が続けば、水不足（虚血）が原因で地面（骨や筋肉、筋膜）が引っ張られ、地割れや断層（痛み）を引き起こしてしまうものなのです。

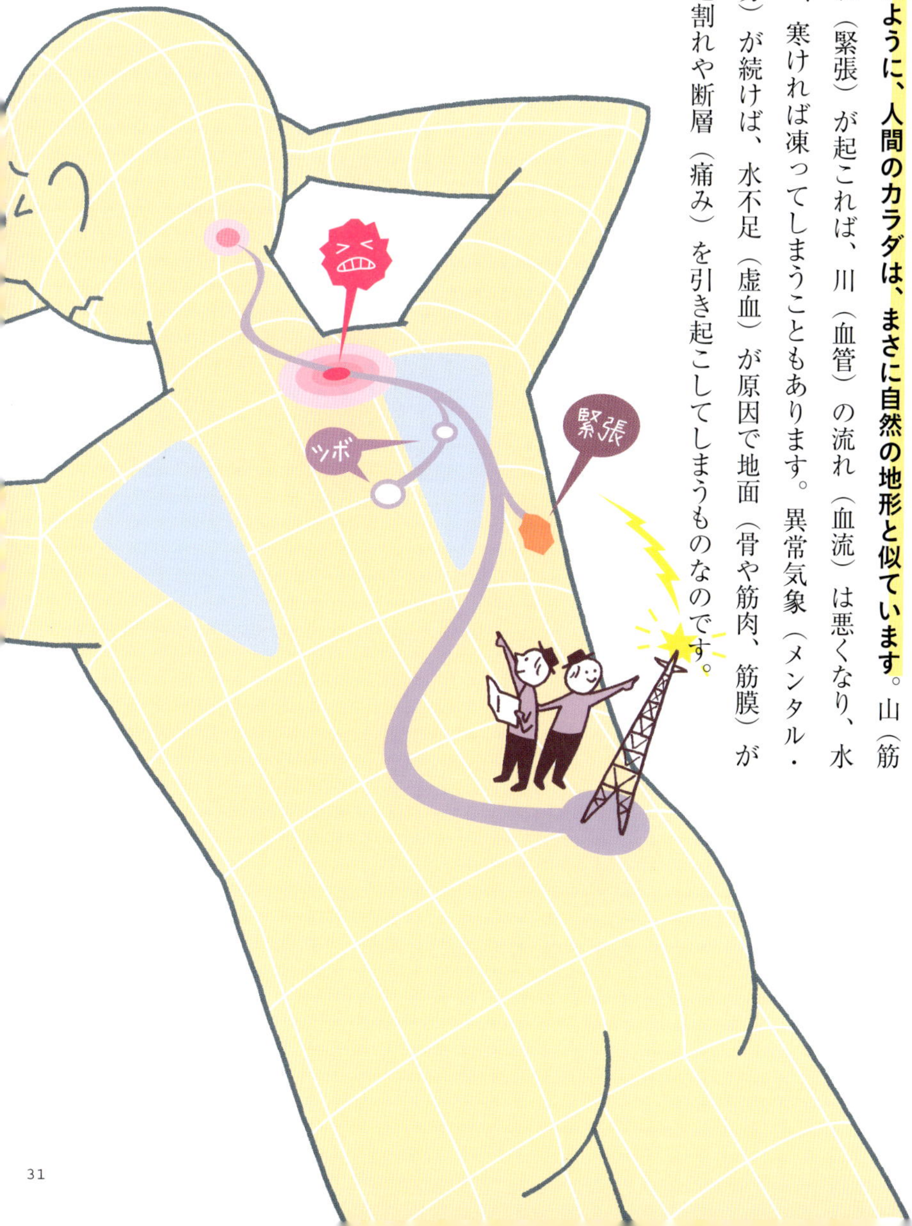

地図のルールを覚えよう

本書では、痛みや不調の症状別に「コリと痛みの地図」として表現しています。
ここでは、簡単な地図のルールを解説します！

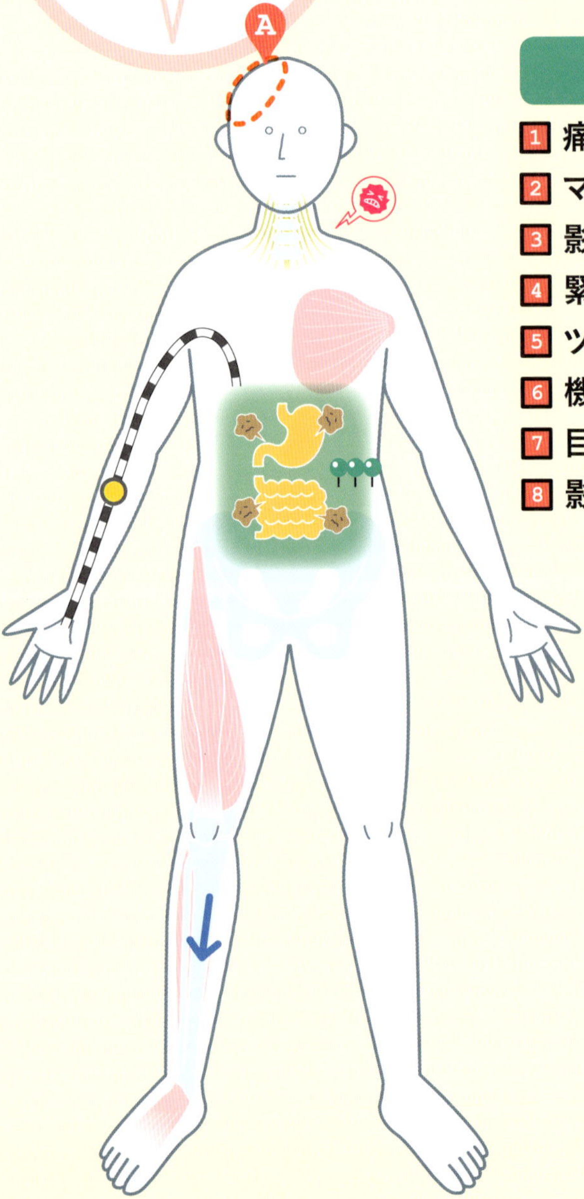

地図の構成要素

1 痛み&不調マーク
2 マッサージエリア
3 影響のある神経
4 緊張した筋肉
5 ツボと経絡
6 機能低下した内臓
7 目印となるランドマーク
8 影響のある筋膜・関節

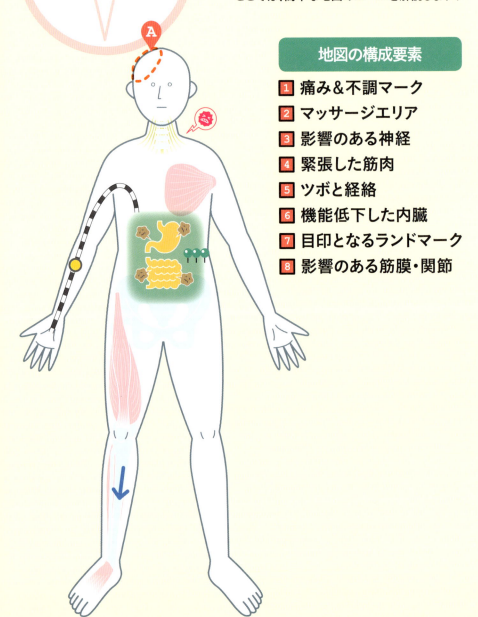

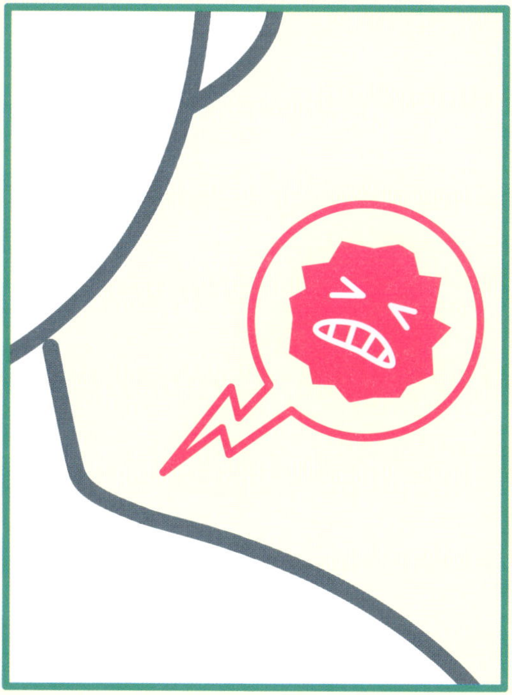

1 痛み＆不調マーク

痛みや不調が発生している場所を示すマーク。このマークがついている場所が、痛みの「出発点」となっています。

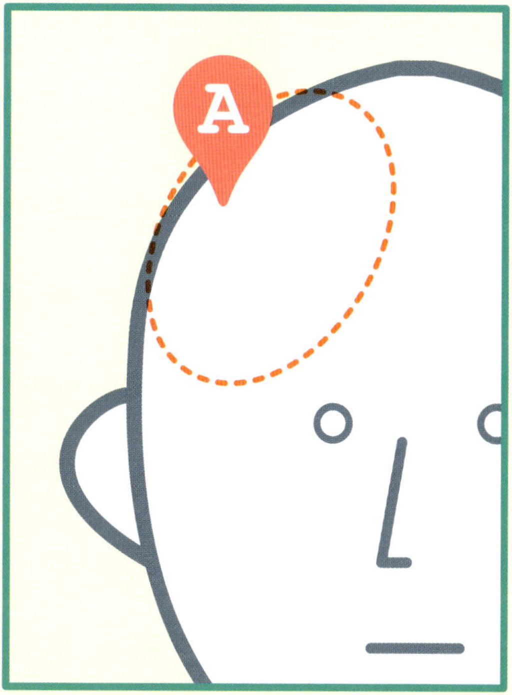

2 マッサージエリア

マッサージでほぐすべきエリアを示すマーク。この場所を見つけ出し、正しい対処を施す必要があります。マッサージの方法は、このエリア別に整理し、解説しています。

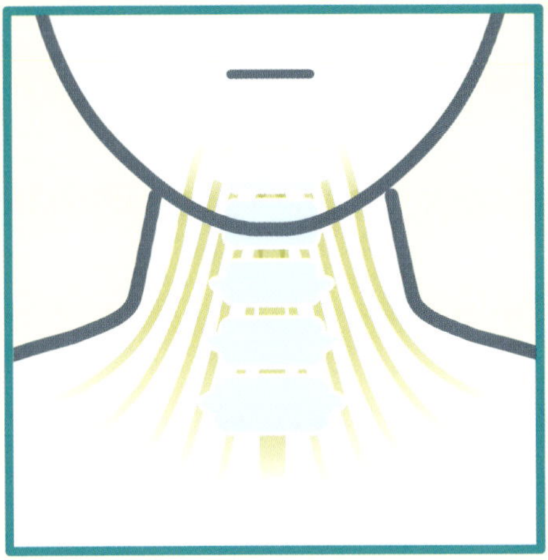

3 影響のある神経

自律神経など不調を引き起こす影響がある神経全般を示しています。

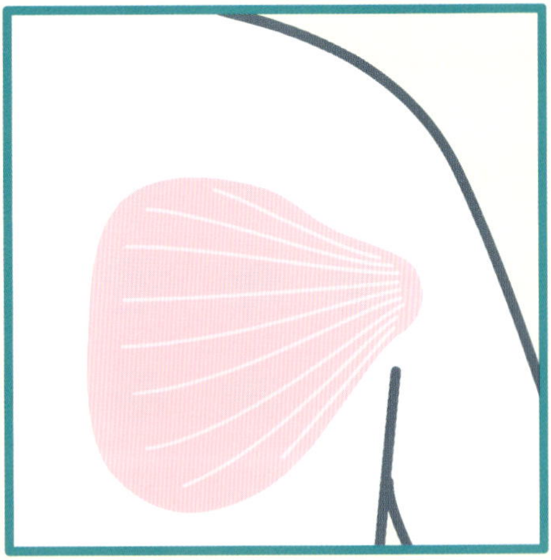

4 緊張した筋肉

対象の症状の原因となっている筋肉の緊張や硬結、トリガーポイント（P16）などを示しています。また、緊張した筋肉だけでなく、ランドマークとなるような筋肉も掲載しています。

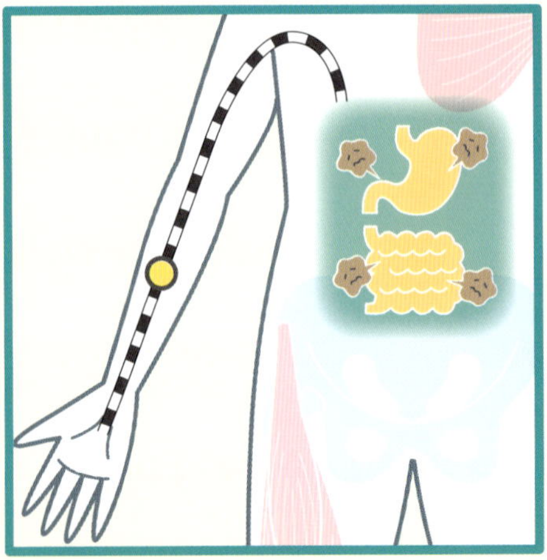

5 ツボと経絡

痛みや不調の改善に役立つツボと、患部とのつながりを表す「経絡」（P19）のルートを示しています。直接的に影響する場合や、間接的に影響する場合もあります。

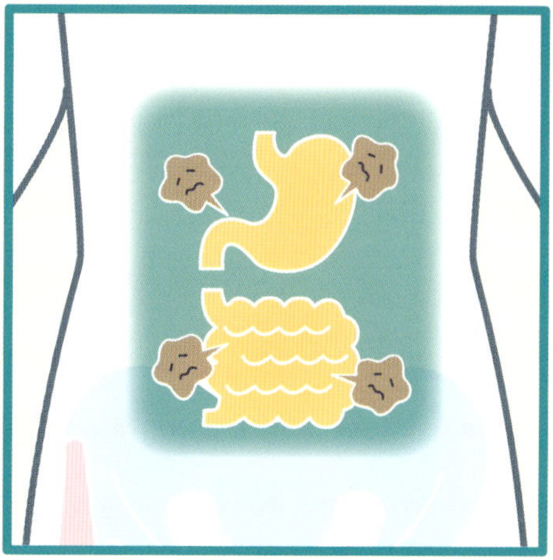

6 機能低下した内臓

機能が低下した内臓を示しています。機能低下した内臓の範囲をモヤモヤで表現しています。

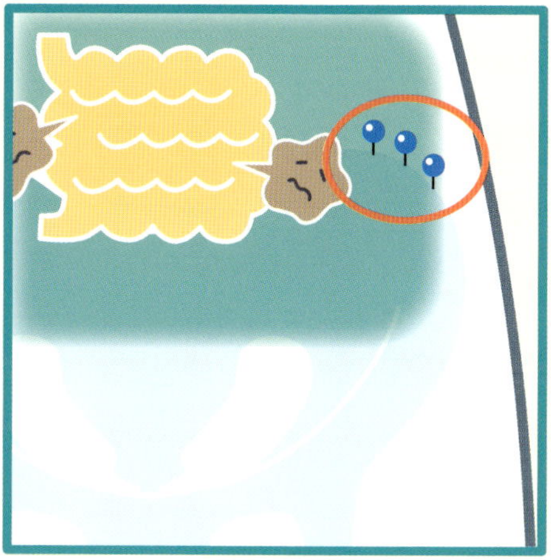

7 目印となるランドマーク

対象の症状において、ゆがみやずれが発生しやすい場所の骨格を示しています。また、目的地周辺のランドマーク（P22）になる場合も図示しています。

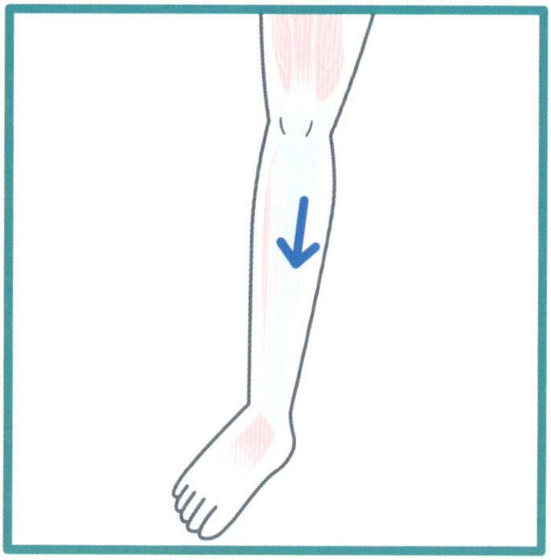

8 影響のある筋膜・関節

対象の症状において、運動連鎖の影響がある場合に、関節や筋肉（筋膜）のつながりを示しています。引っ張られる方向などは矢印で表現しています。

正しい対処でアプローチ！
マッサージの正解マニュアル

正しい場所を見つけたら、今度は正しいマッサージの方法を
覚えましょう。その基本的なポイントを解説します！

正しいマッサージとは？

本書では、コリと痛みの地図と連動し、マッサージすべきエリア別に施術の方法をまとめています。さらに、マッサージを自分1人で行う**「セルフマッサージ」**と、相手と2人で行う**「パートナーマッサージ」**という2つのアプローチを紹介しています。**ターゲットの見つけ方、手の形、方向、強さ、やり方のポイント**など、本書の解説を読んで**「実際にできること」**を目的とし、構成しています。

マッサージの**基本的なポイントは、強さ・方向・方法・感覚・場所の5つ**です。自分の感覚で、反応を確かめながら、加減を調整して行うとよいでしょう。また、マッサージは気遣いと思いやりが大切。まず、自分自身がリラックスし、決して力まないことです。手を温めてから行うなど、**自分にも相手にも敬意を持ち、粗暴に扱わないこと**が重要です。

マッサージは毎日行うものではありませんが、カラダに触れる習慣は大切。お風呂上がりやリラックスタイムなど、できるときにケアするのがよいでしょう。

本書で紹介する方法は2つ

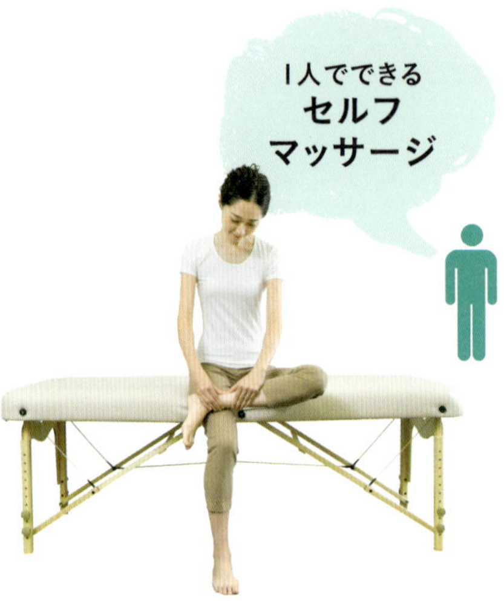
1人でできる
セルフ
マッサージ

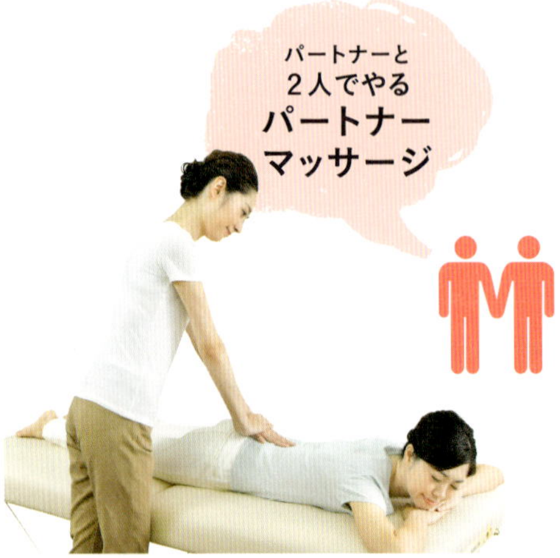
パートナーと
2人でやる
パートナー
マッサージ

正しいマッサージ5つのポイント

POINT 1 強さ

もむ強さは適切か？

強すぎ、痛すぎはNG！
本書ではもむ強さをカラダの感覚別に
３段階で設定。

LEVEL1 …… 優しい
LEVEL2 …… 気持ちいい
LEVEL3 …… 痛気持ちいい

POINT 2 方向

圧を加える方向は合っているか？

筋肉のすじの向きや、
深層にある筋肉、
内臓の位置などを理解し、
圧を加える方向を正しく設定する。

POINT 3 方法

効果的な方法が選ばれているか？

症状とその原因に対し、
正しいアプローチで施術を選択。
次ページで紹介する５つの方法と
手の形を覚えておこう！

POINT 4 感覚

カラダの感覚に注意を向けているか？

マッサージの効果を手の感覚で確かめながら行う。

セルフ　硬いところがゆるむ、温かくなる、血管拍動の有無など。

パートナー　お腹が動く、おならやゲップが出る、空腹になる、呼吸がラクになるなど。

POINT 5 場所

正しい場所を見つけられるか？

カラダの地図を参考に、
自分の手でランドマークを探りながら、
適切なマッサージエリアを見つける。

※各種感染症や腫瘍、高熱時や皮フの炎症など、出血しやすい病気や状態にあるときはマッサージが禁忌となります。また、骨折時や妊娠中、体調が著しくすぐれないときなど、マッサージが適応でないケースがあります。自己判断せずに、医師に相談するようにしてください。

マッサージの基本形

5つの方法と8つの手の形を覚えよう！

マッサージをする場合、基本的な5つの方法と、8つの手の形があり、それらを組み合わせてほぐします。ぜひ覚えておきましょう！

5つの方法

ゆする

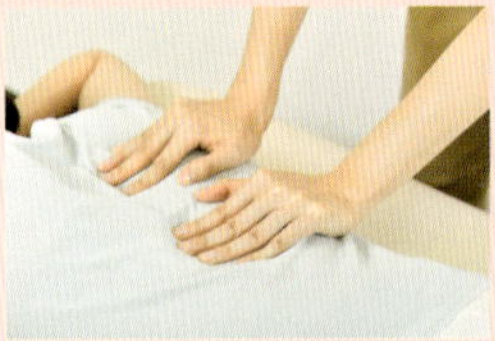

ターゲットを揺り動かすイメージで、脱力させる方法。

さする

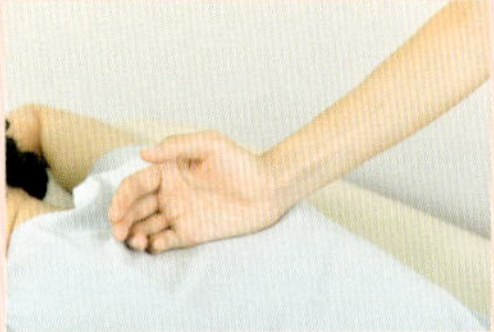

軽く圧をかけながら、手首を左右に素早く動かしてさする。

8つの手の形

親指

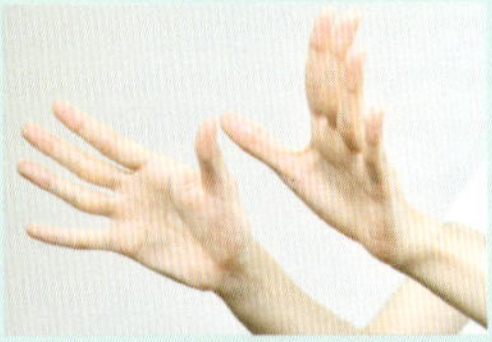

4本指で支えをつくり、両手の親指で押して圧をかける。

手刀

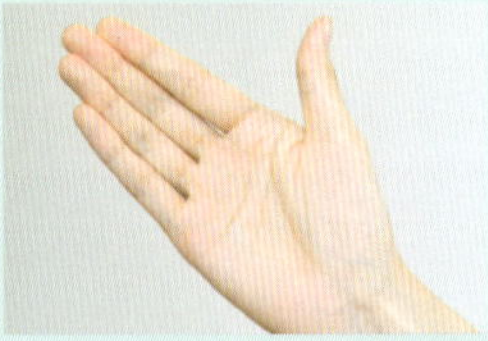

手刀の形をつくり、小指側の側面で圧をかける。

手根＆手のひら

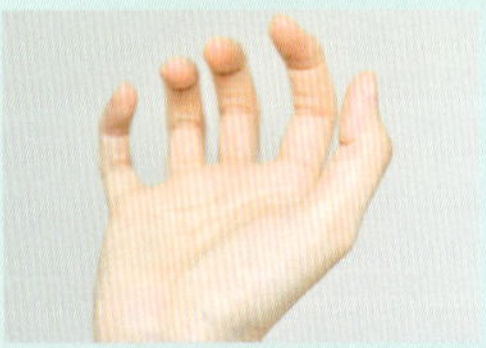

手のひらや手根の部分で平面的に圧をかける。

つまむ

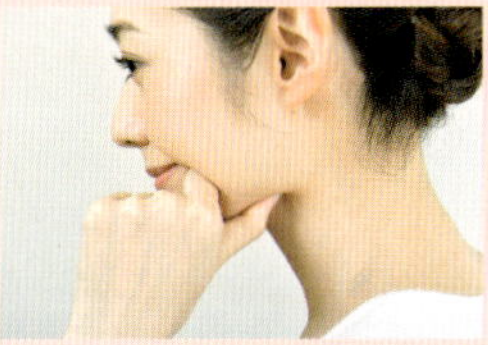

ターゲットをつまみ上げ、そのまま少し圧をかけ続ける。

もむ

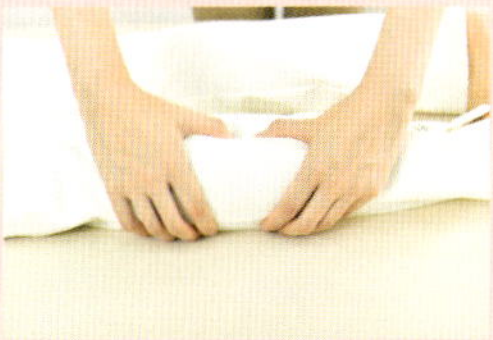

ターゲットをつかみ、指を動かして圧をかける方法。

押す

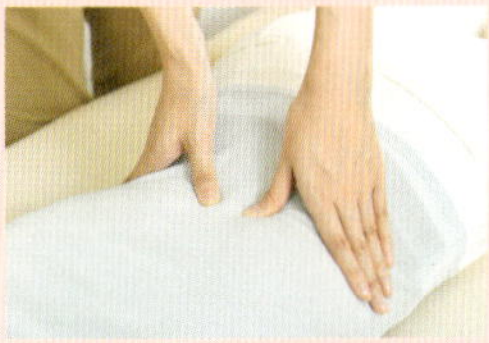

体重をかけたり、長く押したり、間欠的に押したりする。

5本指

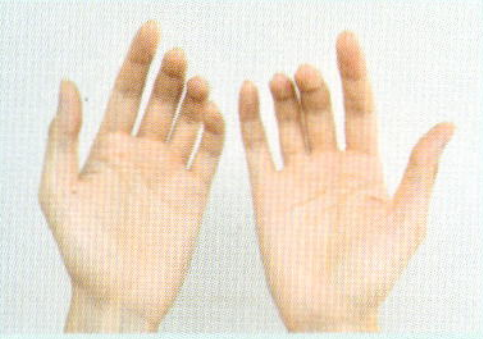

5本指で広範囲をつまんだり、もんだりし圧をかける。

3本指

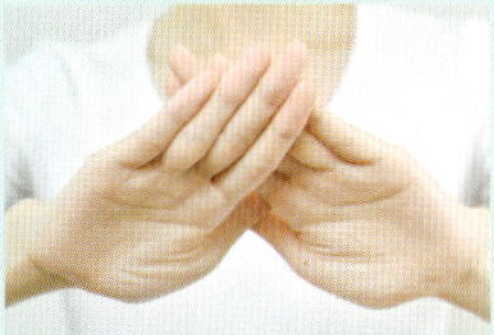

3本指の先をターゲットに押し当て、圧をかける。

2本指

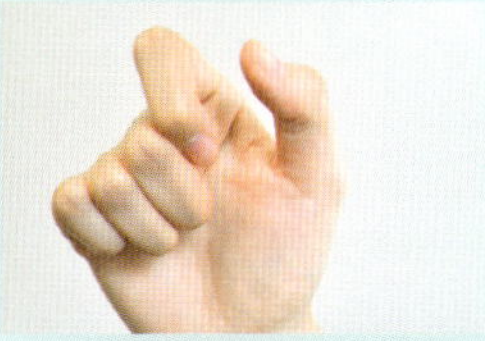

人差し指と親指で、狭い範囲をつまんで圧をかける。

テコ

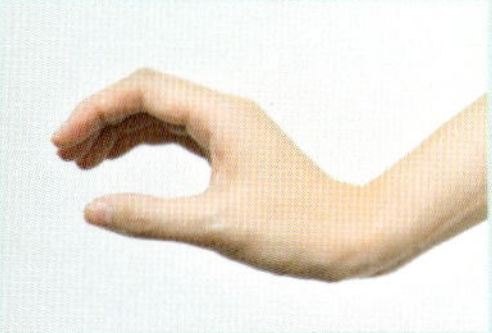

ターゲットに親指か4本指を当て、手首の返しで圧をかける。

M字

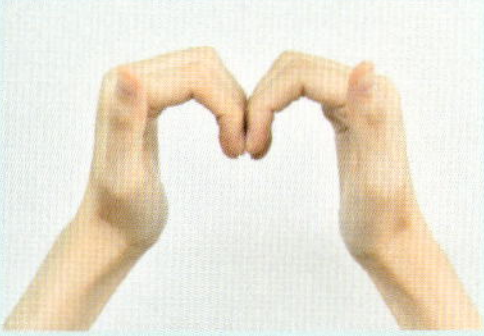

両手でM字型をつくり、指先を差し込むように圧をかける。

全身の骨格図

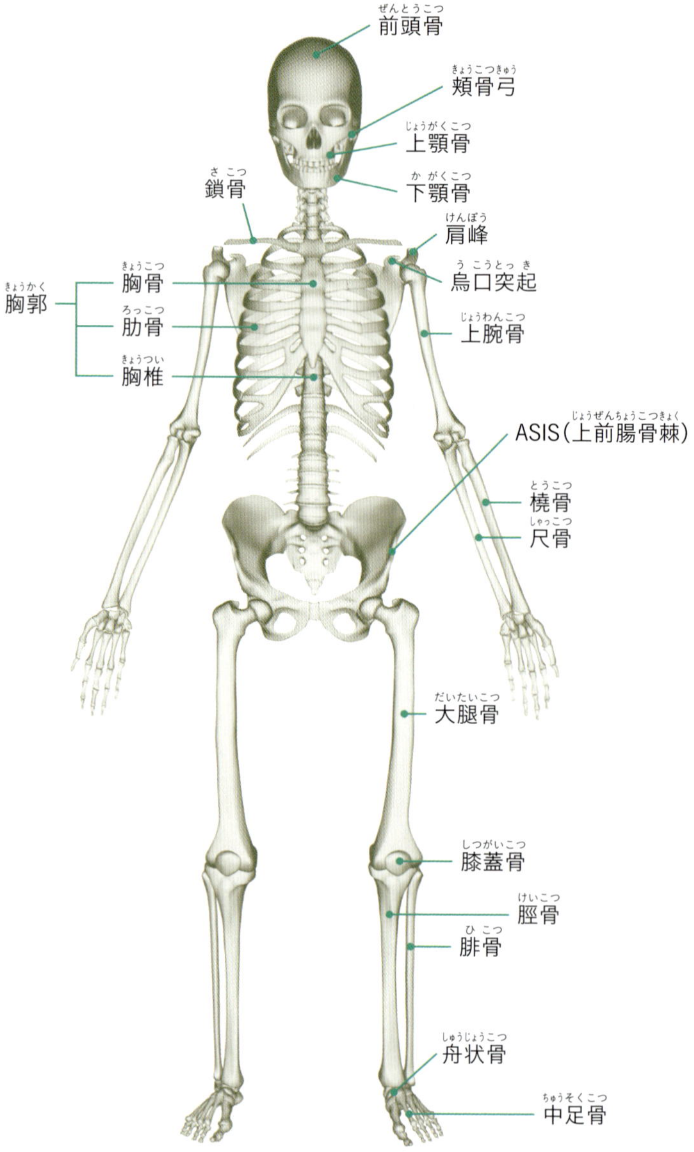
前頭骨《ぜんとうこつ》
頬骨弓《きょうこつきゅう》
上顎骨《じょうがくこつ》
鎖《さ》骨《こつ》
下《か》顎骨《がくこつ》
肩峰《けんぽう》
胸骨《きょうこつ》
烏《う》口《こう》突《とっ》起《き》
胸郭《きょうかく》
肋骨《ろっこつ》
上腕骨《じょうわんこつ》
胸椎《きょうつい》
ASIS（上前腸骨棘《じょうぜんちょうこつきょく》）
橈骨《とうこつ》
尺骨《しゃっこつ》
大腿骨《だいたいこつ》
膝蓋骨《しつがいこつ》
脛骨《けいこつ》
腓《ひ》骨《こつ》
舟状骨《しゅうじょうこつ》
中足骨《ちゅうそくこつ》

前

**ターゲットの正しい位置を探すために
ランドマーク(目印)となる全身の骨格図を紹介。
骨の形や位置関係をイメージできるようにしましょう!**

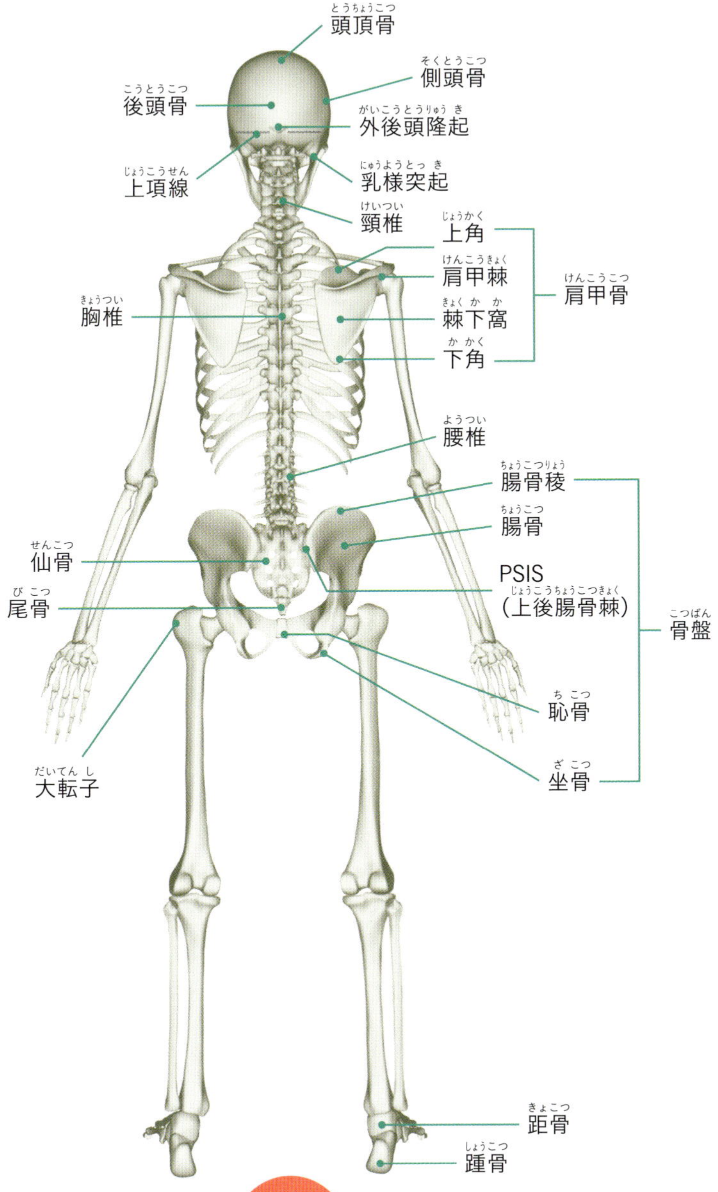

全身の筋肉図

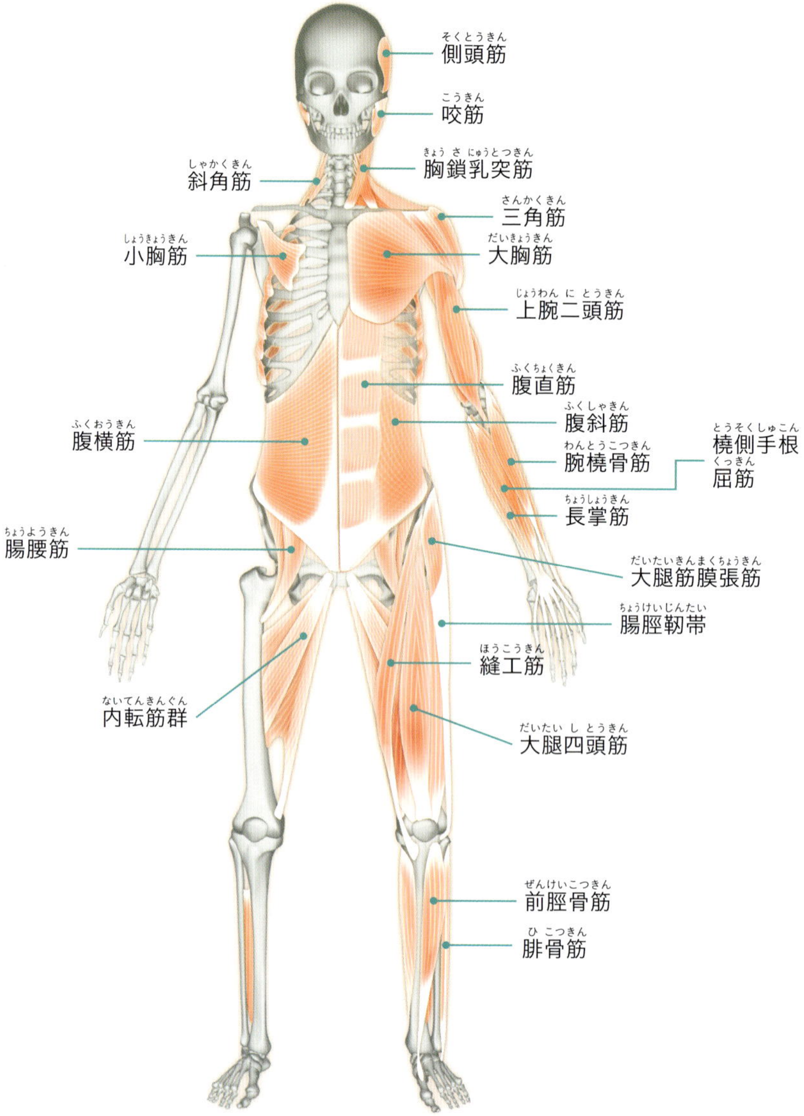
側頭筋《そくとうきん》
咬筋《こうきん》
斜角筋《しゃかくきん》
胸《きょう》鎖《さ》乳突筋《にゅうとつきん》
三角筋《さんかくきん》
小胸筋《しょうきょうきん》
大胸筋《だいきょうきん》
上腕《じょうわん》二《に》頭筋《とうきん》
腹直筋《ふくちょくきん》
腹斜筋《ふくしゃきん》
腹横筋《ふくおうきん》
腕橈骨筋《わんとうこつきん》
橈側手根《とうそくしゅこん》
屈筋《くっきん》
長掌筋《ちょうしょうきん》
腸腰筋《ちょうようきん》
大腿筋膜張筋《だいたいきんまくちょうきん》
腸脛靭帯《ちょうけいじんたい》
縫工筋《ほうこうきん》
内転筋群《ないてんきんぐん》
大腿《だいたい》四《し》頭筋《とうきん》
前脛骨筋《ぜんけいこつきん》
腓《ひ》骨筋《こつきん》

前

コリや痛みの患部となり、原因ともなる筋肉。
全身の筋肉図を参考に、筋肉の位置や形、
筋肉同士のつながりなどを覚えておきましょう！

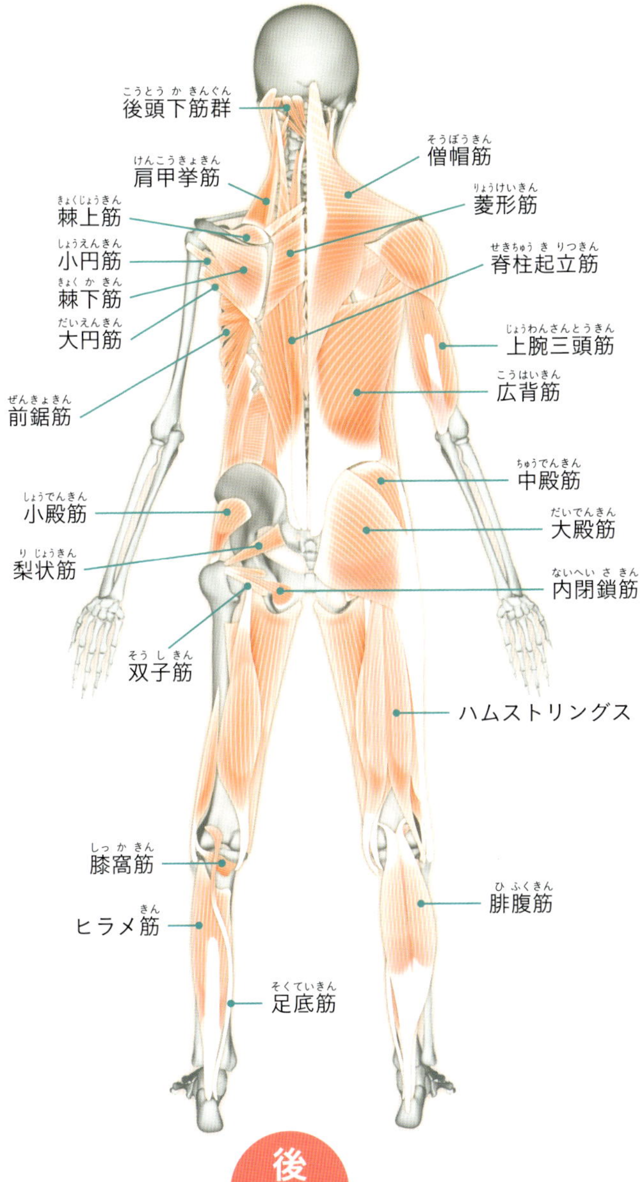

本書で紹介するツボ＆経絡図

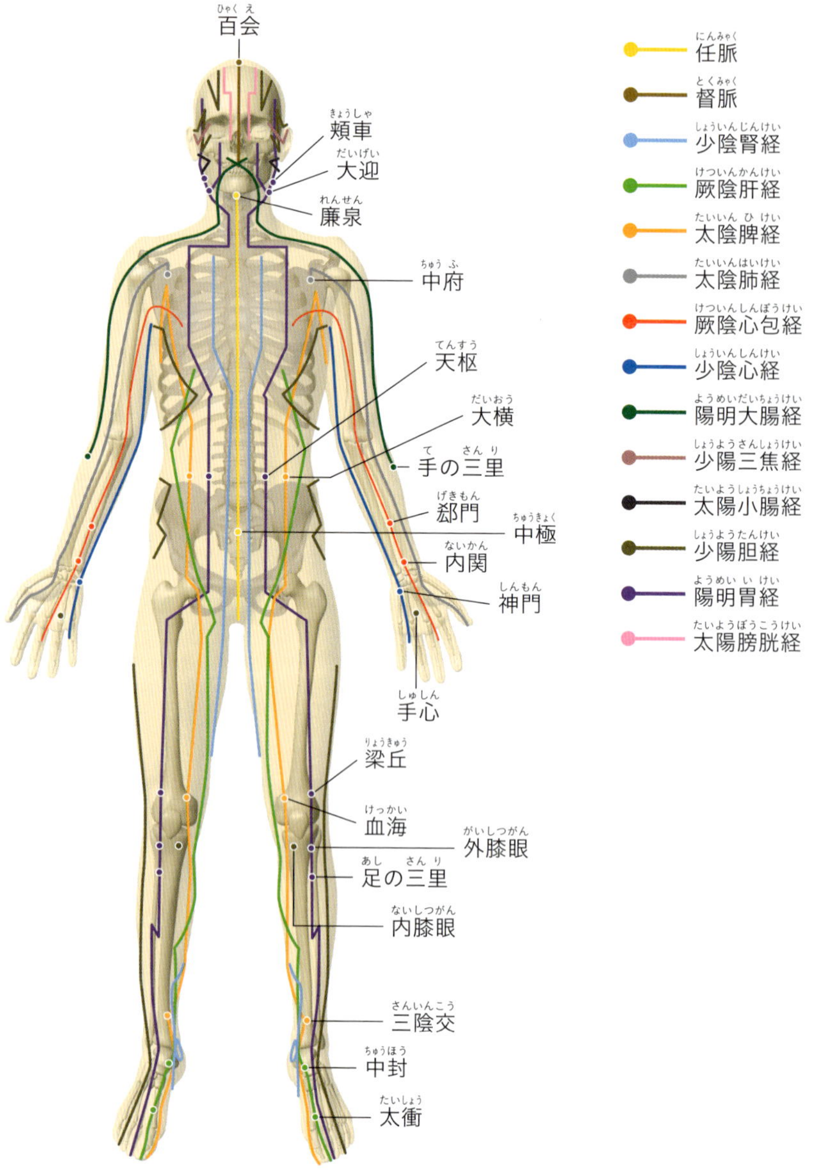

前

中医学のエネルギーシステムであるツボと経絡。
本書のマッサージの解説で登場する38のツボと、
全身をめぐる経絡のルートを紹介！

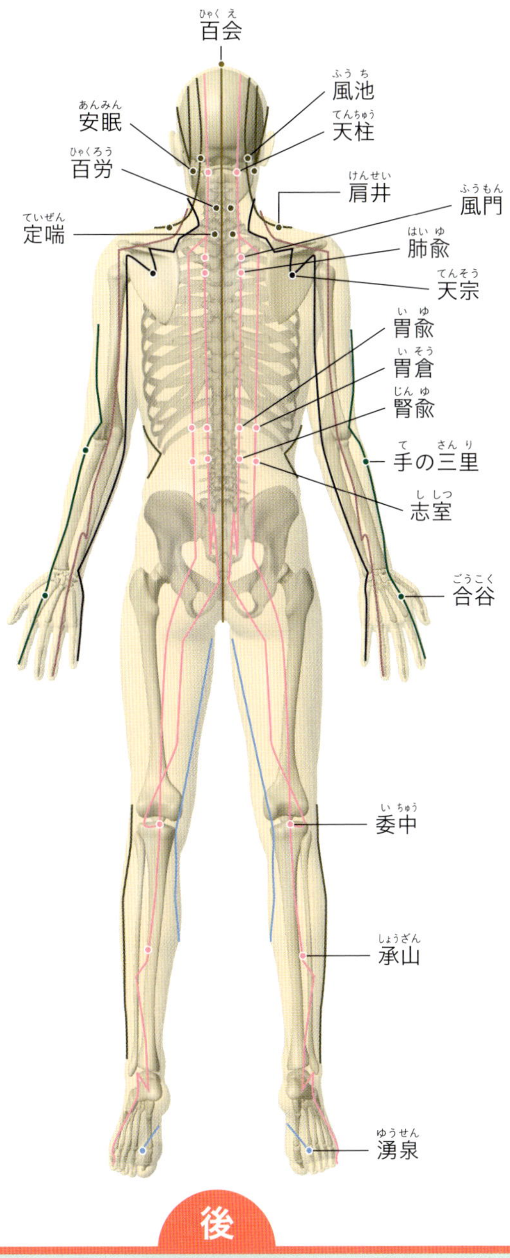

COLUMN 2

マッサージの上手い人、下手な人

パートナーと一緒にマッサージをしたとき、もみ方に上手い下手があると感じたことがあると思います。もみ方が下手だとせっかくマッサージをしても相手に拒まれてしまうことも。

では実際のところ、マッサージの上手い下手は、どんな違いがあるのでしょう？　技術の差とはどういうところにあるのでしょうか？

まず、ターゲットの場所を正しく見つけられているか、は重要です。ポイントがずれていれば、施術後の効果を十分に感じてもらうことができません。

しかし、それ以上に大切なのが施術中の感覚。施術したときの反応は人それぞれです。

プロの場合、手で感触や反応を確かめながら、マッサージの刺激の量を“加減”するもの。つまり、相手がどのように感じ、カラダがどう反応するかを探りながら、加減をその人に合わせて微調整していくものなのです。

マッサージが上手い人というのは、「相手の感覚を察しようとすることが自然にできる人」だと私は考えます。下手な人は、「これが気持ちいい。これが効く」といって、自分の施術を押し付けがち。美味しい料理のポイントは火加減や塩加減。マッサージも同様に、刺激の量やアプローチの仕方の加減が大事だということです。

また、冷たい手で急に触れたり、カラダを粗暴に扱ったりしないよう、相手を気遣うことも「上手いマッサージ」には大切なことは言うまでもありませんね。

PART 2

マッサージの処方箋 その一

～肩こり・腰痛編～

肩こりなのに胸の上、腰痛なのに太ももの裏をもむ？

カラダのコリと痛みの中で、一番多い悩みが**「肩こり」**と**「腰痛」**です。なぜ、これらの悩みを抱える人が多いのでしょう？　それは、私たちの普段の生活習慣に影響を受けやすい部位だからです。

現代の暮らしは、デスクワークや立ち仕事に限らず、**長時間同じ姿勢でいる**ことが多く、メディアの多様性によって**人間関係のストレス**も増えてきました。また、**食生活の偏り**などあらゆる習慣がカラダに大きな影響を与えます。前述したように、外臓（運動器と皮フ）、ココロ、内臓という3つの問題が複雑に絡み合い、コリと痛みの症状として表れやすいのが、肩や腰というわけです。そのため、肩こりや腰痛の根本的な原因は人それぞれ。呼吸の浅さが骨格や自律神経に影響し、それが肩に負担をかけているかもしれませんし、脚の緊張が骨盤のゆがみを生み、腰に影響しているかもしれません。**肩なのに胸の上、腰なのに太ももの裏をほぐすことで症状が改善する**のはこのような理由があるからです。本章では、肩こりと腰痛の原因と適正なマッサージの方法を紹介していきます。

肩こり＆腰痛の意外な原因とは？

肩こりのマッサージ

- 鎖骨の下を押す→P54
- 手の三里を押す→P56
- 肩（僧帽筋）を押す→P57
- 肩甲骨・背骨の間をさする→P58
- 首〜肩（肩甲挙筋）をもむ→P59

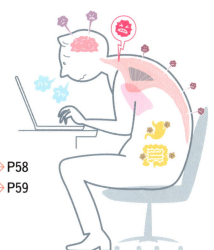

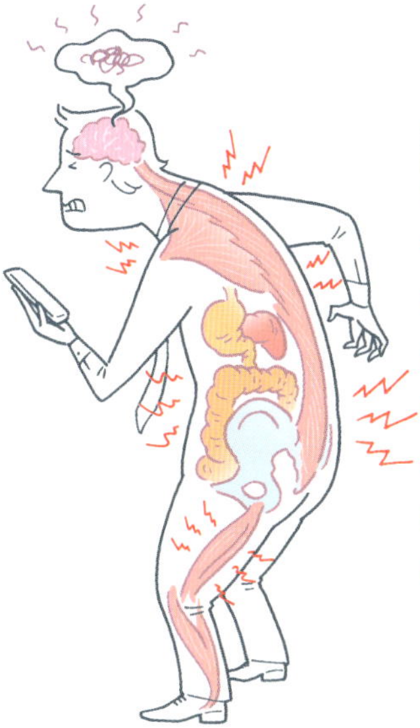

腰痛のマッサージ

- すね（脛骨内側）をもむ→P64
- アキレス腱をつまむ→P65
- 腰周辺（胸腰筋膜）をつまむ→P66
- お尻（仙腸関節）を押す→P67
- お尻（中・小殿筋）を押す→P68
- もも裏を押す→P70
- ひざ裏を押す→P72

肩こりの原因とマッサージ

どこをもむ？

原因

肩こりといっても、その原因はさまざま。姿勢の問題、精神的なストレス、胃腸の働きの低下など、どれかひとつが原因と言い切ることはできません。しかし、これらの問題は互いに相関関係にあり、肩周辺の緊張を生み出しているのです。

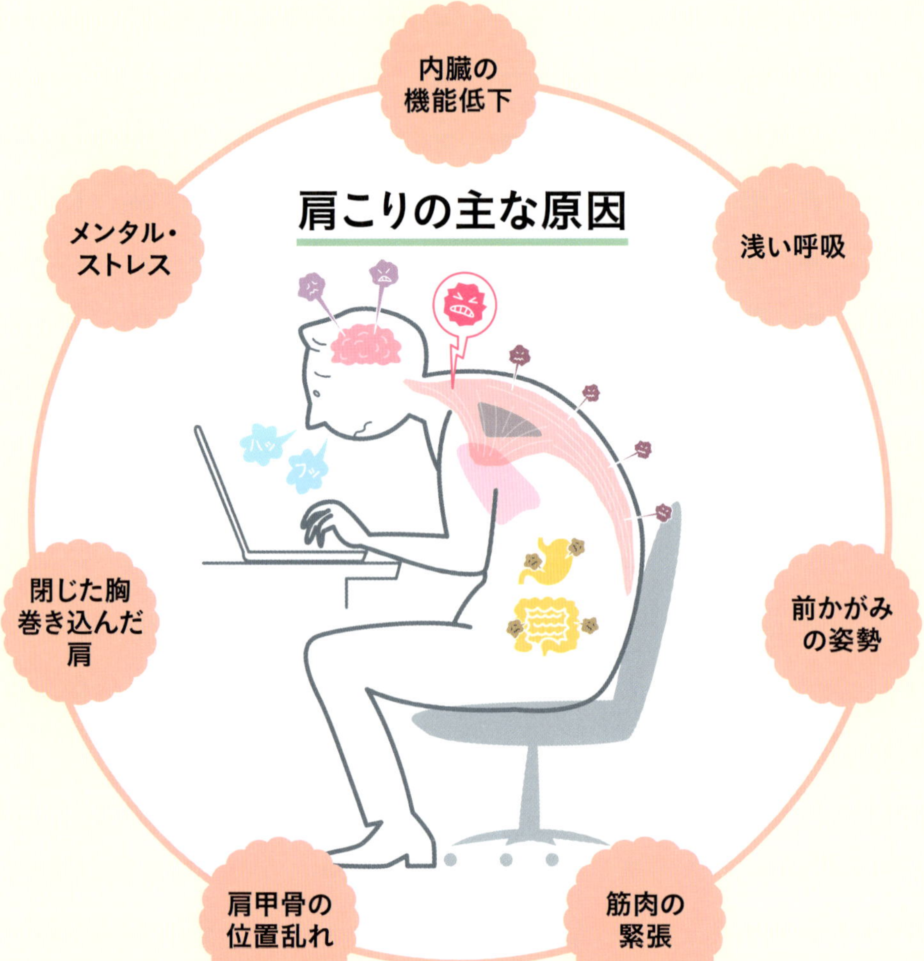

内臓の
機能低下
浅い呼吸
前かがみ
の姿勢
筋肉の
緊張
肩甲骨の
位置乱れ
閉じた胸
巻き込んだ
肩
メンタル・
ストレス
肩こりの主な原因
ハッ
フッ

B 手《て》の三里《さんり》を押す

メンタルストレスで胃腸の機能が低下すると、姿勢が前かがみになり、肩周辺の筋肉も緊張する。**手の三里のツボを刺激し、大腸経という胃腸の働きに関わる経絡の作用で機能低下を改善。結果、姿勢を整え、筋肉の緊張を和らげる。**

A 鎖《さ》骨《こつ》の下を押す

メンタルストレスによって、呼吸が浅くなり、胸が前に閉じてしまう。すると、肩周辺の筋肉が緊張し、肩にコリを感じるように。鎖骨下には呼吸に関わる筋肉が集まり、中府という呼吸改善のツボもある。**鎖骨下の筋肉をほぐし、胸を開かせて呼吸をラクに。**

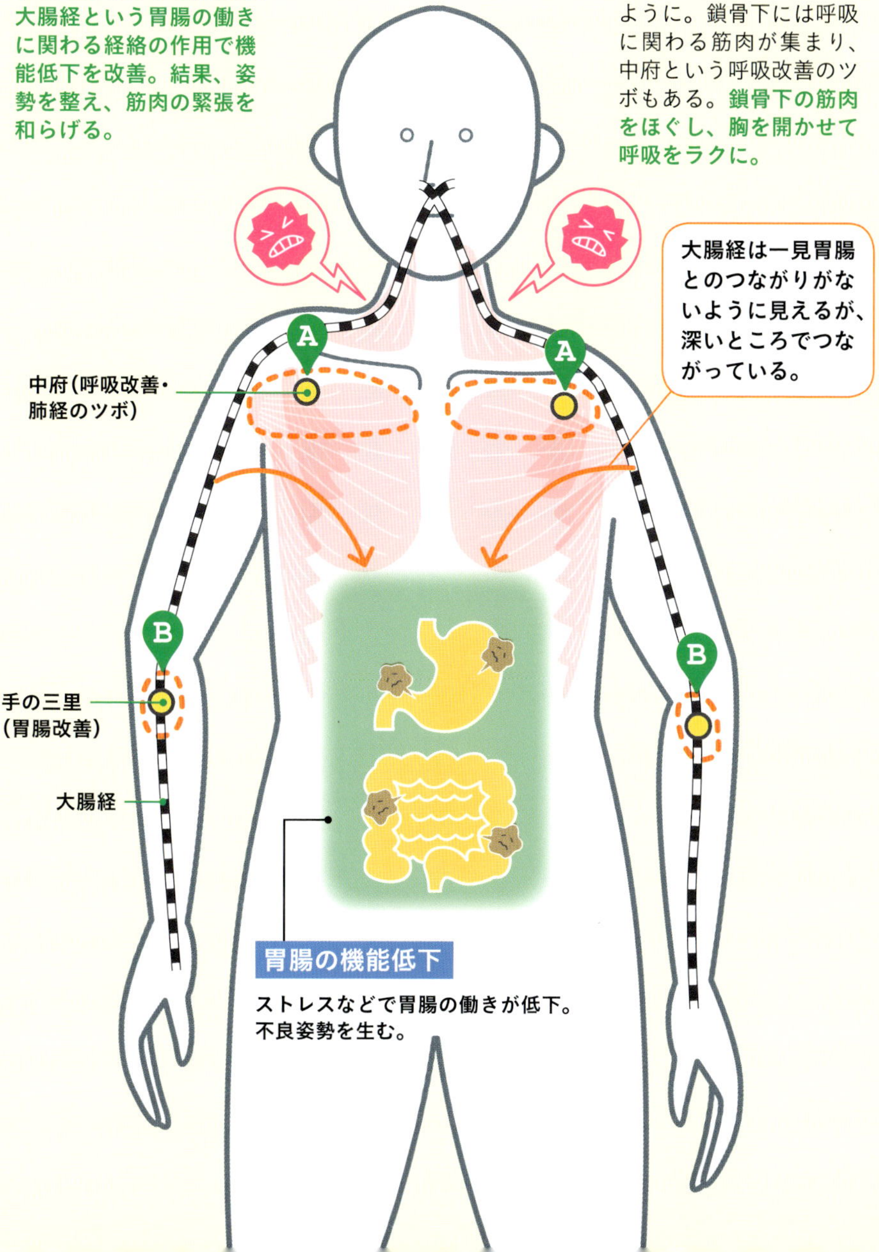
大腸経は一見胃腸とのつながりがないように見えるが、深いところでつながっている。
A
A
中府(呼吸改善・肺経のツボ)
B
B
手の三里(胃腸改善)
大腸経
胃腸の機能低下
ストレスなどで胃腸の働きが低下。不良姿勢を生む。

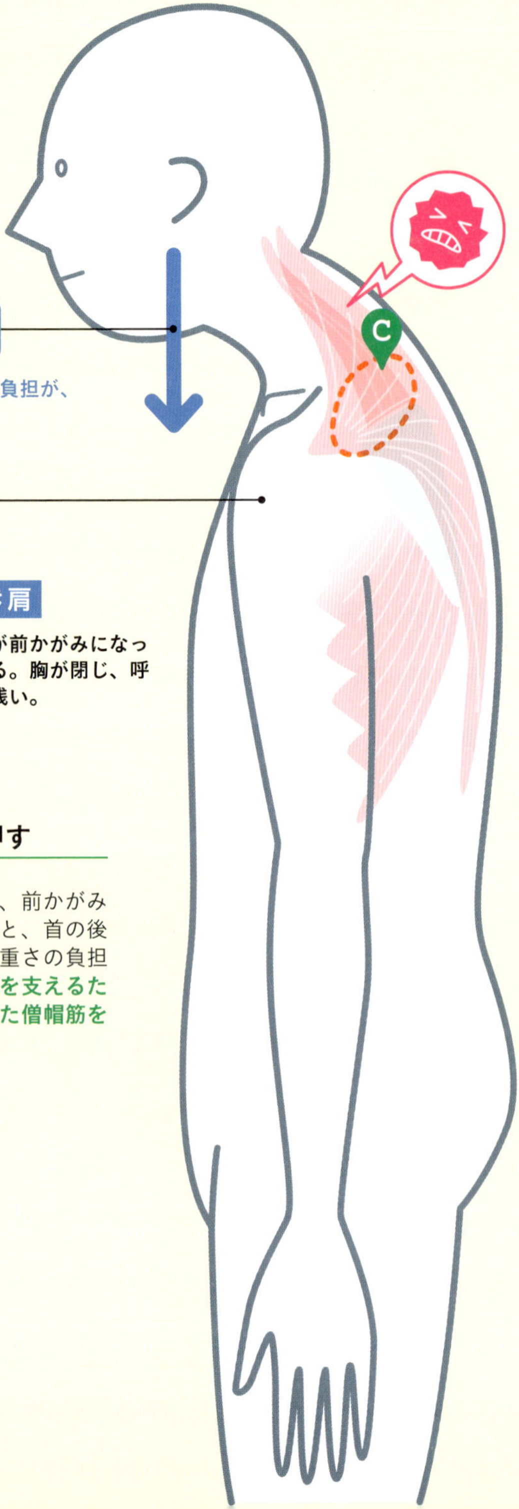
重力
頭の重みの負担が、
首や肩に。
C
巻き肩
姿勢が前かがみになっている。胸が閉じ、呼吸も浅い。

C 肩（僧帽筋《そうぼうきん》）を押す

デスクワークが多いと、前かがみの姿勢がクセに。すると、首の後ろから肩にかけて頭の重さの負担が蓄積してしまう。**頭を支えるために緊張し、硬くなった僧帽筋をダイレクトにほぐす。**

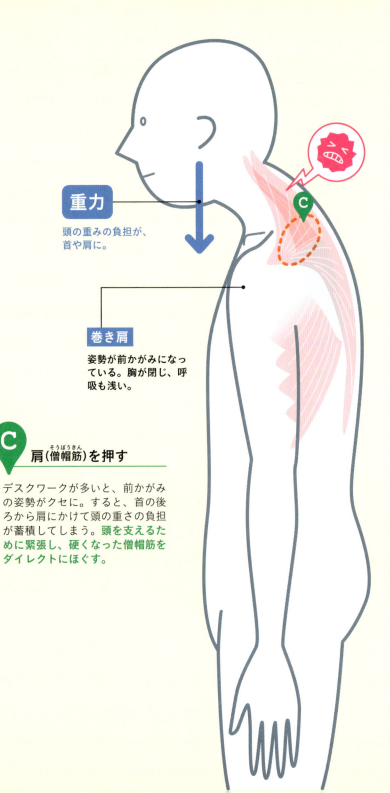

D 肩甲骨《けんこうこつ》・背骨《せぼね》の間をさする

肩甲骨と背骨の間の筋肉（菱形筋）が過剰に緊張することも、肩甲骨の左右バランスを崩し、肩こりの原因に。呼吸も浅くなるため、肩周辺の筋肉の緊張を促してしまう。**このエリアをほぐすことで、肩甲骨の位置を整えながら、リラックス効果も狙う。**

E 首～肩（肩甲挙筋《けんこうきょきん》）をもむ

肩甲骨の上部で首につながる肩甲挙筋が硬くなると、肩甲骨を引っ張り上げ、さらなる筋肉の緊張と血流の滞りを増長してしまい、肩こりになる。**肩甲骨の位置を整えるとともに、首・肩周辺の血流をアップさせる。**

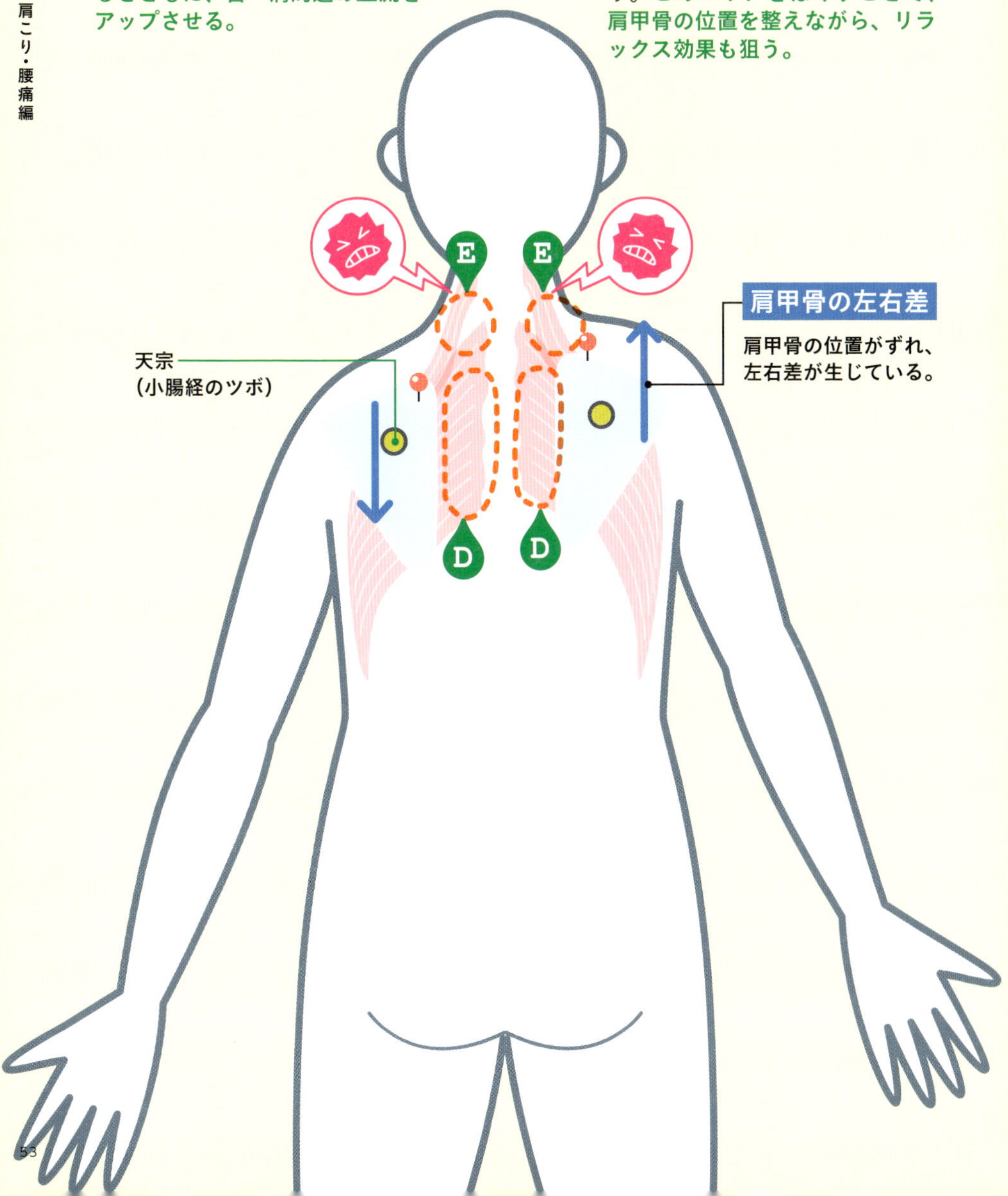
天宗
（小腸経のツボ）
E
E
D
D
肩甲骨の左右差
肩甲骨の位置がずれ、
左右差が生じている。

マッサージ

A 鎖《さ》骨《こつ》の下を押す

セルフ 1

強さ LEVEL 2　手の形 3本指　方法 押す（サークル状）

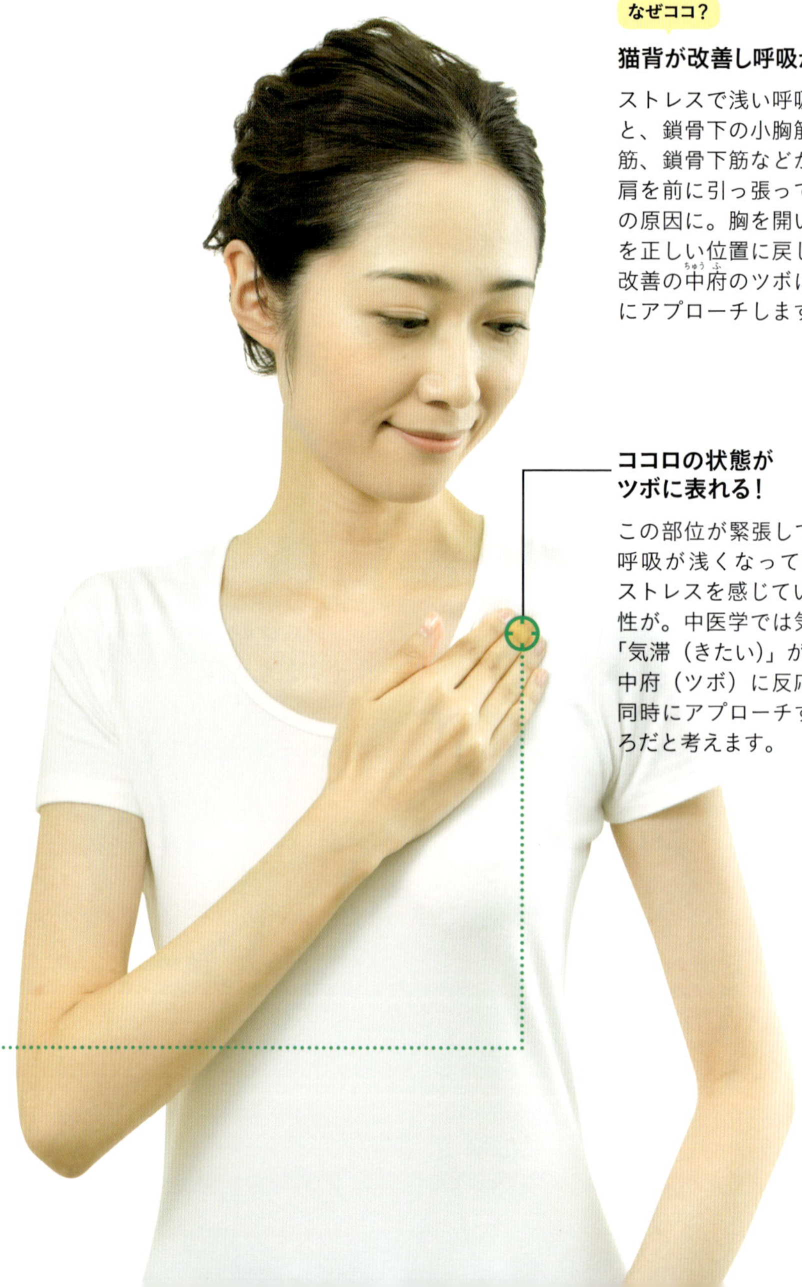

なぜココ？

猫背が改善し呼吸がラクに

ストレスで浅い呼吸になると、鎖骨下の小胸筋、大胸筋、鎖骨下筋などが緊張し、肩を前に引っ張って巻き肩の原因に。胸を開いて姿勢を正しい位置に戻し、呼吸改善の中《ちゅう》府《ふ》のツボにも同時にアプローチします。

ココロの状態がツボに表れる！

この部位が緊張していると、呼吸が浅くなっているか、ストレスを感じている可能性が。中医学では気の滞り「気滞（きたい）」があると、中府（ツボ）に反応があり、同時にアプローチするところだと考えます。

プロの技教えます!

施術のやり方

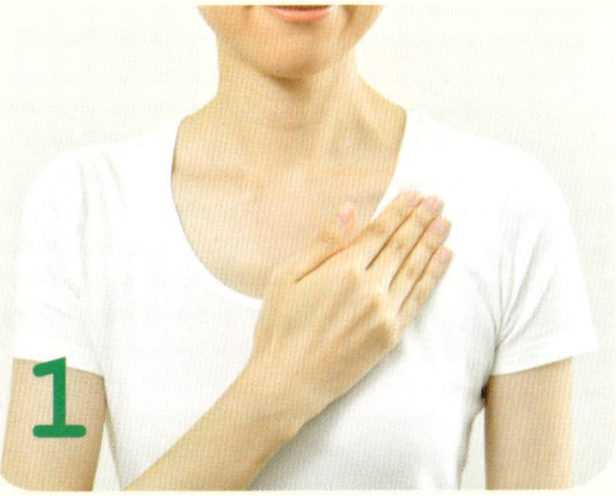

鎖骨下のターゲットエリアに3本指を当てる。左側の場合は右手で。

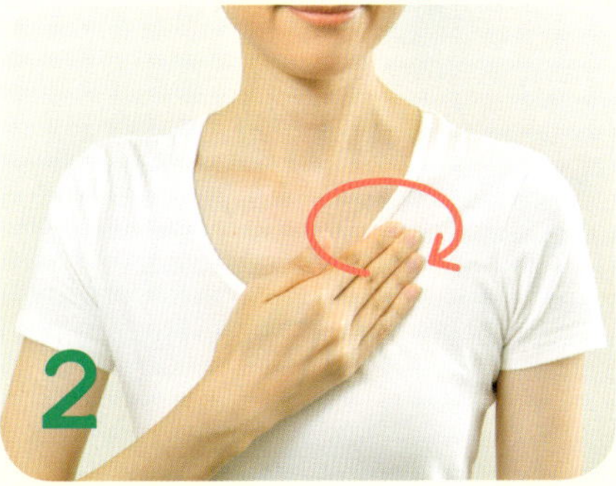

3本指で圧をかけながら、サークル状にまわす。硬結節があれば集中的に。

手の形はコレ！

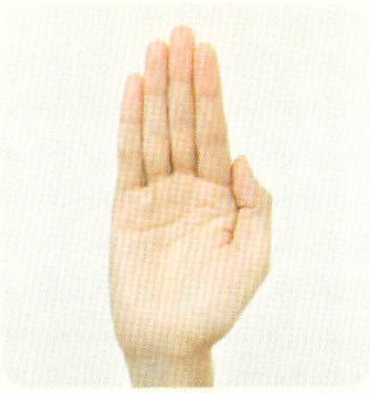

**3本指を中心に
指先から指の腹で
サークル状にまわす**

ココがターゲット

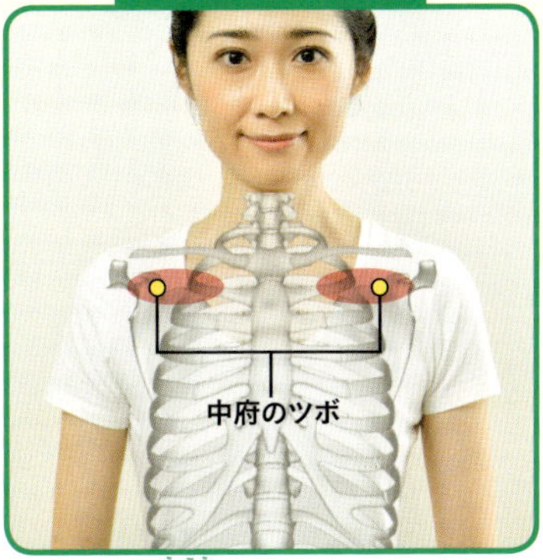

鎖骨・烏口《うこう》突起・肋骨を見つけ、
周辺のくぼみを狙う

！ 烏口突起とは肩甲骨がカラスのくちばしのように前に突き出た部分。とても過敏な部位なので、決して押さないこと！

POINT
スコープ

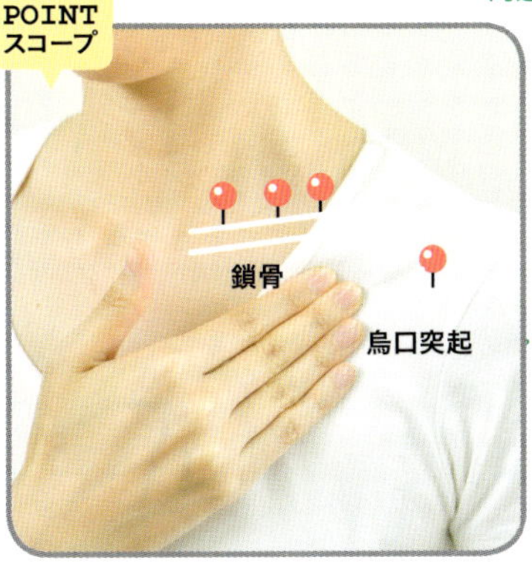

上下、左右、斜めに押しながら
ずらすようにすると、
硬結が見つかりやすい！

マッサージ

B 手《て》の三里《さんり》を押す

セルフ 2

強さ LEVEL 2　手の形 親指中心ではさむ　方法 テコ

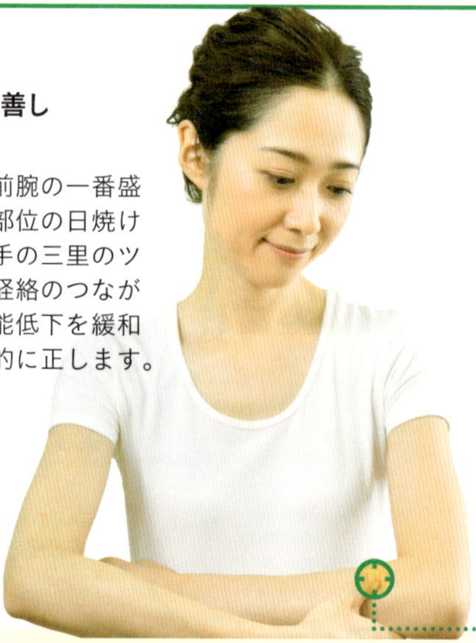

なぜココ?

内臓の機能を改善し姿勢を正す

ひじの少し下、前腕の一番盛り上がっている部位の日焼けラインの外側に手の三里のツボがあります。経絡のつながりで、胃腸の機能低下を緩和し、姿勢も間接的に正します。

ココがターゲット

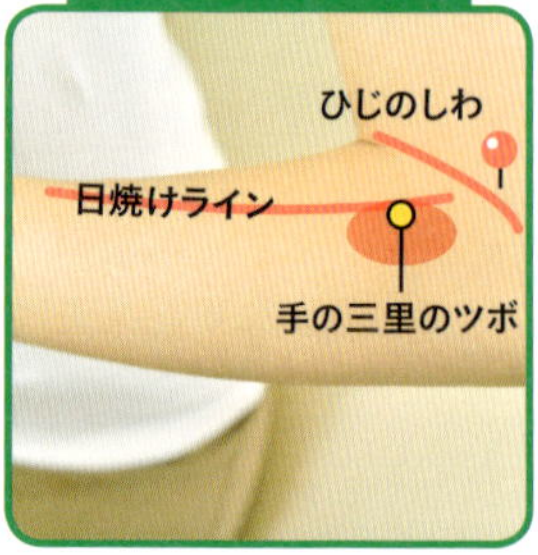

ひじの筋肉が盛り上がっている部位の日焼けラインの外側を狙う

POINT スコープ

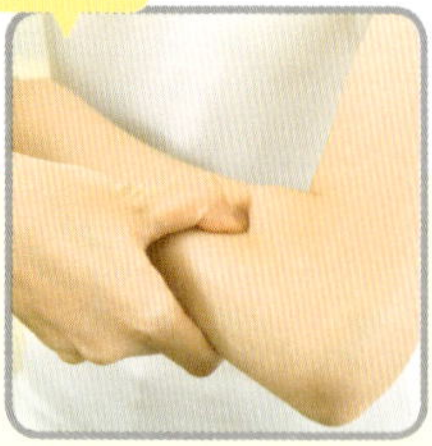

親指で圧をかけながら手首を回転させて押しずらすように!
左右の反応の違いも確認

手の形はコレ!

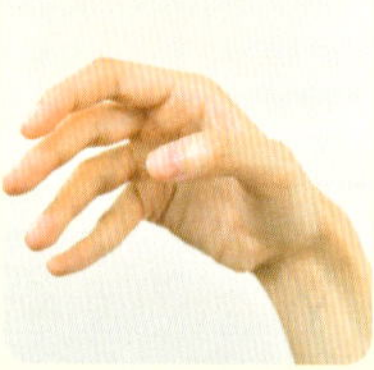

親指の先を立て、ポイントに当ててはさみ込む。手首の回転で圧を!

プロの技教えます!

施術のやり方

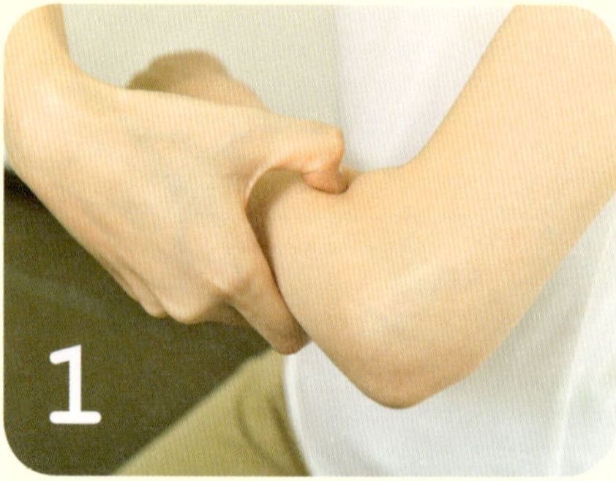

ターゲットに親指を当て、腕ごとはさみ込む。

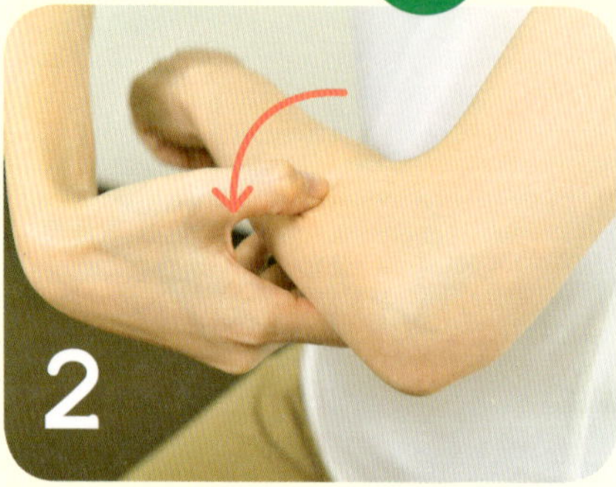

親指で圧をかけながら、手首を内外に回転させる。

マッサージ C

肩（僧帽筋《そうぼうきん》）を押す

セルフ 3

強さ LEVEL 3　手の形 3本指　方法 押す（持続圧30秒）

なぜココ？

原因部位を効果的にほぐす

首から肩に位置する僧帽筋は、前かがみの不良姿勢によって、頭の荷重を受けてしまいます。筋肉は硬くなり、血流も滞ってしまうので、肩こりの直接的な原因に。肩こりで有名なツボ「肩井《けんせい》」があるのもこの辺り。ダイレクトにアプローチします。

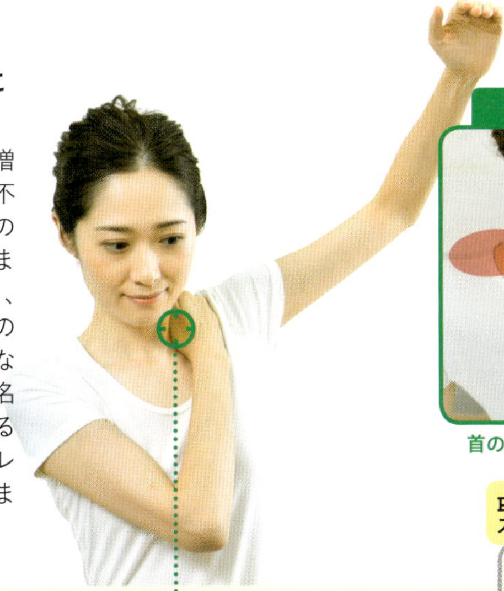

ココがターゲット

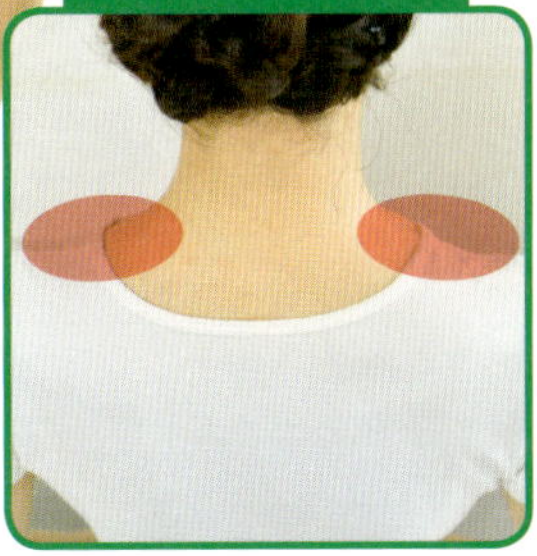

首の付け根の背中側の筋肉

POINT スコープ

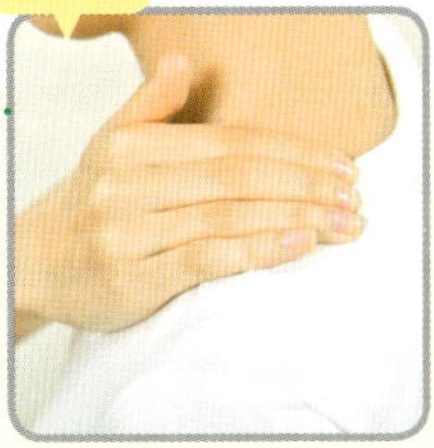

3本指で圧をかけながら腕を前後にまわすことで体液循環がアップ

手の形はコレ！

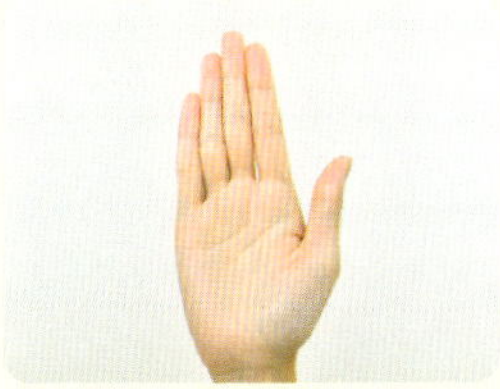

3本の指先でターゲットを押さえ、そのまま腕を前後にまわす！

施術のやり方

プロの技教えます！

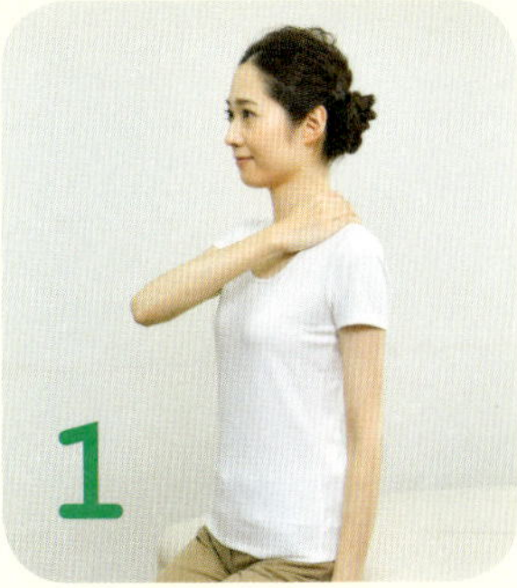

座った姿勢から3本指でターゲットに圧をかける。

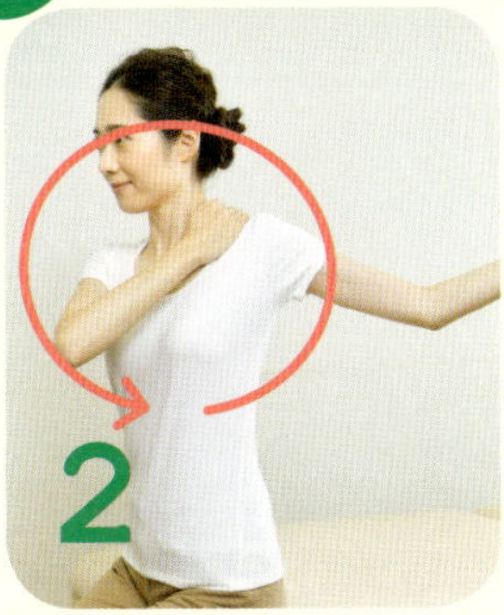

圧をかけたまま、押さえたほうの腕を大きく前まわし。

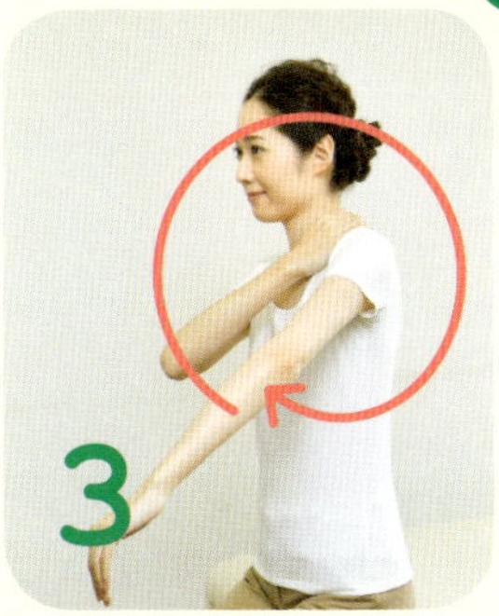

今度は大きく後ろまわし。これを交互に繰り返す。

マッサージ D

肩甲骨《けんこうこつ》・背骨《せぼね》の間をさする

パートナー 1

強さ LEVEL I　手の形 手根　方法 さする

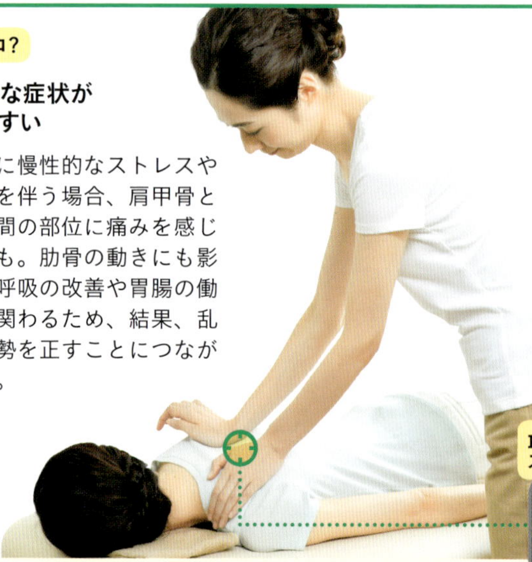

なぜココ？

慢性的な症状が表れやすい

肩こりに慢性的なストレスや疲労感を伴う場合、肩甲骨と背骨の間の部位に痛みを感じることも。肋骨の動きにも影響し、呼吸の改善や胃腸の働きにも関わるため、結果、乱れた姿勢を正すことにつながります。

ココがターゲット

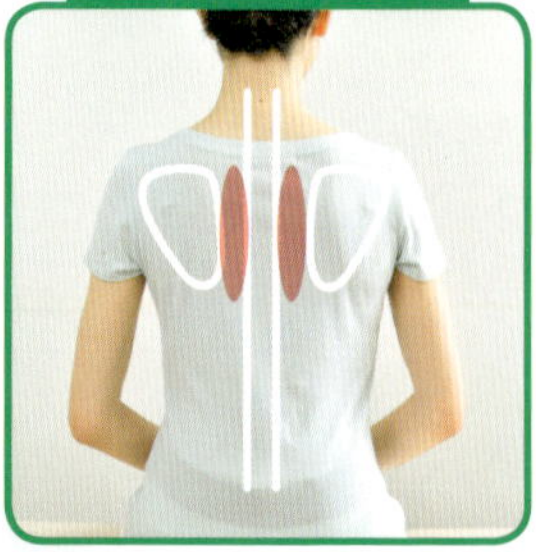

肩甲骨と背骨の間のエリアを狙う

POINT スコープ

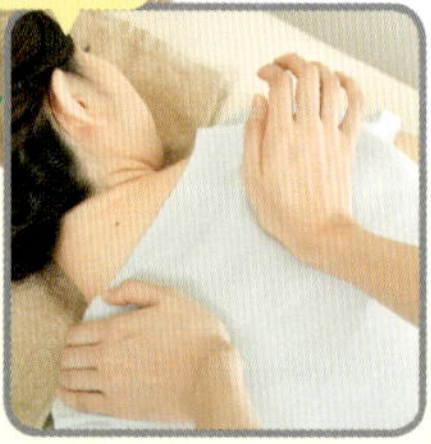

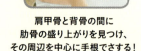

肩甲骨と背骨の間に肋骨の盛り上がりを見つけ、その周辺を中心に手根でさする！

手の形はコレ！

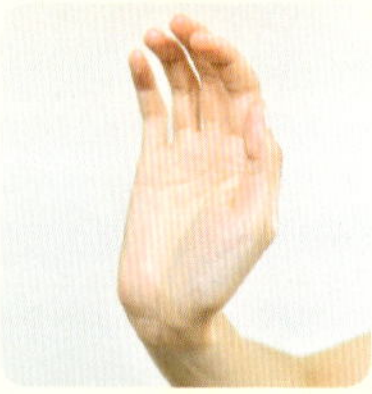

手根を支点にし、指先を左右に振るイメージで軽く圧をかけながらさする

プロの技教えます！ 施術のやり方

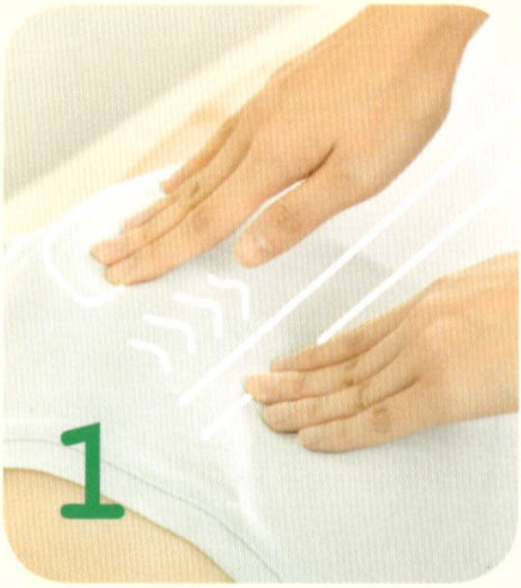

背骨と肩甲骨の位置を確認。肩甲骨際の肋骨の隆起を探す。

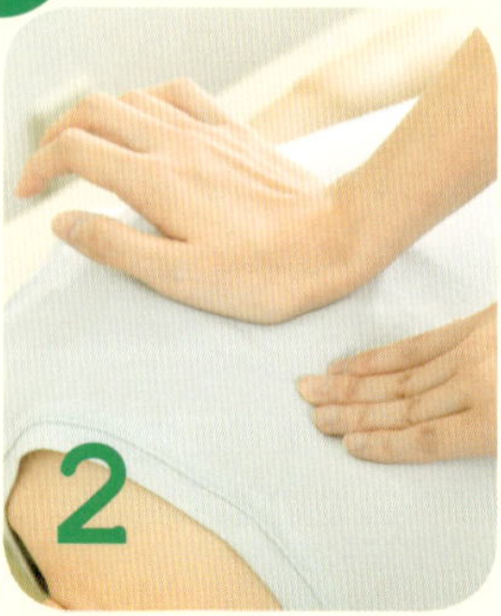

ターゲットに手根を当て、左右に振ってさする。

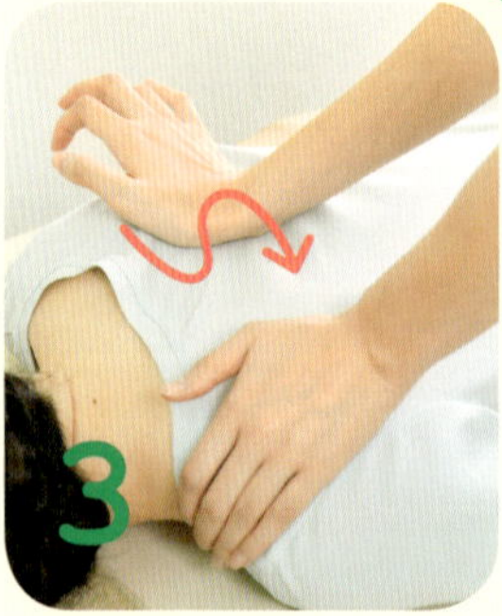

ポイントをずらしながら、ターゲット周辺もさする。

マッサージ

E 首～肩（肩甲挙筋《けんこうきょきん》）をもむ

パートナー 2

強さ　LEVEL 3　手の形　テコ　方法　もむ（間欠圧5秒×5回）

なぜココ？

肩こりの人は硬いことが多い

首と肩甲骨をつなぐ肩甲挙筋。ストレスや姿勢の乱れ、内臓の不調によって固まることが多く、肩こりの人は硬いことがほとんど。肩甲骨を上に引き上げる役割があるため、肩の位置修正には欠かせません。

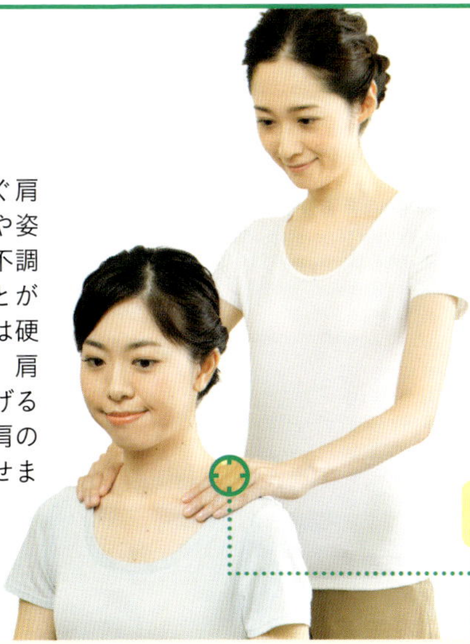

ココがターゲット

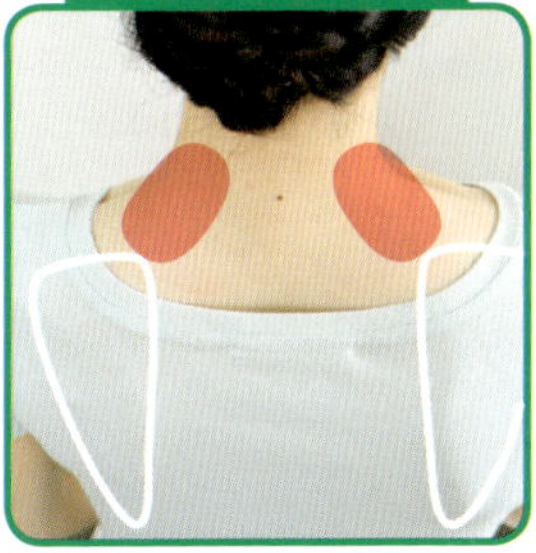

首から肩甲骨の上角をつなぐ筋肉

POINT スコープ

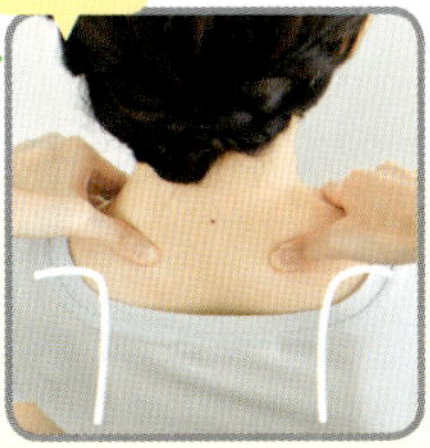

肩甲骨の上角（内側の頂点）を見つけて、その際の少し内側に親指を当てる！

手の形はコレ！

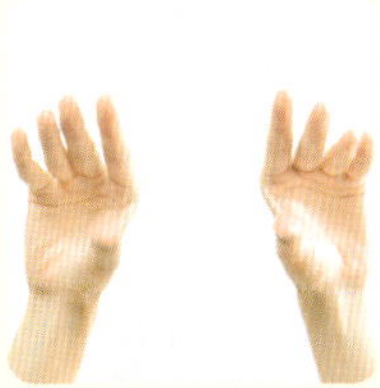

鎖骨に4本指を引っかけ、手首の返しを利用して親指で圧をかける

施術のやり方

プロの技教えます！

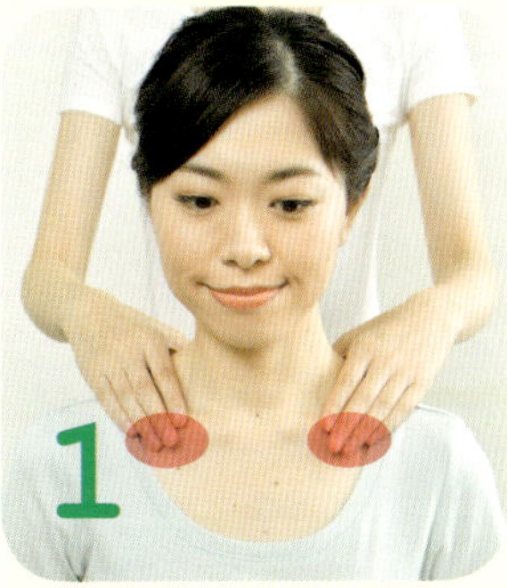

1
4本指を優しく鎖骨に引っかける。

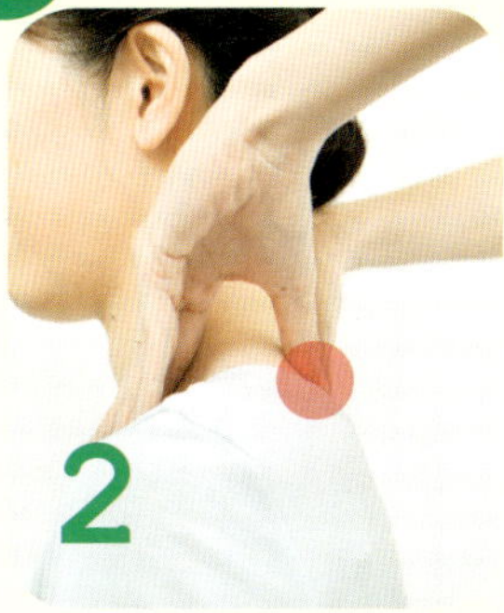

2
ターゲットに親指を当てる。

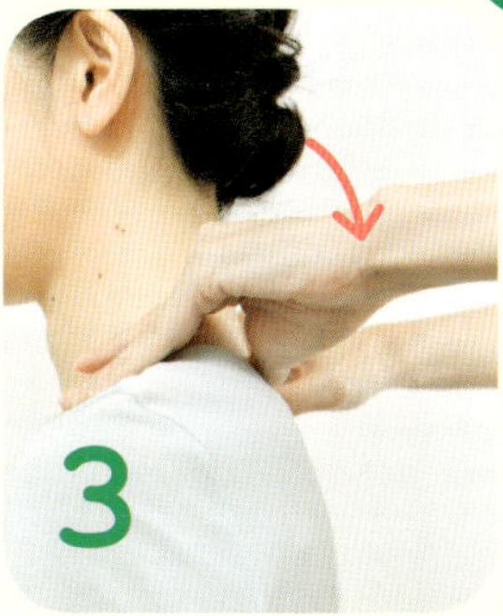

3
手首を手前に返し、親指で5秒間圧をかける。

腰痛の原因とマッサージ

どこをもむ？

原因

腰痛は、メンタル・ストレス、筋肉や骨格、内臓の機能低下という3つの問題が主な原因です。さらに、脚の不調が腰に連鎖し、ねじれや負担が大きくなったり、血流などの体液循環に問題があると、腰痛として症状に表れることも。

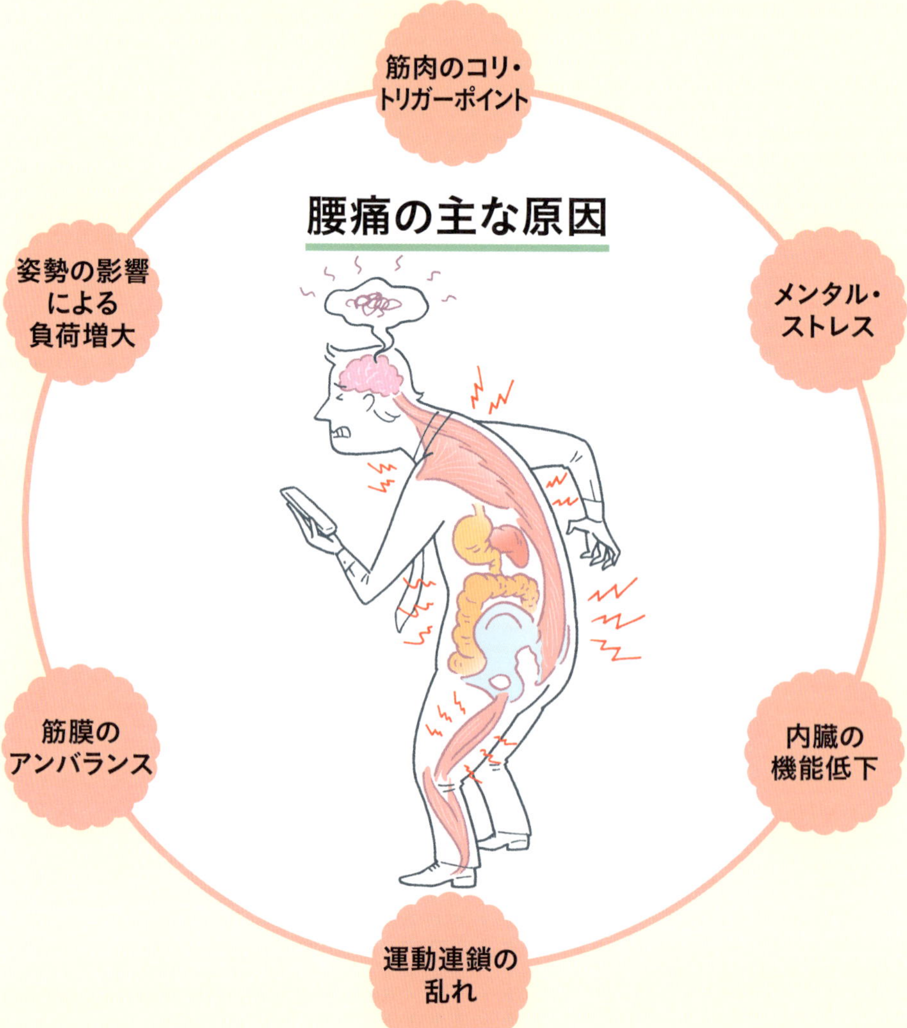

腰痛の主な原因
筋肉のコリ・トリガーポイント
メンタル・ストレス
内臓の機能低下
運動連鎖の乱れ
筋膜のアンバランス
姿勢の影響による負荷増大

A すね(脛骨内側《けいこつうちがわ》)をもむ

すねの脛骨内側のエリアは、中医学の「肝」や「腎」と関わりが深い。同時に筋膜や経絡も腰につながり、力学的にも歩行や姿勢維持に影響する。**姿勢や動きの修正と内臓の機能低下を軽減するアプローチ。**

内臓の機能低下

腰背部に緊張をもたらす。不良姿勢に影響する。

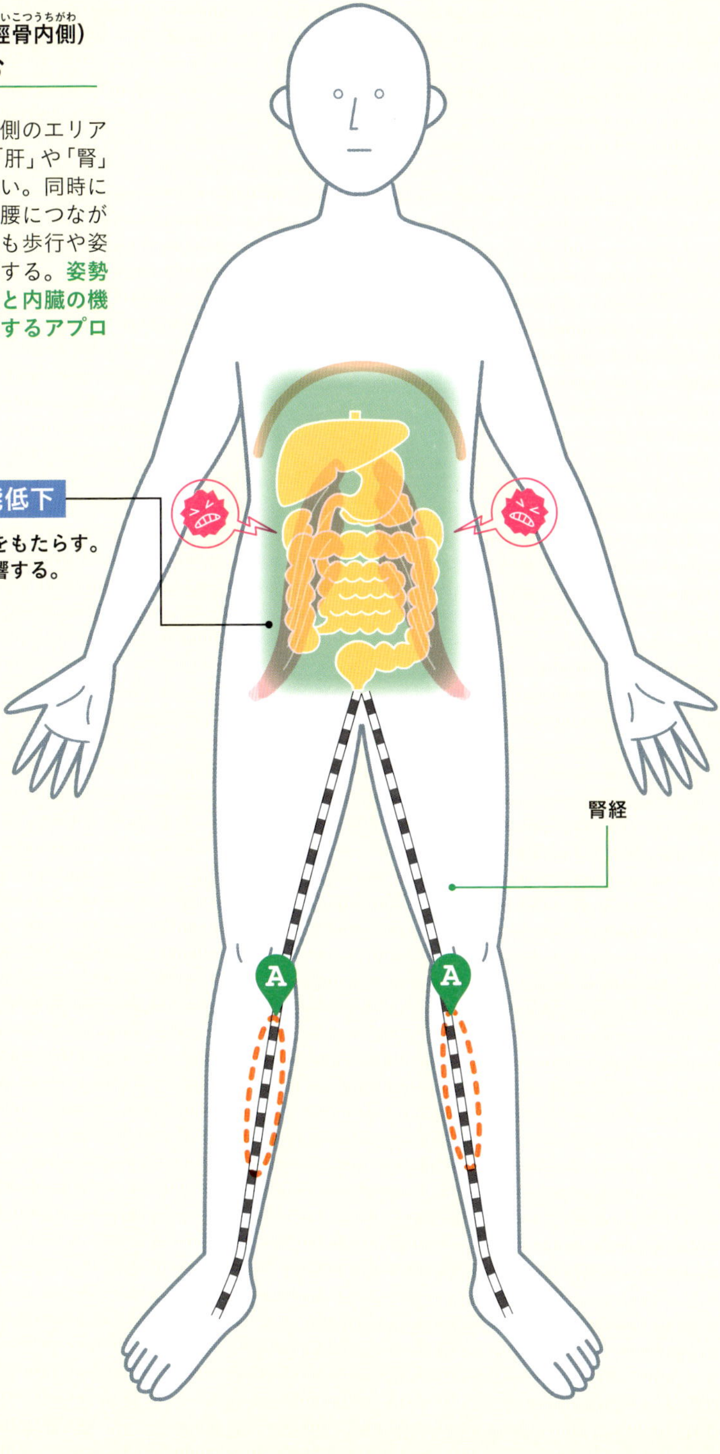

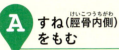

C 腰周辺（胸腰筋膜《きょうようきんまく》）をつまむ

腰周辺の皮フは、不良姿勢や内臓の不調の反応が表れやすく、皮フの下の筋膜が硬く、つまみにくくなっている。それが痛みの原因になることも。表面の皮フも緊張するので、**このエリアを直接ほぐすことで痛みの軽減につながる。**

B アキレス腱《けん》をつまむ

アキレス腱やかかとは、経絡と筋膜が腰につながっている。ここが緊張したり、老廃物がたまっていると、腰痛になることも。**アキレス腱と両くるぶしの間は腎と膀胱の経絡が通っており、症状の改善に効果が期待できる。**

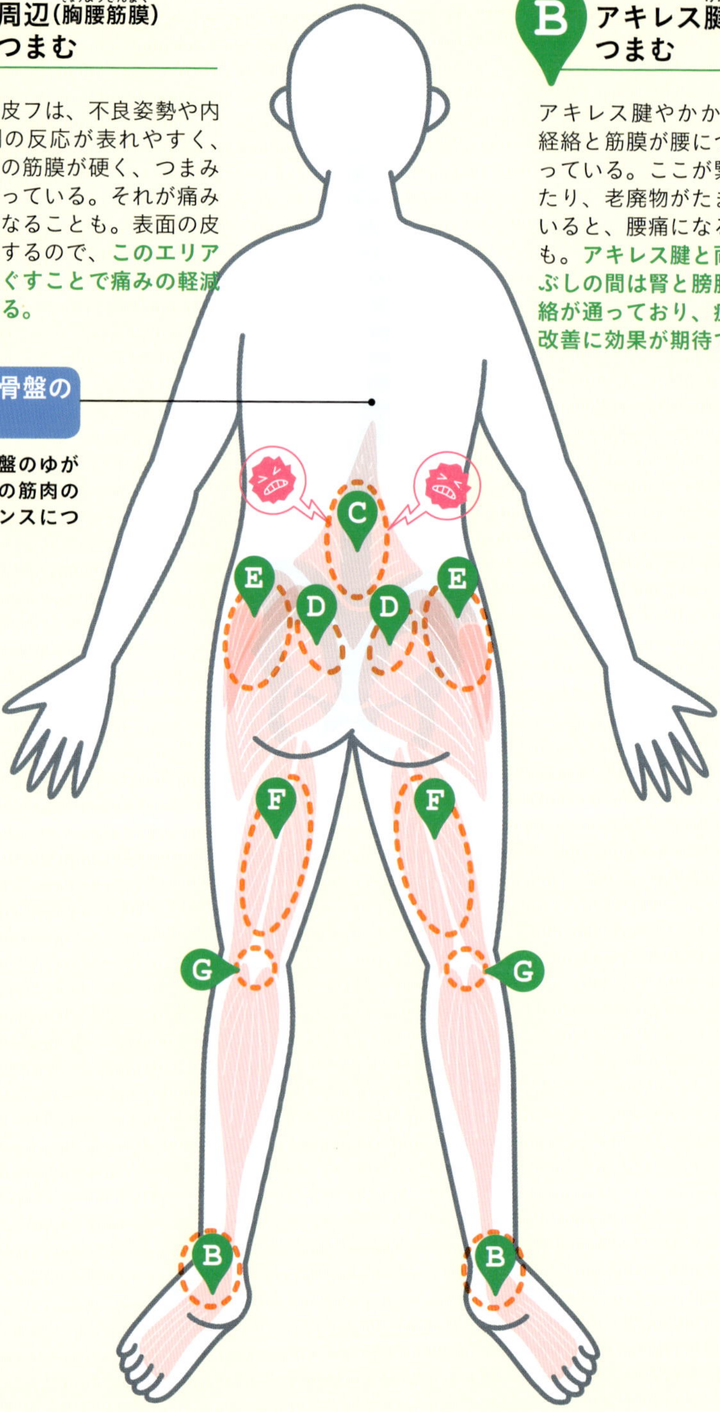

背骨・骨盤のゆがみ

背骨や骨盤のゆがみは周辺の筋肉のアンバランスにつながる。

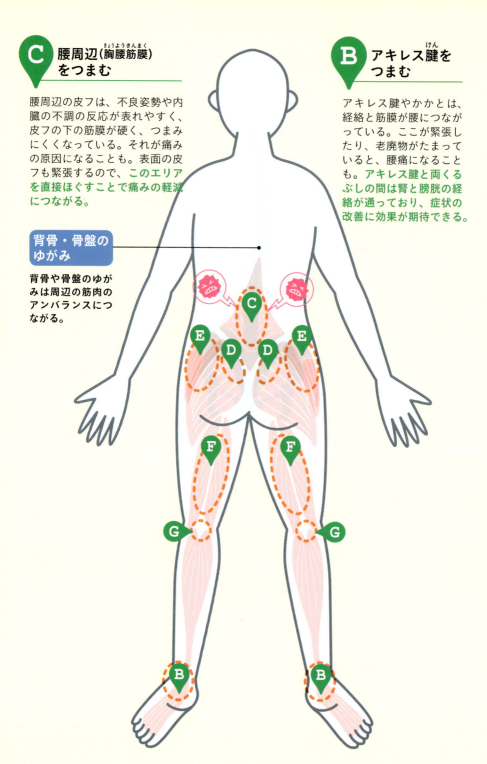

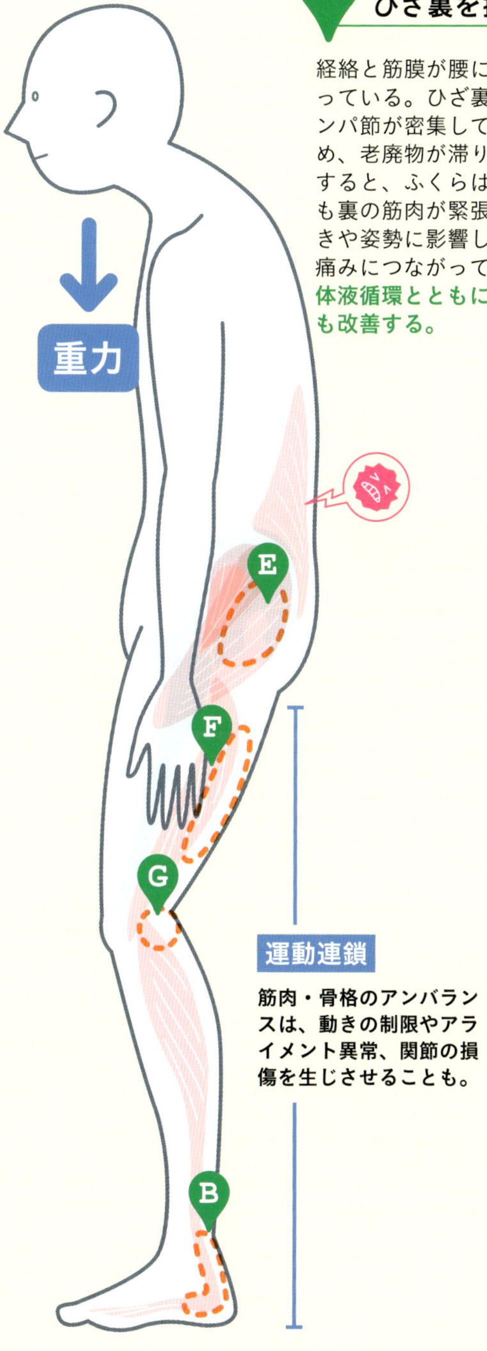
重力
E
F
G
B
運動連鎖
筋肉・骨格のアンバランスは、動きの制限やアライメント異常、関節の損傷を生じさせることも。

G ひざ裏を押す

経絡と筋膜が腰につながっている。ひざ裏にはリンパ節が密集しているため、老廃物が滞りやすい。すると、ふくらはぎやもも裏の筋肉が緊張し、動きや姿勢に影響して腰の痛みにつながってしまう。**体液循環とともに、姿勢も改善する。**

D お尻（仙腸関節《せんちょうかんせつ》）を押す

背骨と骨盤をつなぐ仙腸関節は腰痛の原因になりやすいところ。左右の仙腸関節にゆがみがあると、連動する筋肉のバランスが乱れ、腰の負担が増える。**関節のゆがみを調整し、腰の負担を軽減。**

E お尻（中《ちゅう》・小殿筋《しょうでんきん》）を押す

お尻の中・小殿筋は、歩いたり、立ったりする動作に重要な役割を果たし、トリガーポイントを形成すると、しびれや痛みを起こすことも。運動で傷めることはもちろん、婦人科系や消化器系、さらにはメンタル・ストレスを要因として痛みが出ることも。**骨盤のゆがみや動きに影響するため、腰痛改善には欠かせない。**

F もも裏を押す

経絡（膀胱経）と筋膜で腰とつながる。腸の問題、特に下痢などで過剰に緊張してしまう場合も。骨盤の傾きと関係が深く、左右差が出やすい。**バランス改善で腰の痛みを軽減させる。**

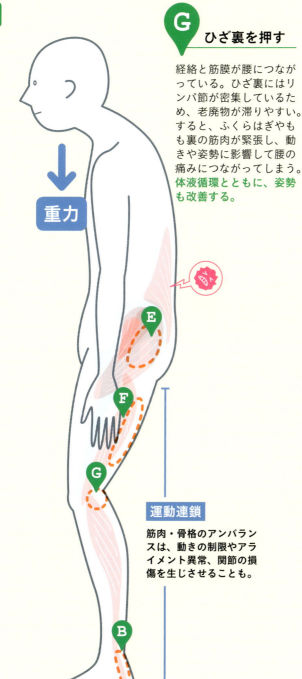

マッサージ A

すね（脛骨《けいこつ》内側《うちがわ》）をもむ

セルフ 1

強さ LEVEL3　手の形 テコ　方法 もむ

なぜココ？

歩行や姿勢維持に影響

すねの脛骨内側のラインは、体軸を形成する大切な部位で、歩行や姿勢維持に大きく影響します。経絡のつながりで骨盤内部にも関わりが深く、内臓の機能改善と姿勢や動きの修正を通して腰痛にアプローチします。

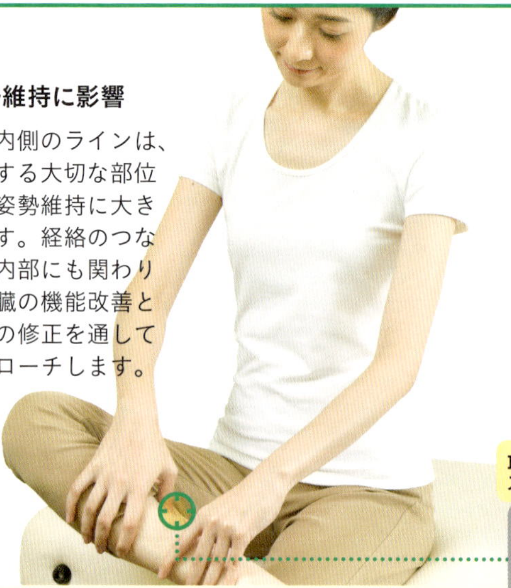

ココがターゲット

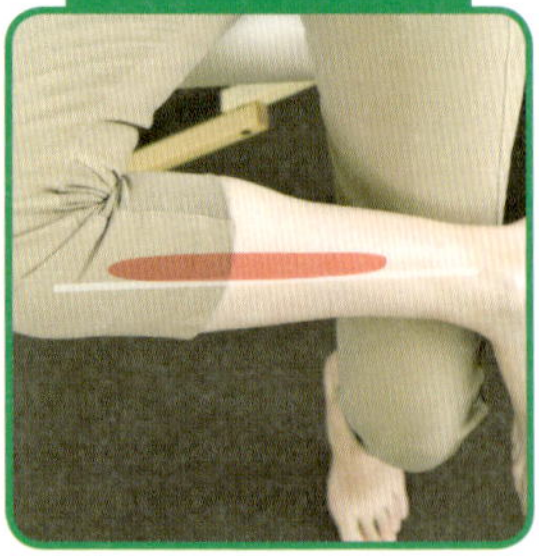

脛骨の内側に沿ったラインを狙う

POINT スコープ

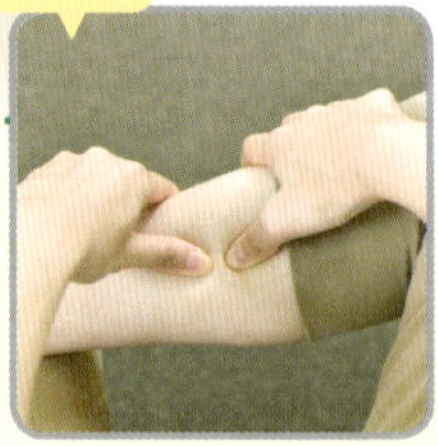

ターゲットに親指を当て、手首を返してテコの原理で親指で圧を加える！

手の形はコレ！

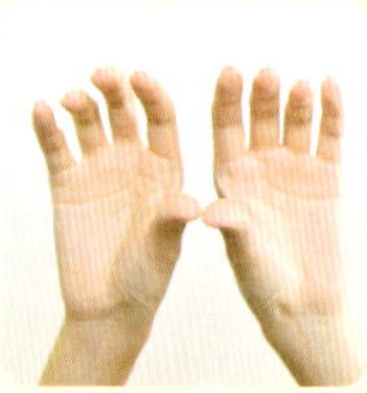

脛骨外側に4本指をかけ、親指をターゲットに当てたまま、手首を返すのがコツ

プロの技教えます！

施術のやり方

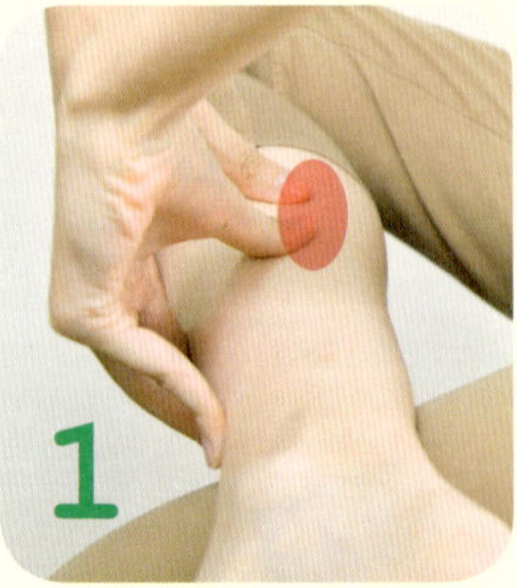

脛骨外側に４本指をかけ、骨の内側の際に親指を当てる。

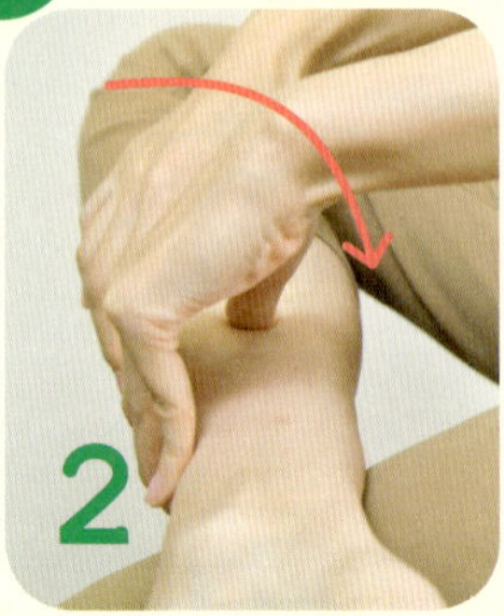

親指を当てたまま、手首を返して圧を５秒ほどかける。

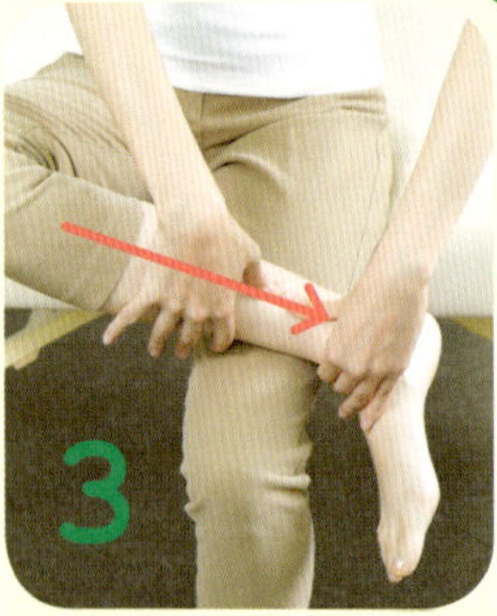

脛骨内側のラインに沿って全体的に圧をかける。

マッサージ B アキレス腱《けん》をつまむ

セルフ 2

強さ LEVEL3　手の形 5本指　方法 つまむ（スライド）

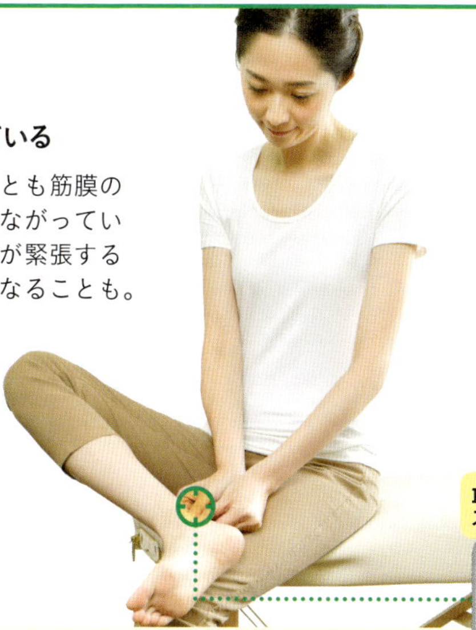

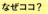

なぜココ？

かかとと腰は筋膜でつながっている

アキレス腱やかかとも筋膜のバックラインでつながっているため、この部位が緊張すると、腰痛の原因になることも。

ココがターゲット

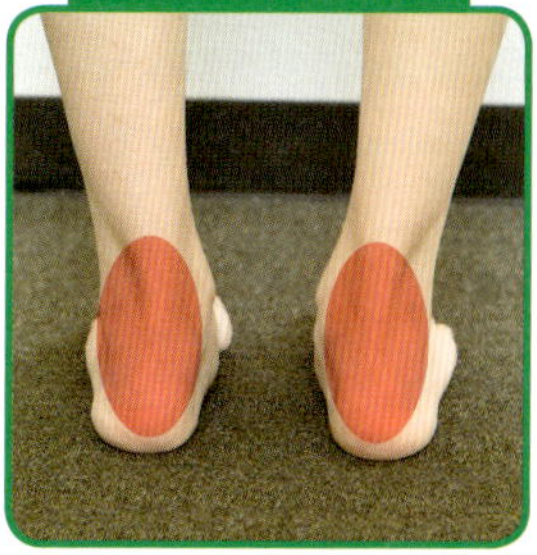

アキレス腱からかかとまでを狙う

POINT スコープ

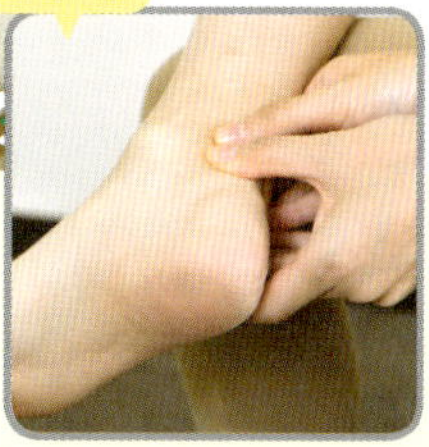

内くるぶしの少し上からかかとの骨までをつまみ、5往復する！

手の形はコレ！

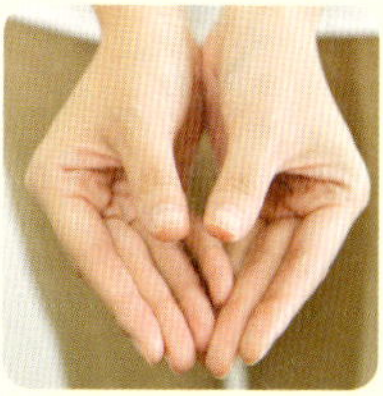

4本指で下側を支え、親指を中心につまんで圧をかけていく

プロの技教えます！　施術のやり方

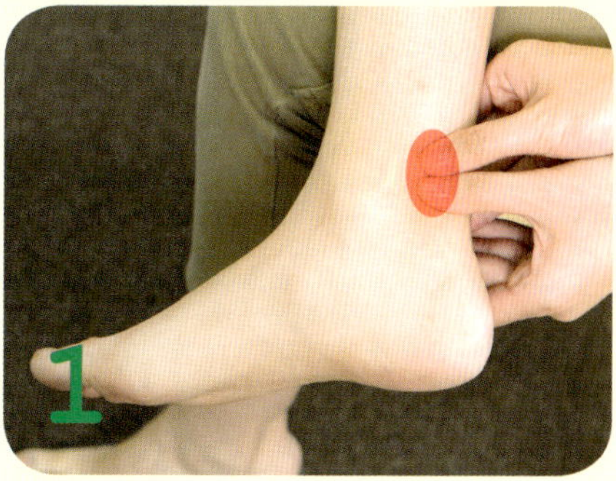

内くるぶしの少し上の位置をつまむ。

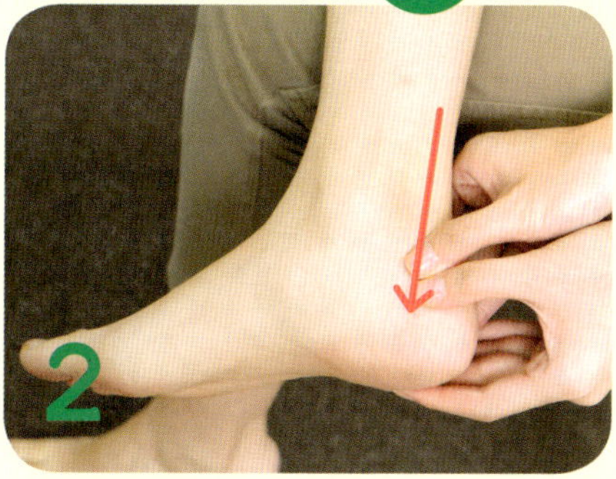

5秒間ずつ圧をかけながら、少しずつかかとまでスライド（5往復）。

マッサージ

C 腰周辺（胸腰筋膜《きょうようきんまく》）をつまむ

セルフ 3

強さ LEVEL 3　手の形 5本指　方法 つまむ（持続圧5～10秒）

なぜココ？

腰回りの皮フも緊張する

深部の関節や内臓に不調があると、周囲の背面の皮フと皮下の筋膜（胸腰筋膜）まで緊張し、硬くなることも。腰の痛みに対してダイレクトにアプローチし、過敏になった表面部分の痛みや緊張を緩和します。

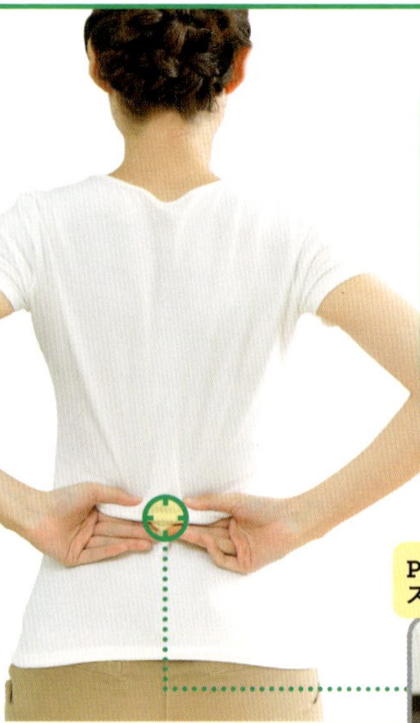

ココがターゲット

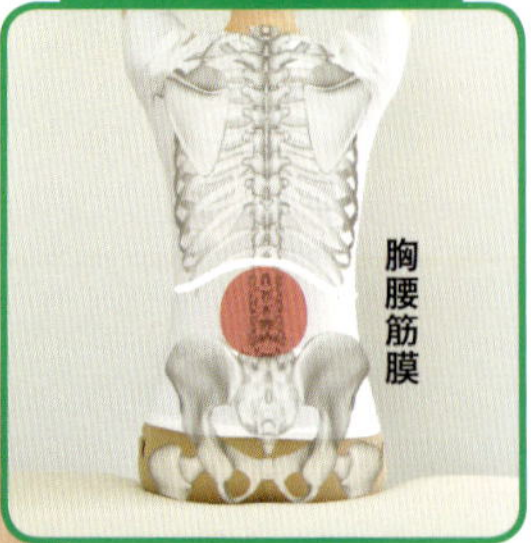

肋骨の下から
骨盤の際までの範囲

POINT スコープ

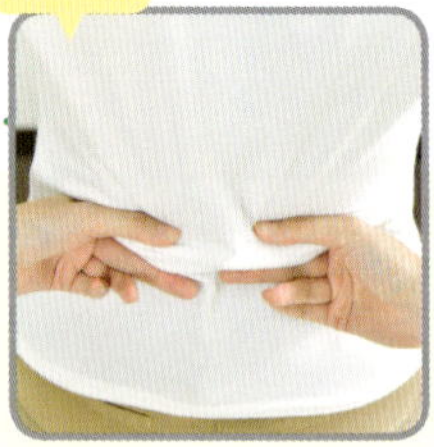

皮フと皮下の筋膜をつまんで
そのまま5～10秒ほど
圧をかけ続ける！

手の形はコレ！

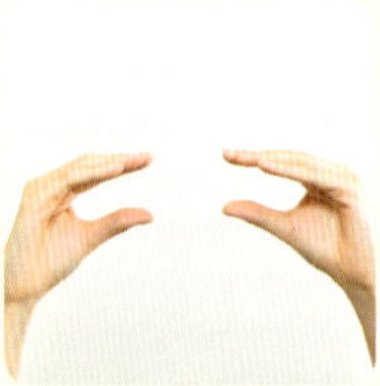

親指と人差し指でつまみ、
中指から小指は
人差し指の支え役に

プロの技教えます！

施術のやり方

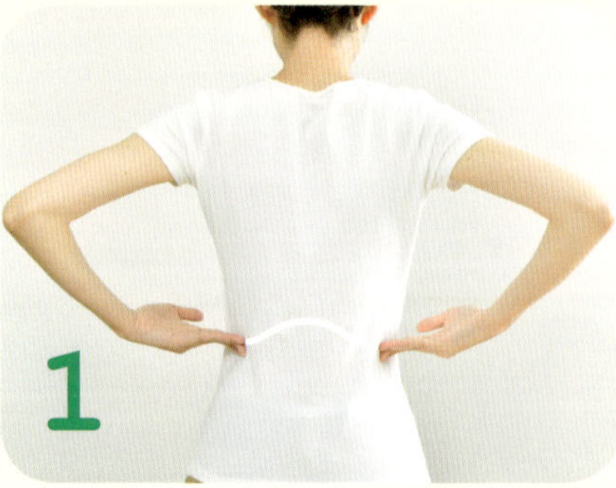

1 肋骨の下のラインの位置を確認する。

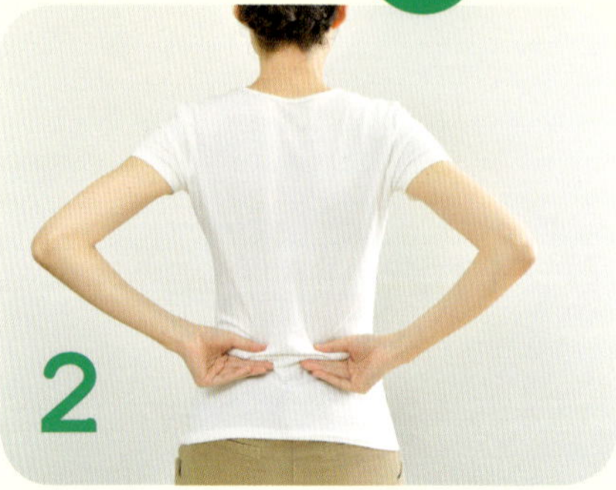

2 1のラインより下をつまみ、5～10秒ほど圧をかけながら位置を上下にずらす。

マッサージ D お尻(仙腸関節《せんちょうかんせつ》)を押す

パートナー 1

強さ LEVEL 2　手の形 手根　方法 押す(間欠圧各5秒)

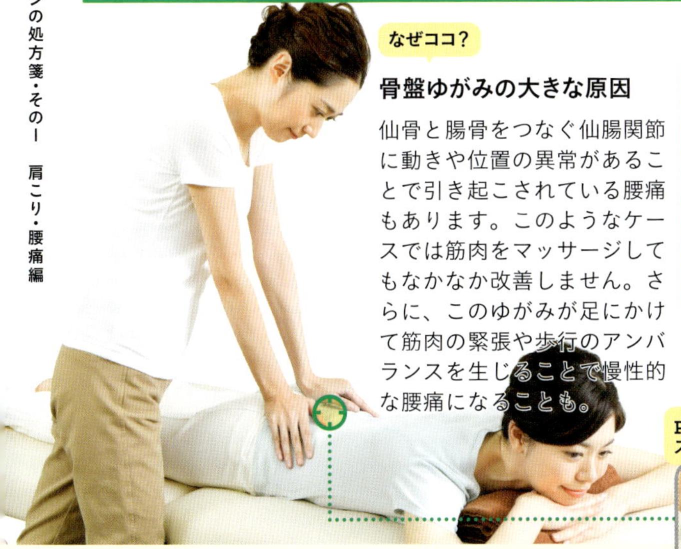

なぜココ?

骨盤ゆがみの大きな原因

仙骨と腸骨をつなぐ仙腸関節に動きや位置の異常があることで引き起こされている腰痛もあります。このようなケースでは筋肉をマッサージしてもなかなか改善しません。さらに、このゆがみが足にかけて筋肉の緊張や歩行のアンバランスを生じることで慢性的な腰痛になることも。

ココがターゲット

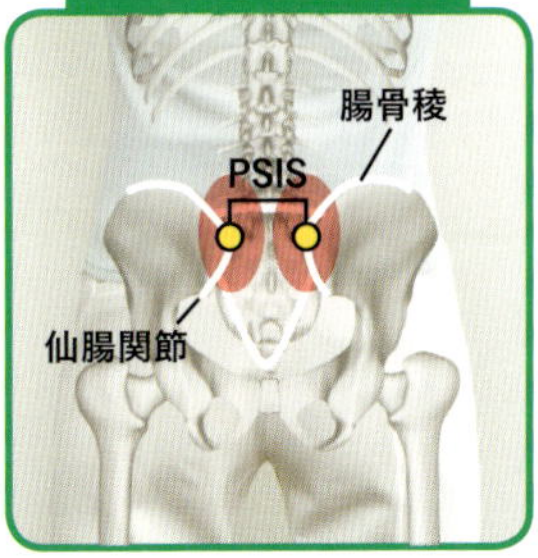
腸骨稜
PSIS
仙腸関節

仙腸関節を含む
お尻の中央エリア

POINT スコープ

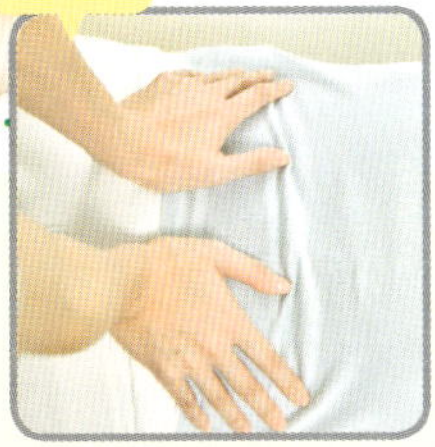

仙腸関節(仙骨と腸骨をつなぐ関節)
を意識しながら、
お尻中央に圧をかける

手の形はコレ!

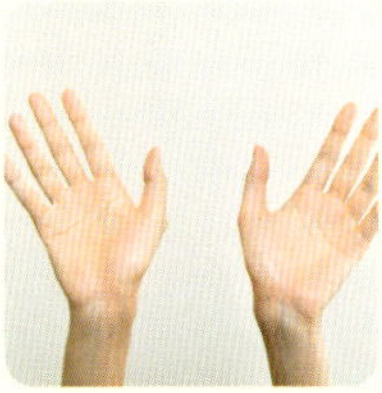

手根を軽く内側に向け、
体重をかけながら
圧を5秒間かける

施術のやり方

プロの技教えます!

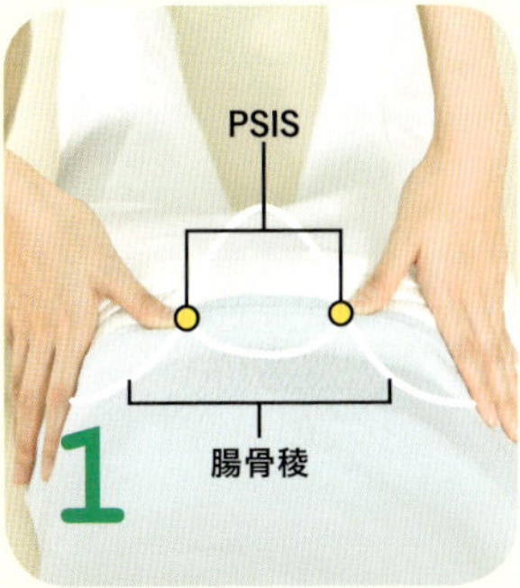
PSIS
腸骨稜
1

腸骨稜とPSISの位置を確認する。

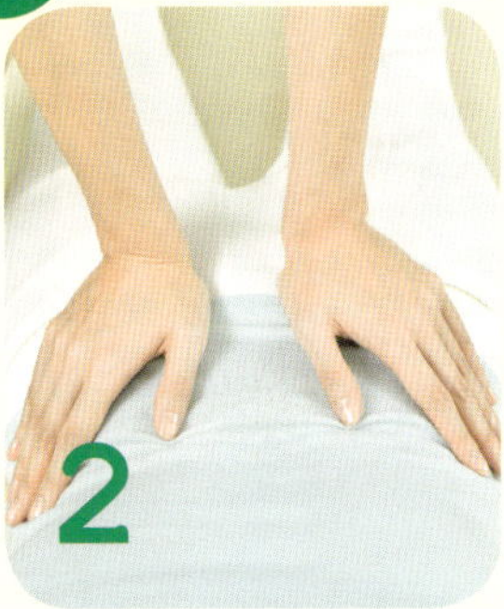
2

仙腸関節に手根を当てる。

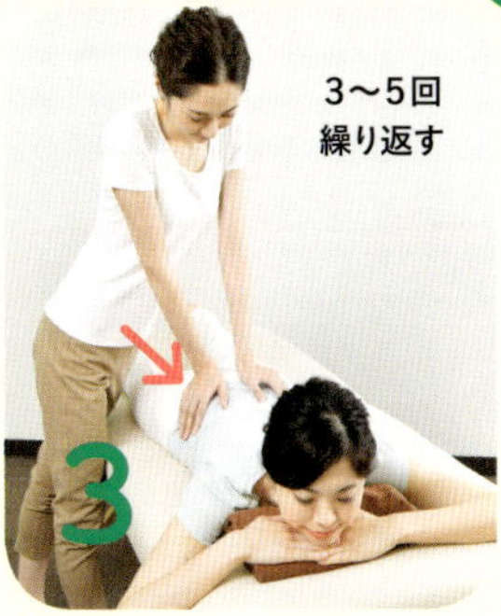
3～5回
繰り返す
3

へそを相手に近づけるように、体重を5秒間かける。

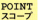

マッサージ

E お尻(中《ちゅう》・小殿筋《しょうでんきん》)を押す

パートナー 2

強さ LEVEL 2　手の形 前腕部　方法 押す(間欠圧5秒)

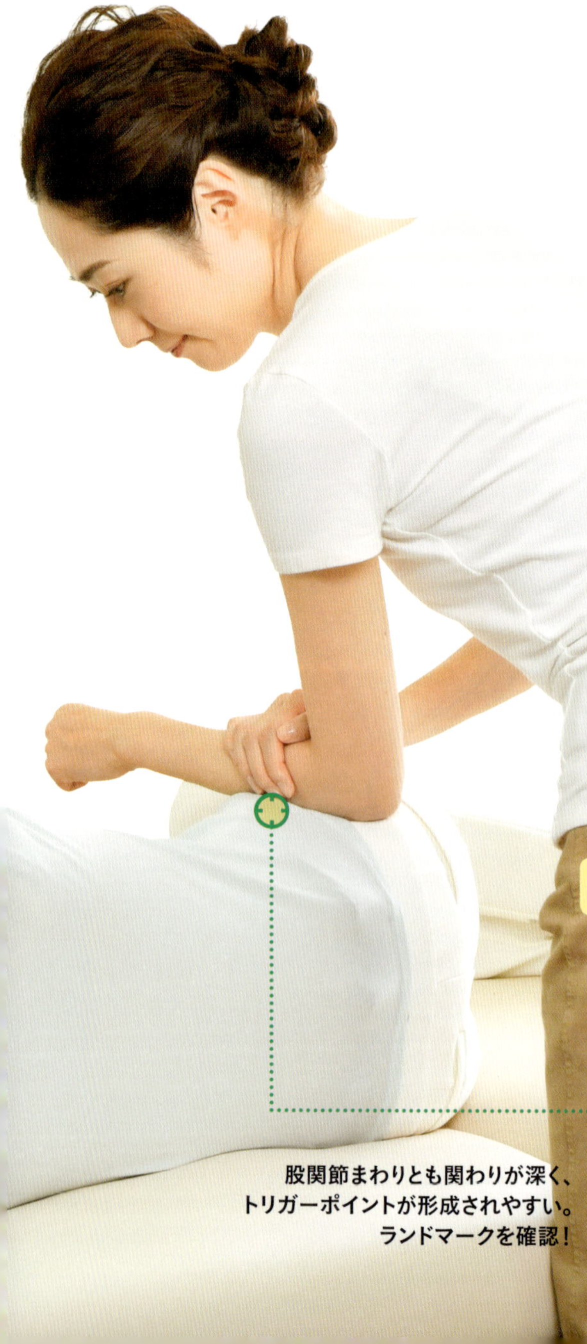

なぜココ?

姿勢や動きのバランスに影響

中・小殿筋は、大転子（骨盤横の出っ張り）、腸骨稜（骨盤の上辺）、ASIS(骨盤の前の出っ張り)、PSIS(骨盤の後ろの出っ張り）を結ぶ扇状エリアに位置します。歩行動作のアンバランスなどを要因として痛みが出やすく、骨盤のゆがみを生み腰痛を引き起こします。

ココがターゲット

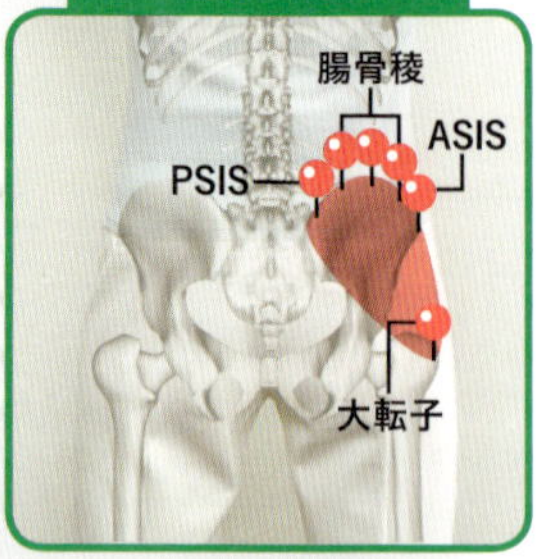

大転子・腸骨稜・ASIS・PSISを結ぶ扇状エリア

POINT スコープ

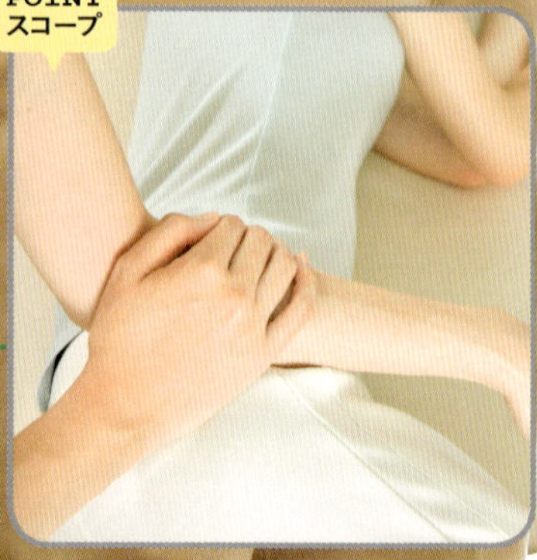

股関節まわりとも関わりが深く、トリガーポイントが形成されやすい。ランドマークを確認!

プロの技教えます!

施術のやり方

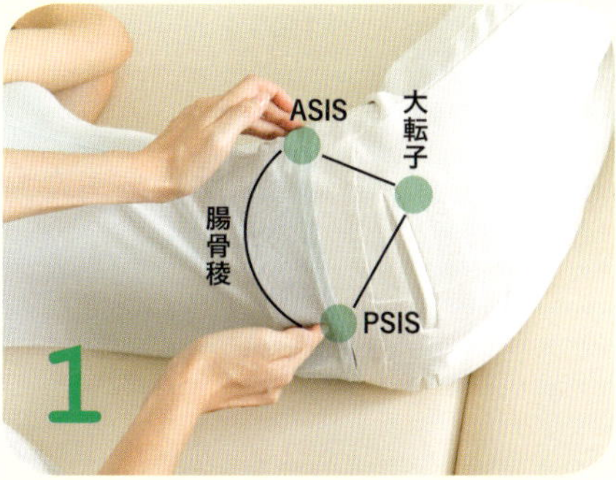

1

大転子・腸骨稜・ASIS・PSISの位置を確認する。

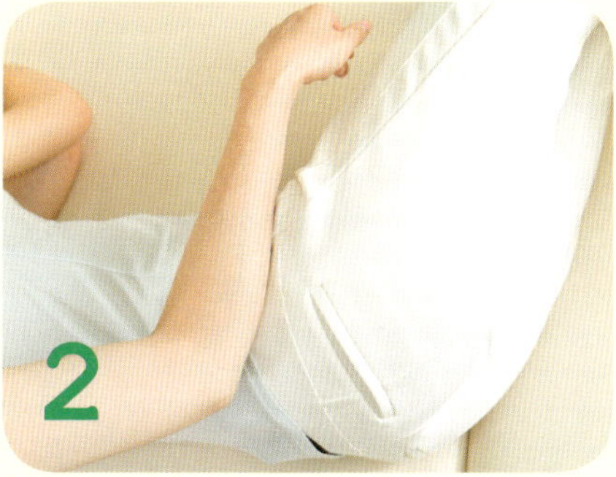

2

各ポイントを結ぶ扇状エリアに、前腕部を当てる。

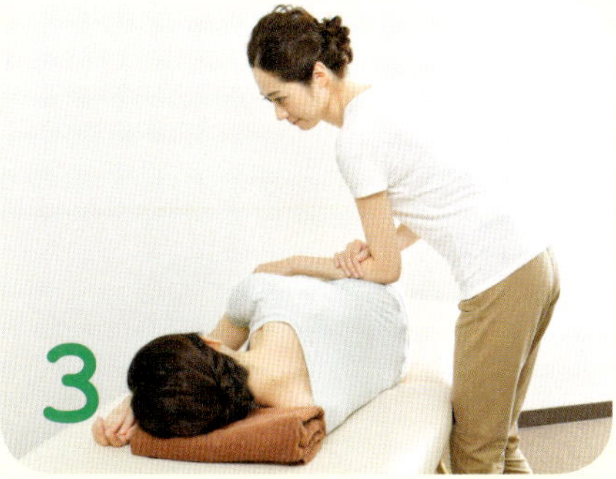

3

へそを相手に近づけるように、体重を5秒間かける。反対の手をそえると安定する。

手の形はコレ!

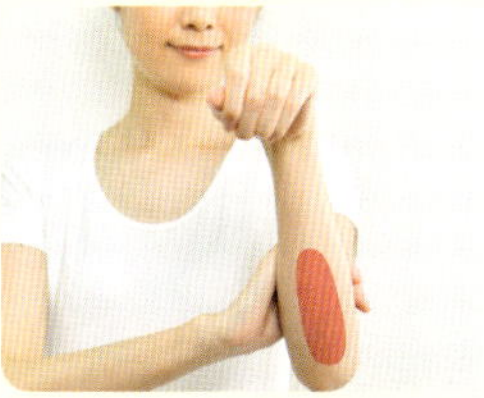

ひじを90度曲げ、前腕を当てる。
へそを近づけるイメージで
5秒間体重をかける!

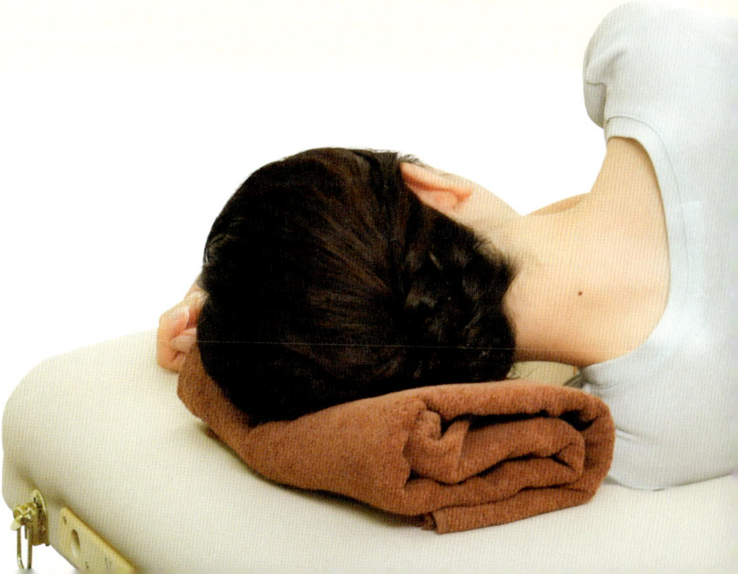

マッサージ

F もも裏を押す

パートナー 3

強さ LEVEL 2　手の形 手根　方法 押す（持続圧30秒）

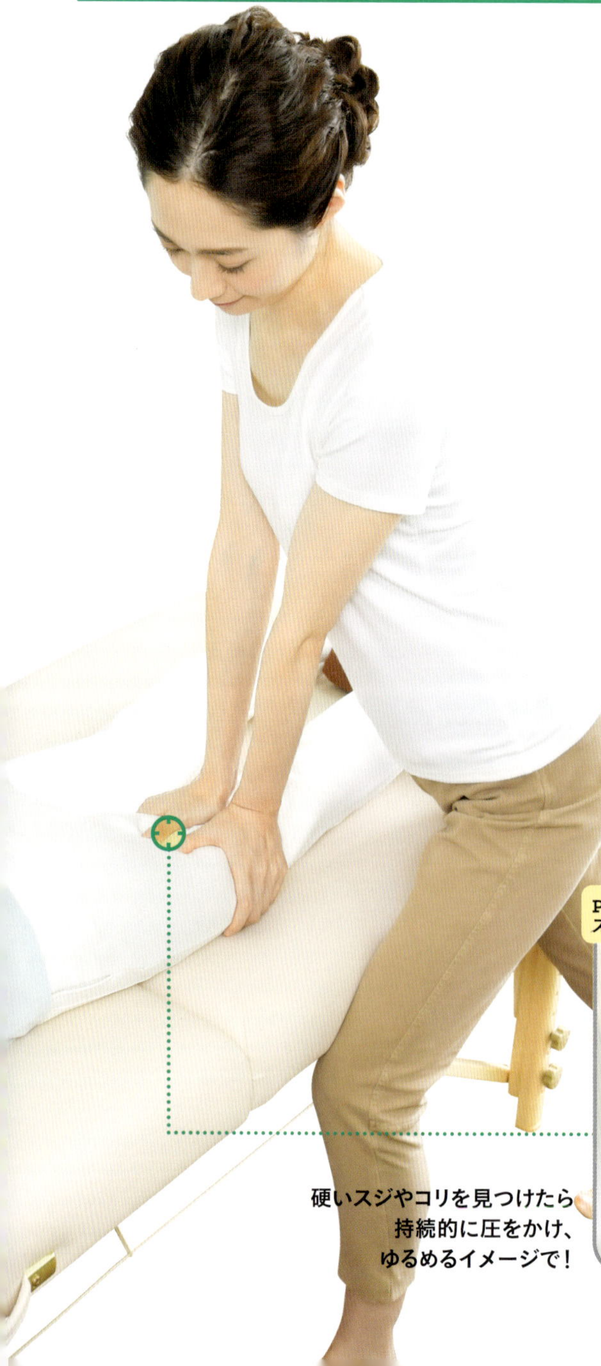

なぜココ？

骨盤のゆがみと関わりが深い

もも裏は、経絡と筋膜が腰につながり、下痢などの腸の問題に影響を受けやすい部位。緊張で硬くなると、お尻やふくらはぎなどを引っ張ることになり、骨盤のゆがみが生じることも。

ココがターゲット

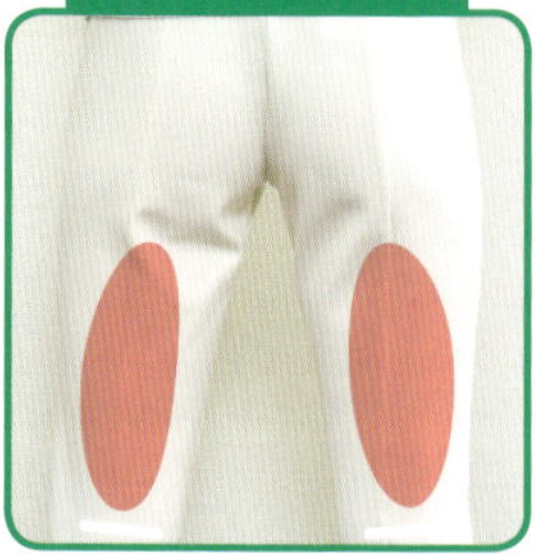

お尻のつけ根から
ひざ上まで！

POINT スコープ

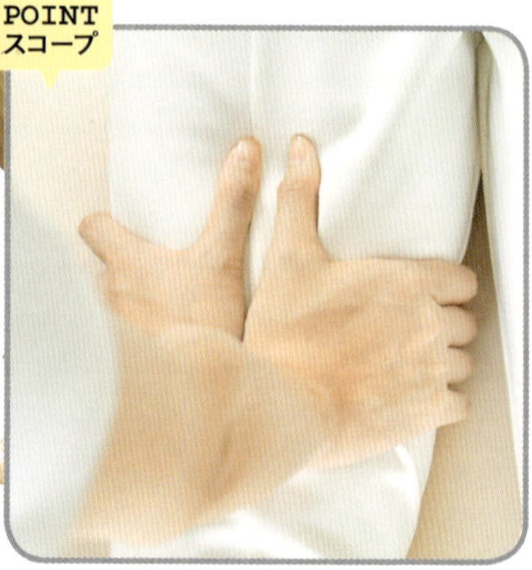

硬いスジやコリを見つけたら
持続的に圧をかけ、
ゆるめるイメージで！

プロの技教えます！ 施術のやり方

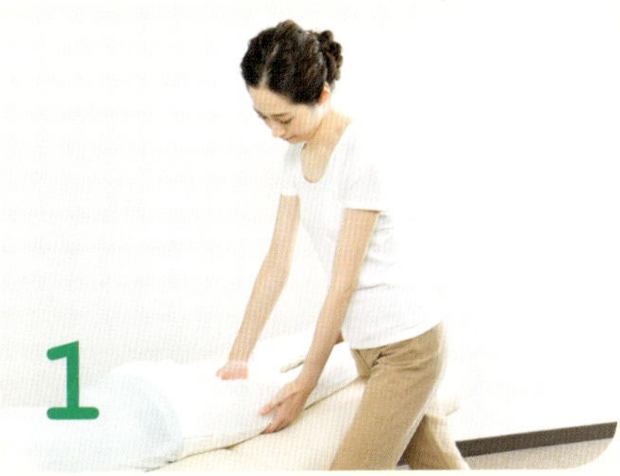

太ももの下に、４本指を差し入れる。

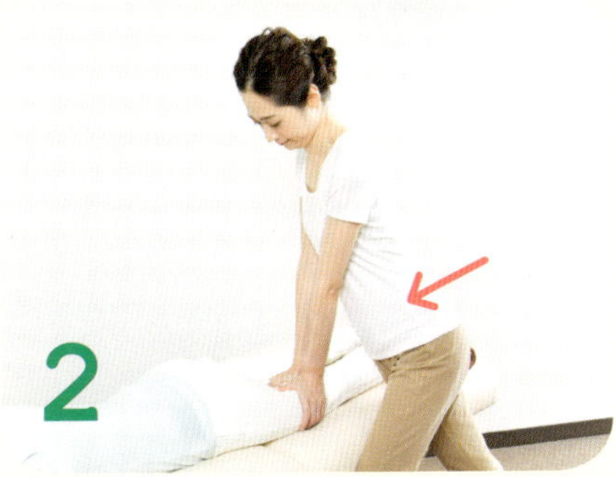

太ももを包み込むようにつかみ、手根で圧をかける。へそを近づけるイメージ。

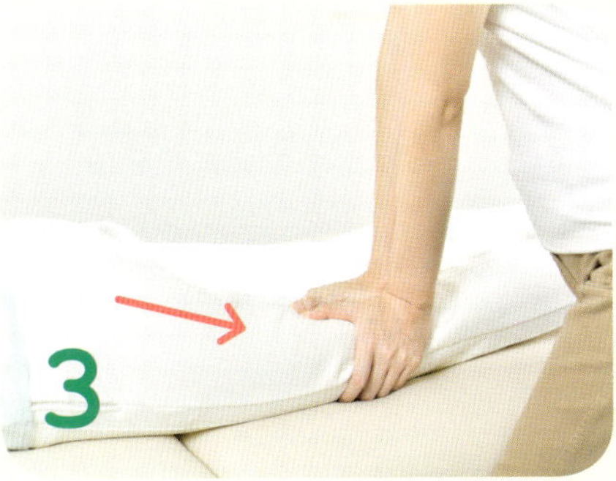

ポイントを少しずつずらし、全体に30秒ずつ圧をかける。

手の形はコレ！

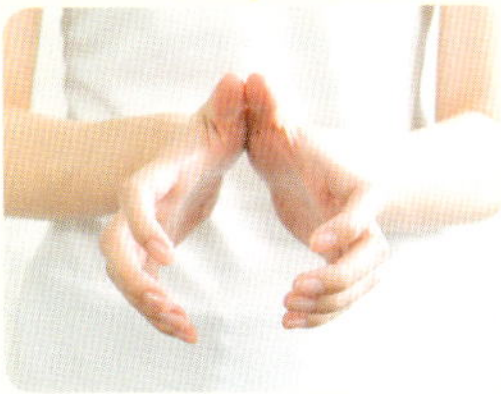

**親指を合わせ、
手根で30秒ほど
長めに圧をかける！**

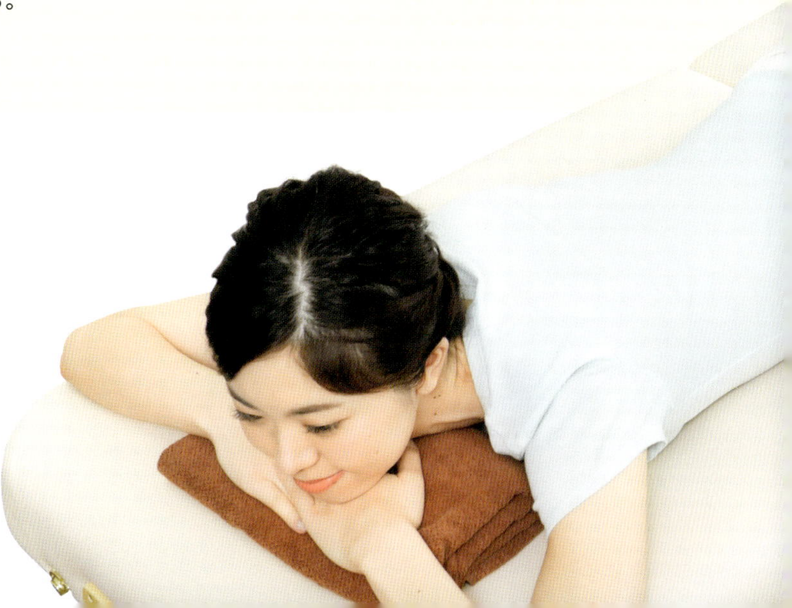

マッサージ

G ひざ裏を押す

パートナー 4

強さ LEVEL I　手の形 親指　方法 押す（持続圧30秒）

なぜココ？

老廃物がたまりやすい

ひざ裏には、リンパ節があり、老廃物がたまりやすい部位。腰痛に即効性が期待できる委中《いちゅう》というツボもあります。ここが緊張すると、ふくらはぎも、もも裏もゆるまず、ひざのねじれや腰痛を引き起こします。

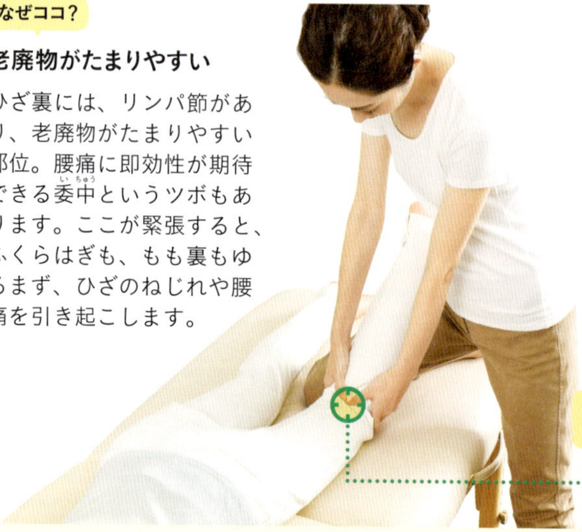

ココがターゲット

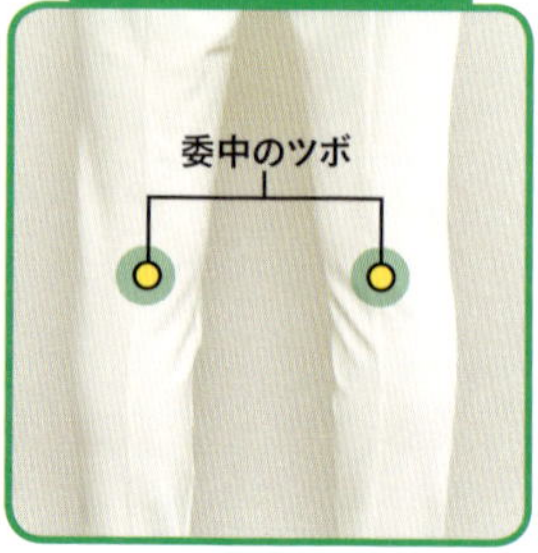

ひざ裏のコリコリを狙う

POINT スコープ

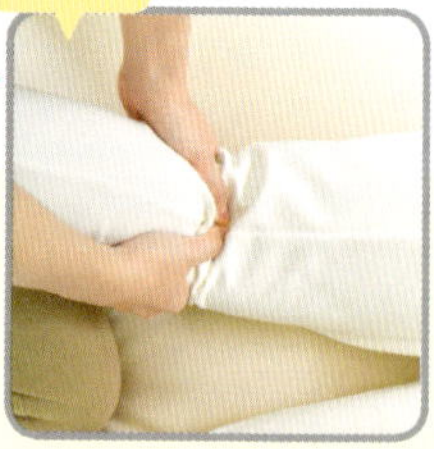

動脈、静脈、リンパ節、神経が密集するデリケートな場所。
強くやりすぎない！

手の形はコレ！

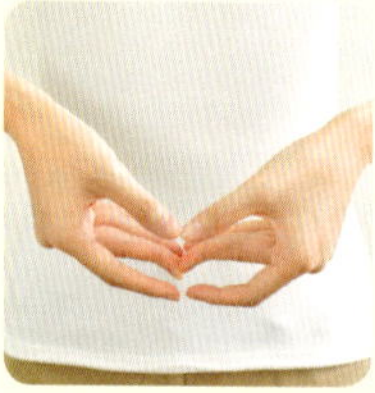

親指の先を合わせ、ひざ裏のコリコリに30秒ほど圧をかける

プロの技教えます！　施術のやり方

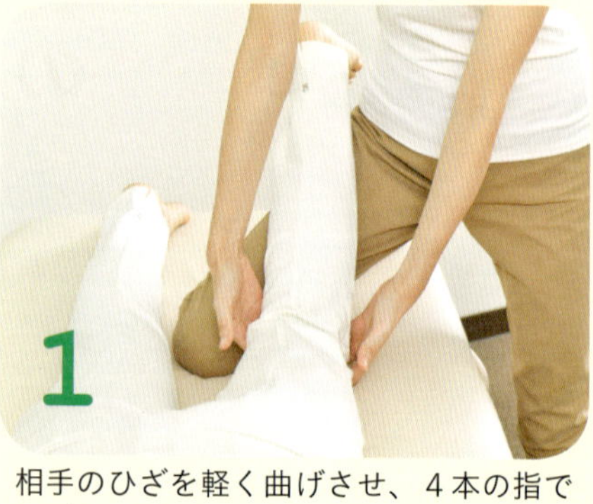

1

相手のひざを軽く曲げさせ、4本の指でひざを支える。

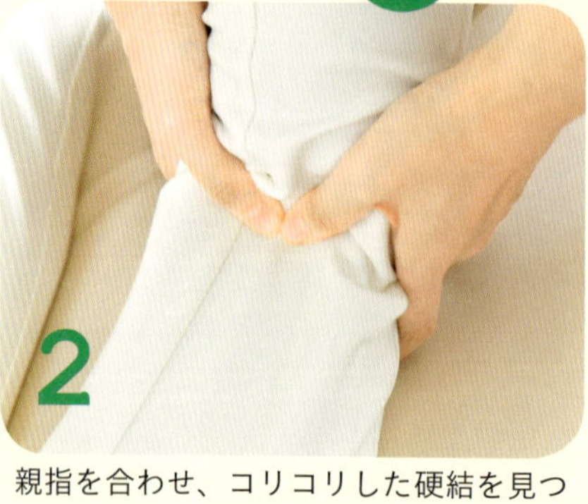

2

親指を合わせ、コリコリした硬結を見つけて30秒優しく圧をかける。

PART 3

マッサージの処方箋 その2

〜部位別の不調編〜

部位が特定できる不調にアプローチ

「ココが痛い!」と感じたら……原因を探りながら適切に対処しよう

本章では、「頭が痛い」「背中が痛い」といった、**痛みの部位が明確にわかっている不調の対処法**を紹介します。

背中が痛くて、なんとなく背中をもんでみたものの、一向に症状が改善しないことってよくありませんか? これは、PART0~1で説明したように、**患部そのものが痛みの原因であるとは限らない**ため。マッサージによって症状の改善を図るには、それが姿勢の問題なのか、ストレスによるものなのか、内臓の機能低下によるものなのか、原因を見極め、適切にアプローチしなければなりません。

実際に原因をつかむためには、**原因ごとのアプローチを複数試してみること**が先決です。アプローチの異なる施術を試し、**効果を感じるものがあれば、それがあなたにとっての適切なマッサージ**となります。

本章では、「頭の不調」「首~肩の不調」「体幹の不調」「お尻~足の不調」と部位ごとに痛みや不調を分類し、それぞれの原因とアプローチの方法をわかりやすく解説。まずは、さまざまな施術のアプローチを試してみましょう。

不調部位の分類

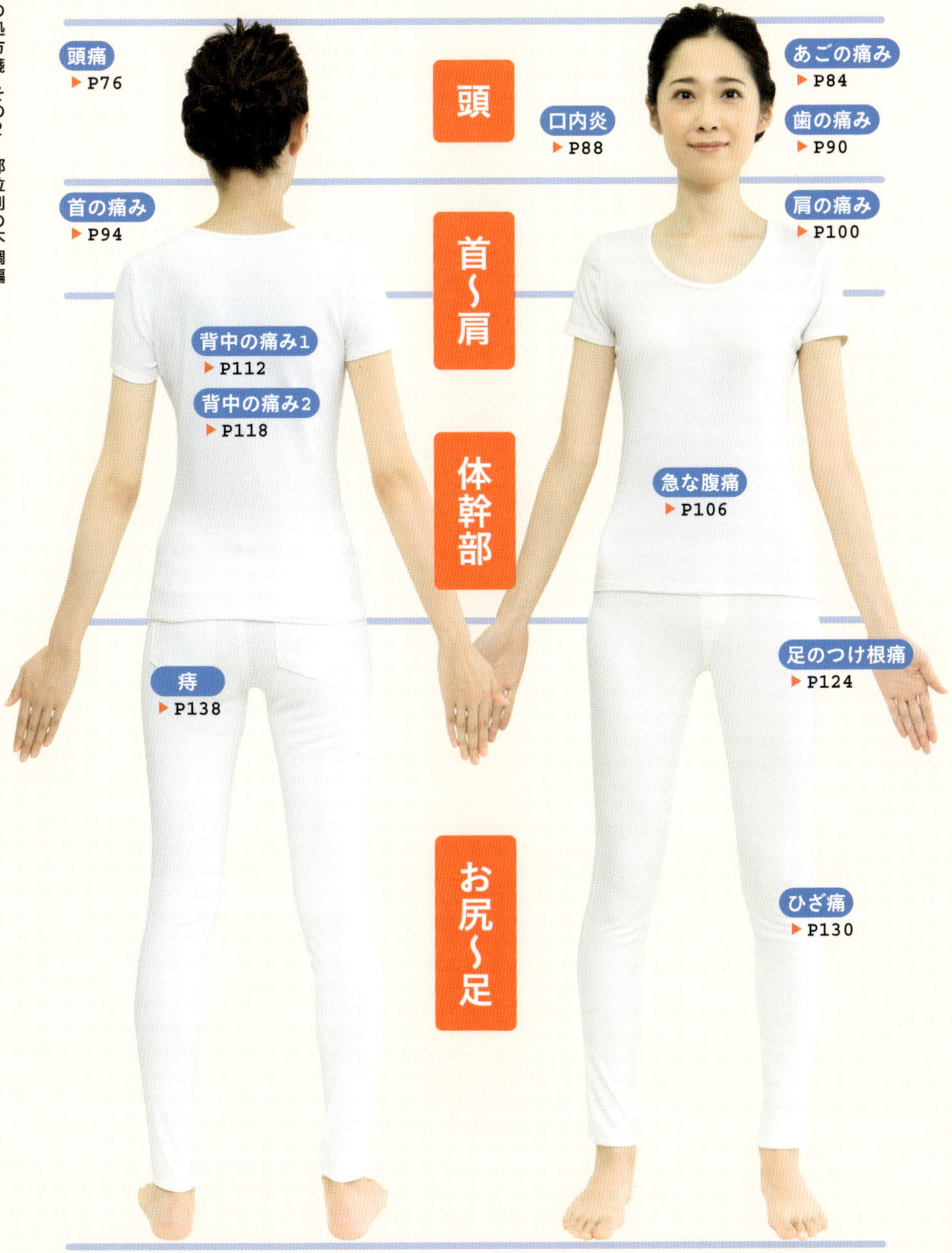
頭
首～肩
体幹部
お尻～足
頭痛
▶P76
首の痛み
▶P94
背中の痛み1
▶P112
背中の痛み2
▶P118
痔
▶P138
口内炎
▶P88
あごの痛み
▶P84
歯の痛み
▶P90
肩の痛み
▶P100
急な腹痛
▶P106
足のつけ根痛
▶P124
ひざ痛
▶P130

頭痛の原因とマッサージ

どこをもむ？

原因

- 首や肩のコリ
- 姿勢の乱れ
- メンタル・ストレス
- 眼精疲労
- 内臓疲労
- ホルモンバランスの乱れ
- トリガーポイント（硬い結節状のコリ）

※マッサージで効果が期待できるのは、慢性的な頭痛のうち、筋肉の緊張に起因するものです。
片頭痛の場合、マッサージで悪化するケースもあるので注意してください。
※頭痛には脳の問題など、医師の診断が必要なケースもあります。

A 首すじ（胸《きょう》鎖《さ》乳《にゅう》突《とつ》筋《きん》）をつまむ

頭の前方位やストレートネック、ストレスによる浅い呼吸、胃腸の不調などがあると、首前の胸鎖乳突筋が緊張。**長引くと、トリガーポイント（P16）を形成し、頭痛が起こる。首前の緊張緩和で改善を。**

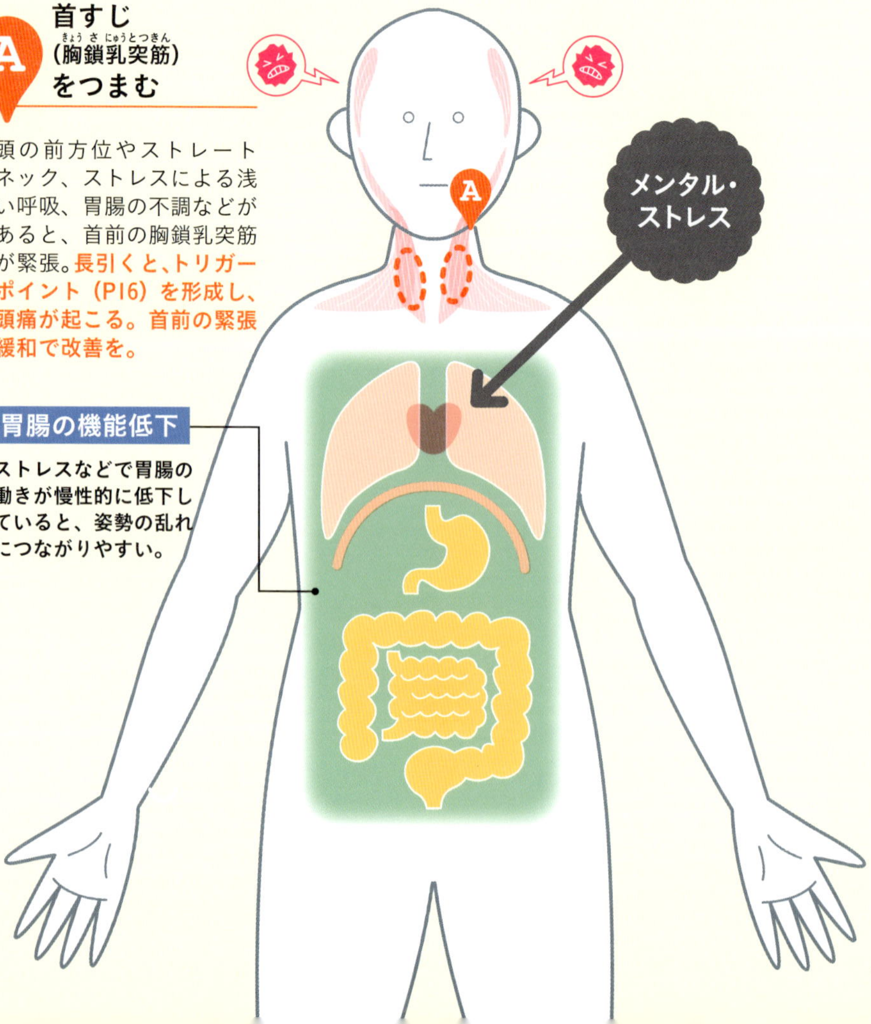

胃腸の機能低下

ストレスなどで胃腸の働きが慢性的に低下していると、姿勢の乱れにつながりやすい。

B 肩（僧帽筋《そうぼうきん》）をもむ

僧帽筋の上部は、トリガーポイントを形成しやすく、こめかみなどへ痛みを放散。**ここに持続圧をかけると、症状の緩和が期待できる。**

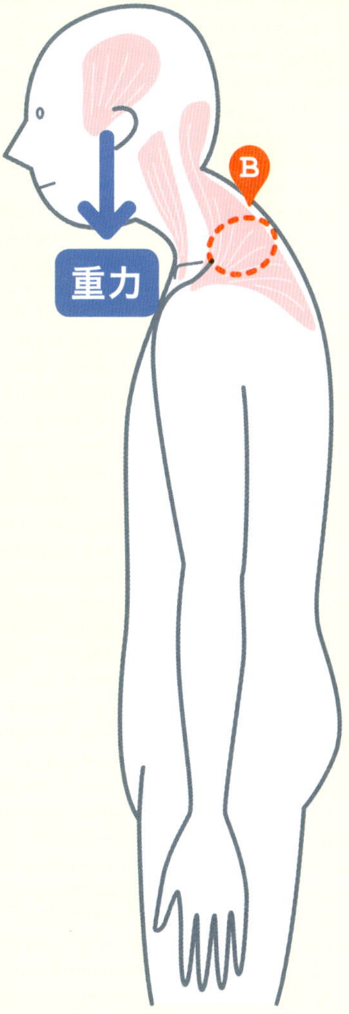

C ぼんのくぼの上をもむ

後頭部の奥には頭と首をつなぐ後頭下筋群などがあり、眼精疲労が表れやすい。**周辺筋肉の緊張をほぐすと同時に頭の位置を改善することで痛みを和らげる効果が。**

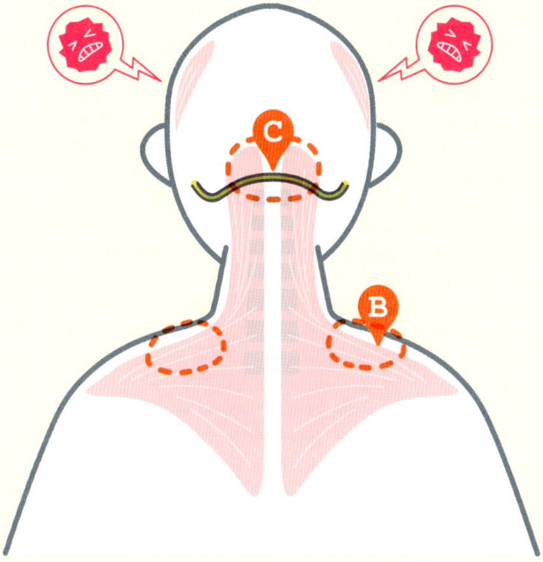

マッサージ A

首すじ(胸《きょう》鎖《さ》乳《にゅう》突《とつ》筋《きん》)をつまむ

セルフ 1

強さ LEVEL 2　手の形 2本指　方法 つまむ(間欠圧・左右各3秒)

なぜココ?

緊張状態が続くと、前頭部に痛み

不良姿勢による頭の前傾や、ストレスによる胃腸の不調、浅い呼吸などの緊張状態が長引くと、首前の胸鎖乳突筋にトリガーポイントを形成。こめかみや目のまわり、前頭部に痛みを引き起こします。

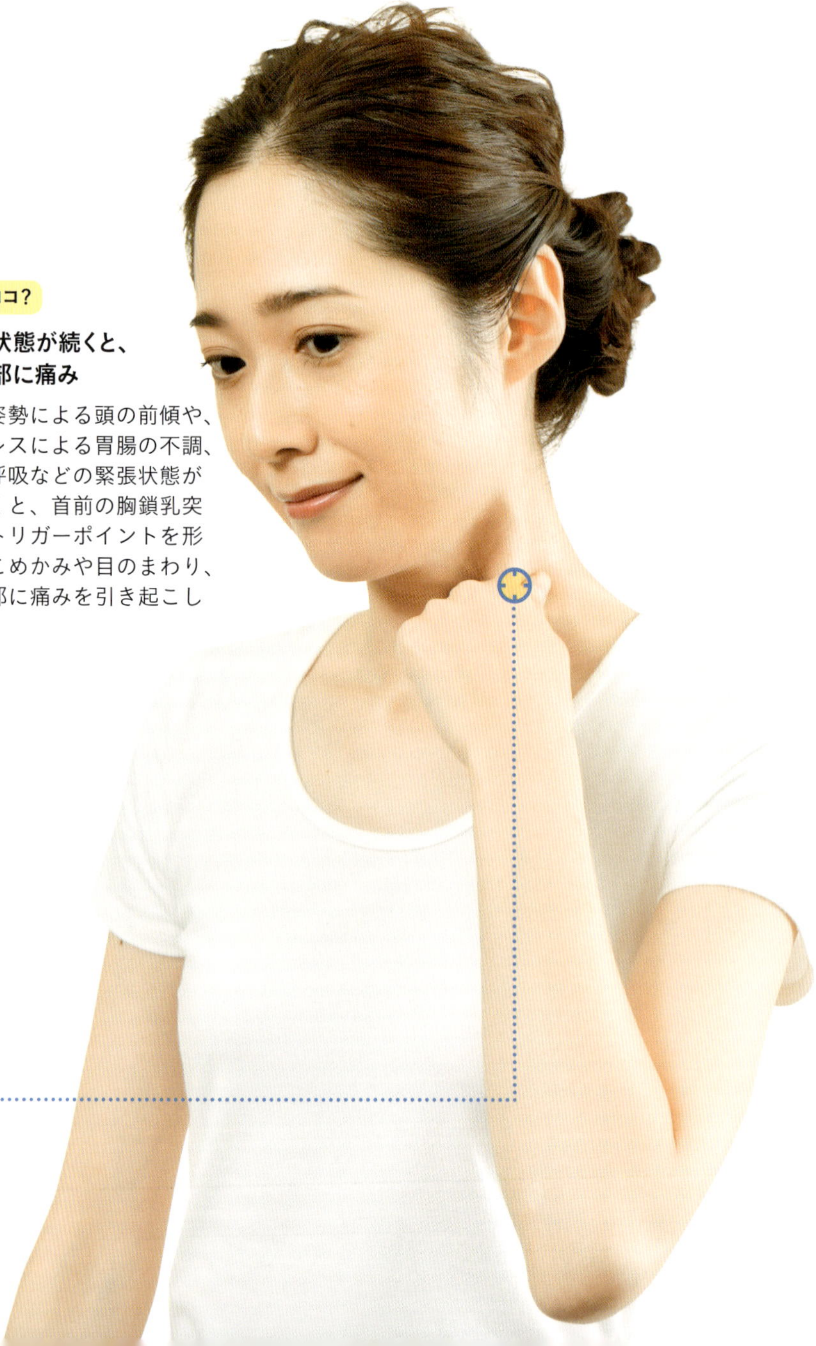

プロの技教えます!

施術のやり方

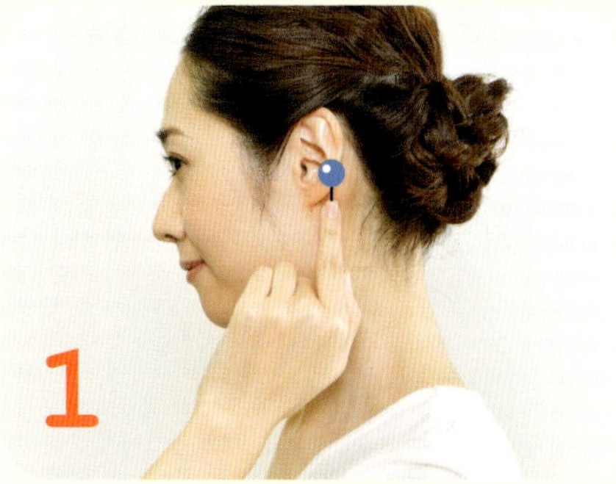

耳の後ろの骨の出っ張りを探す。そこからまっすぐ下がると胸鎖乳突筋。

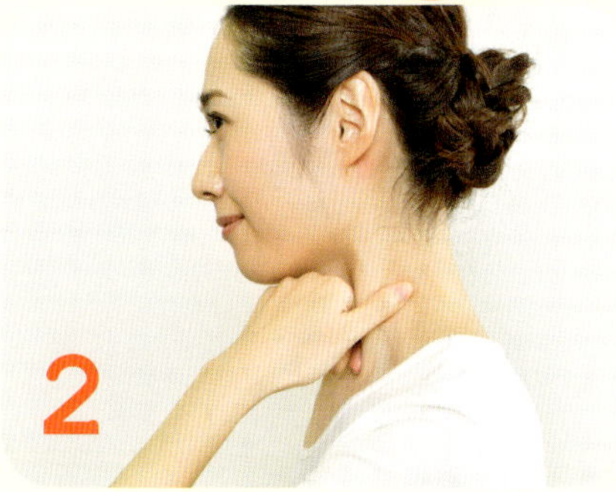

皮フではなく、すじをつまむイメージ。そのまま３秒ずつ間欠圧をかける。

手の形はコレ！

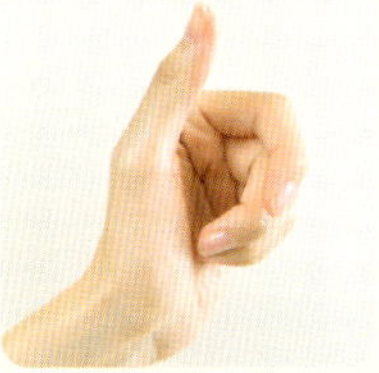

親指と人差し指の側面を使ってしっかりつまむ！

ココがターゲット

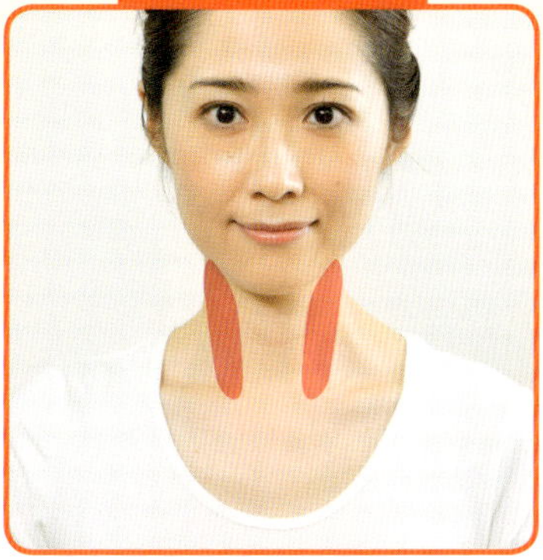

首前の左右にある太いすじをつまむ

! 奥には血管や神経があるため……ゴリゴリもまない。左右同時にやらない。

POINT スコープ

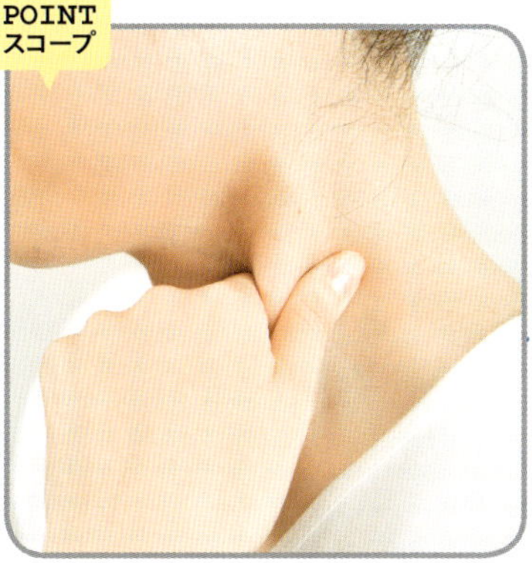

３秒ほどつまんではなすを２～３回繰り返すと、緊張がゆるみやすい！

マッサージ

B 肩（僧帽筋《そうぼうきん》）をもむ

パートナー 1

強さ LEVEL3　手の形 テコ　方法 もむ（持続圧5〜10秒）

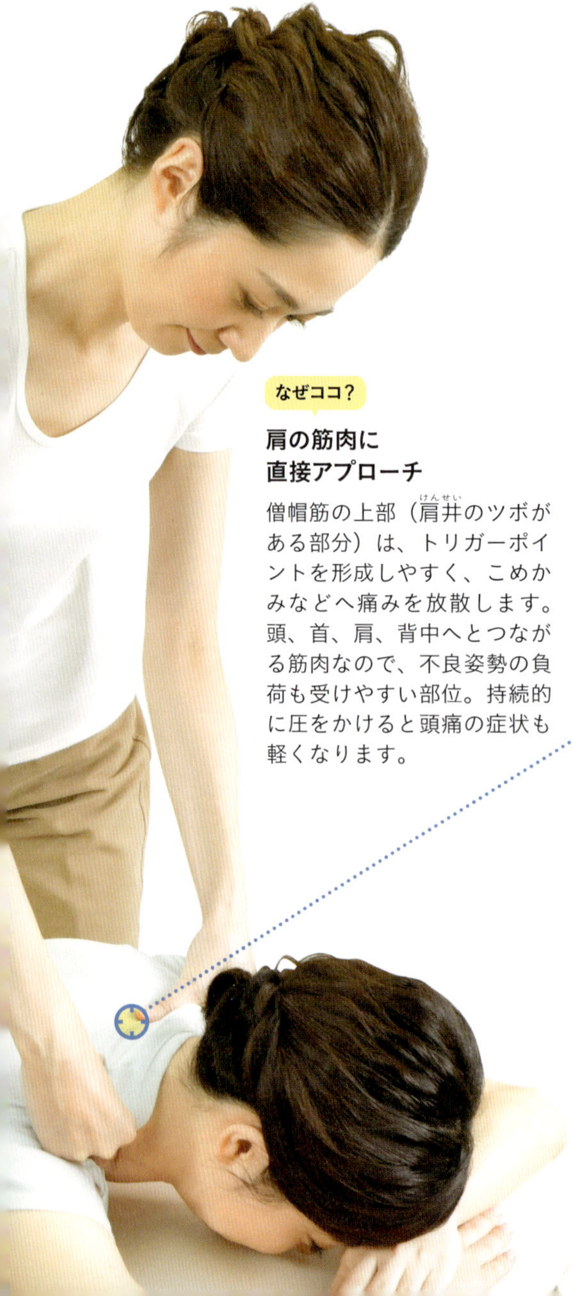

ココがターゲット

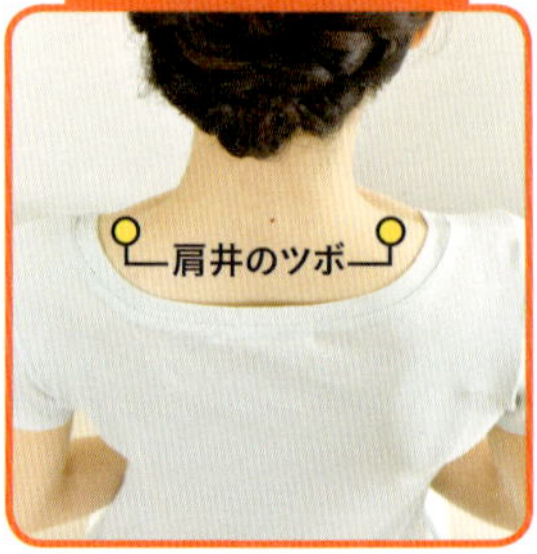

肩の筋肉の
盛り上がりを狙う

なぜココ？

肩の筋肉に
直接アプローチ

僧帽筋の上部（肩井《けんせい》のツボがある部分）は、トリガーポイントを形成しやすく、こめかみなどへ痛みを放散します。頭、首、肩、背中へとつながる筋肉なので、不良姿勢の負荷も受けやすい部位。持続的に圧をかけると頭痛の症状も軽くなります。

POINT
スコープ

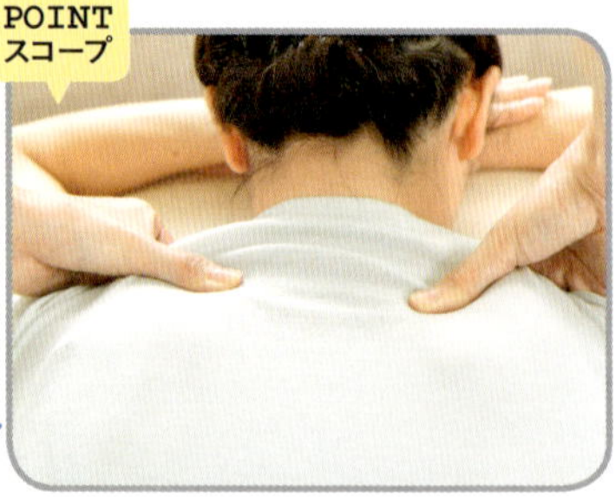

筋肉を頭側へ
押し上げるイメージで
30秒ほどつまみ上げて圧をかける！
このとき、筋肉の中に
硬結を見つけたら
そこを中心に圧をかける

プロの技教えます!

施術のやり方

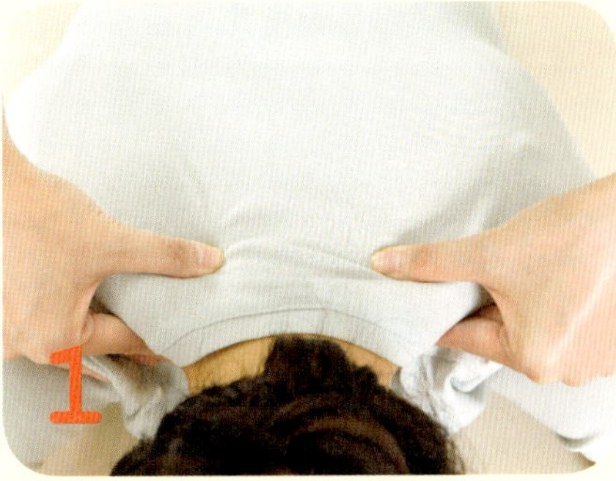

親指をポイントに当て、肩の筋肉の盛り上がりをつまむ。

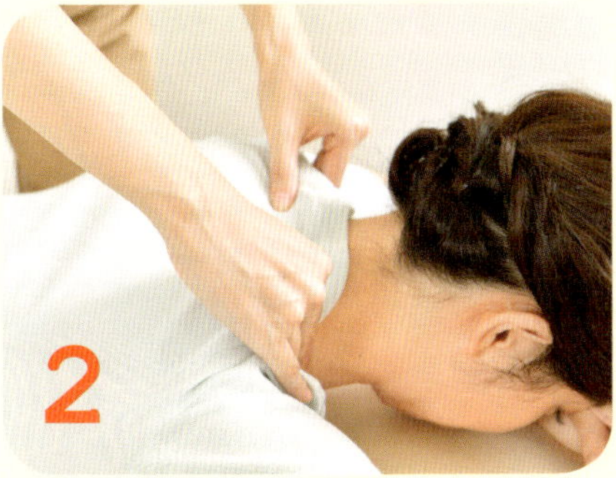

親指を中心に圧をかける。

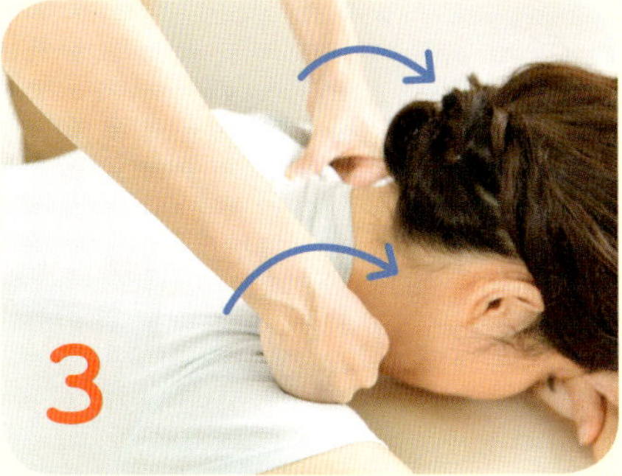

そのまま頭側に手首を返し、5〜10秒ほど圧をかける。

手の形はコレ!

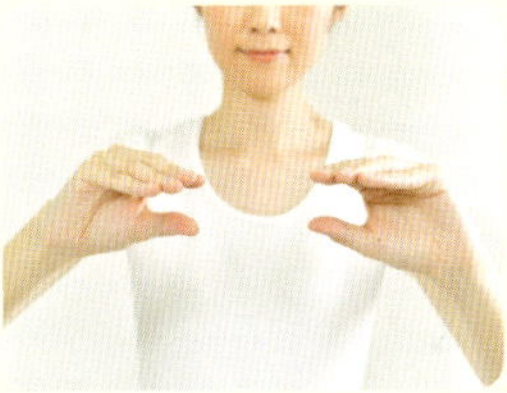

筋肉をつまみ、手首を頭側に返してテコを利用する!

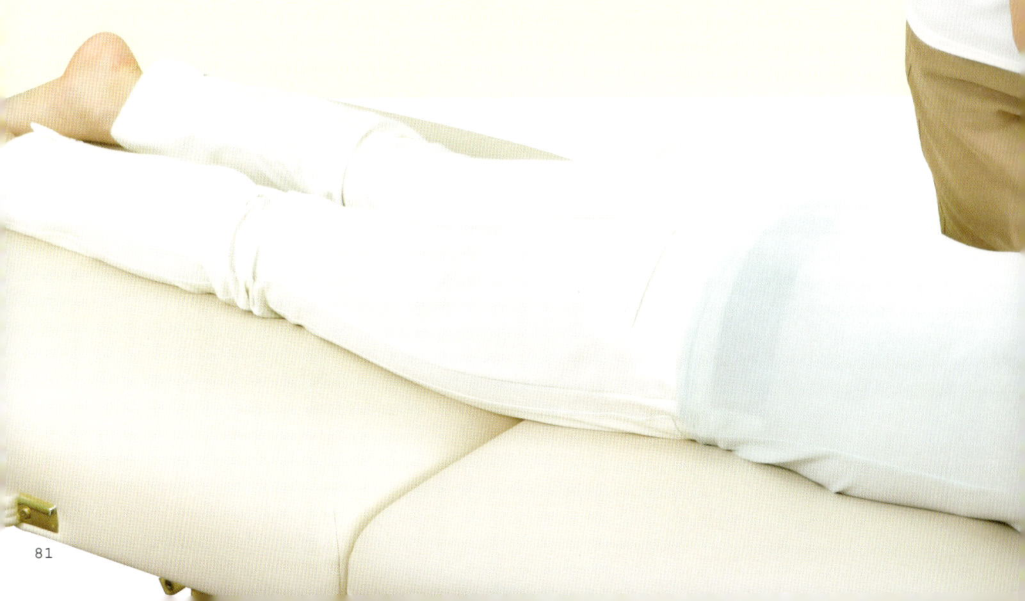

マッサージ C ぼんのくぼの上をもむ

パートナー 2

強さ LEVEL I　手の形 5本指　方法 もむ(サークル状)

なぜココ?

主に後頭部の頭痛を軽減

後頭部の骨の突起（外後頭隆起）から外に上項線というラインがあり、そのやや下の部位には、後頭下筋群や（大・小）後頭神経などが集まっています。この周辺をゆるめると、肩や首のコリを原因とする後頭部の頭痛を和らげ、リラックス効果を促進します。

ココがターゲット

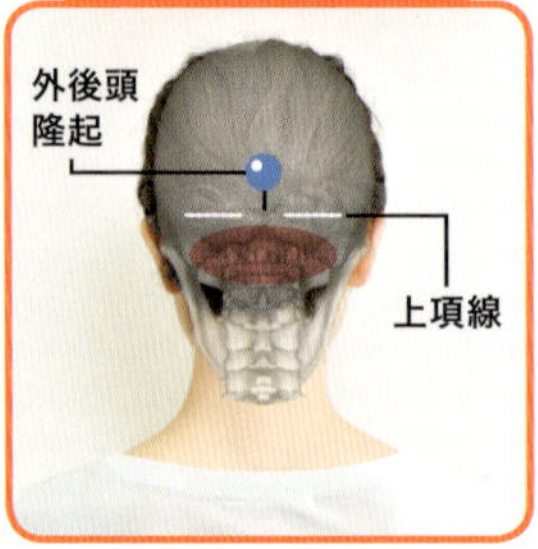

後頭部の突起の
外側ラインを指標に

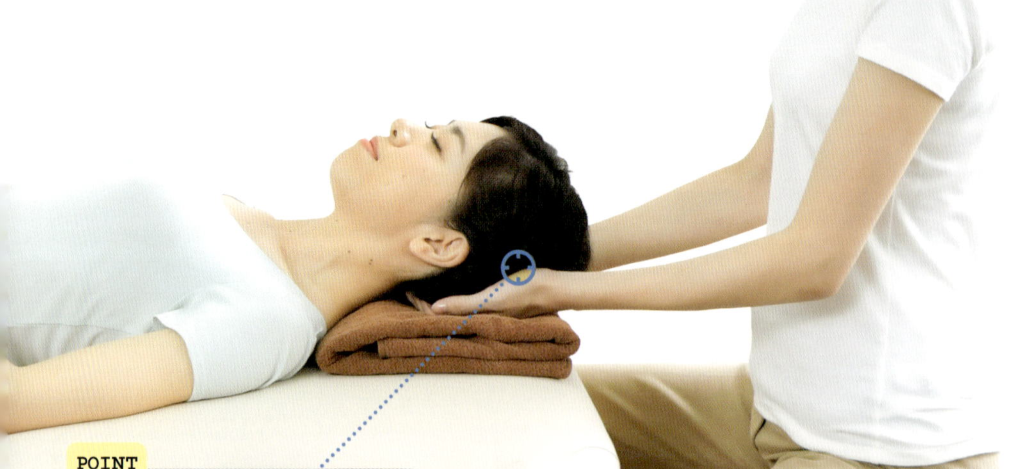

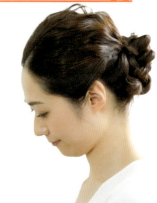

POINT
スコープ

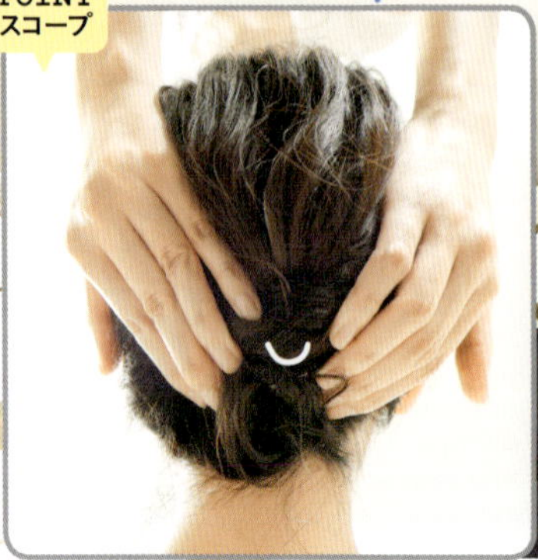

後頭部の突起(外後頭隆起)を見つけ、そのやや下の外側に4本指を当てて動かす

プロの技教えます!

施術のやり方

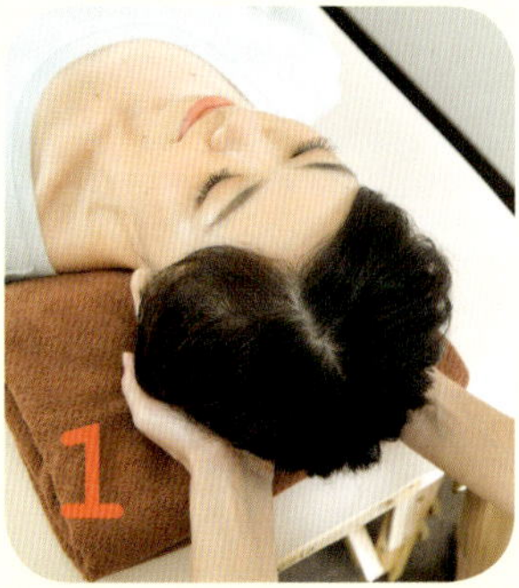

頭の下に両手を差し入れ、後頭部の突起を見つける。

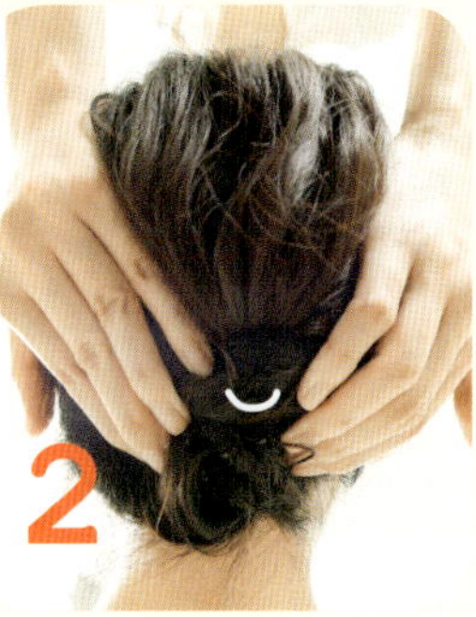

突起の外側に４本指を当て、指先で頭を支える。

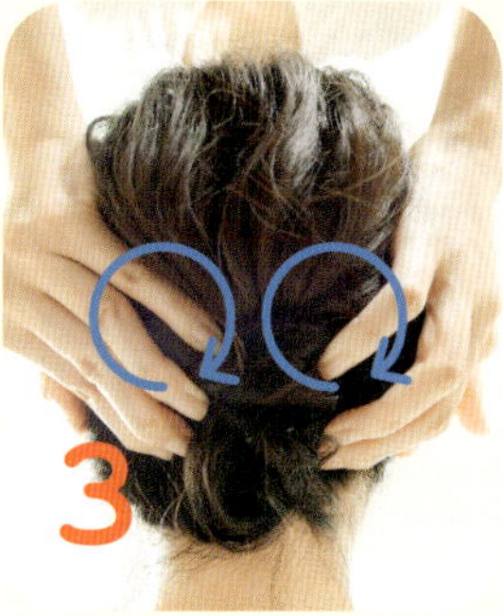

指先をサークル状に動かす（頭の重さが圧になる）。

手の形はコレ！

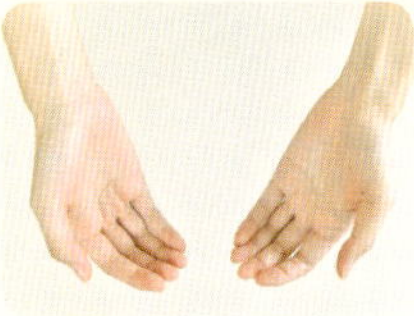

手のひらで頭を支え、４本指で軽く持ち上げながらサークル状に動かす

プロの技教えます!

こんなやり方も有効！

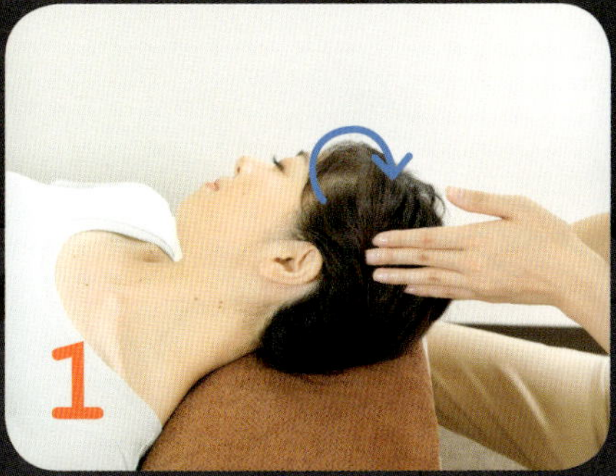

相手の頭を軽く横に向ける。

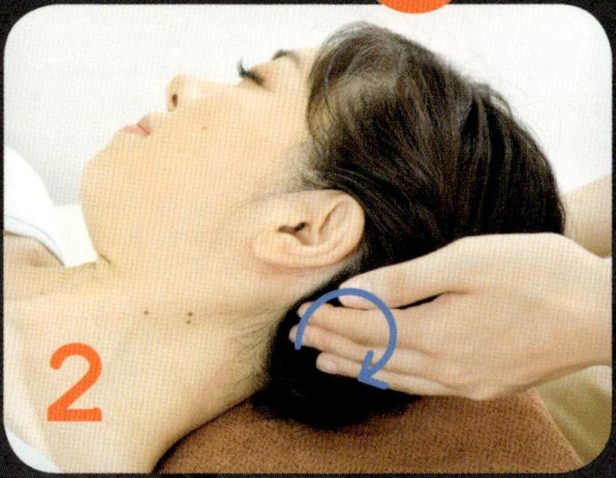

４本指をターゲットに当て、サークル状に動かす。

頭の不調

あごの痛みの原因とマッサージ

どこをもむ？

原因

- メンタル・ストレス
- 姿勢の乱れ
- 噛み合わせや歯ぎしり
- 頑固な肩こり
- 咬筋・側頭筋といったそしゃく筋の緊張（あごの動きのバランス乱れ）

※顎関節の関節円板などに問題があるケースもあります。口を開けられない、音がするといった症状のある方は、医師に相談しましょう。

A こめかみ・側頭筋《そくとうきん》を押す

就寝中の歯ぎしりなど、噛み合わせの問題もあごの痛みに影響。**側頭筋はそしゃく筋のひとつであるため、緊張をほぐすと痛みが緩和する。**

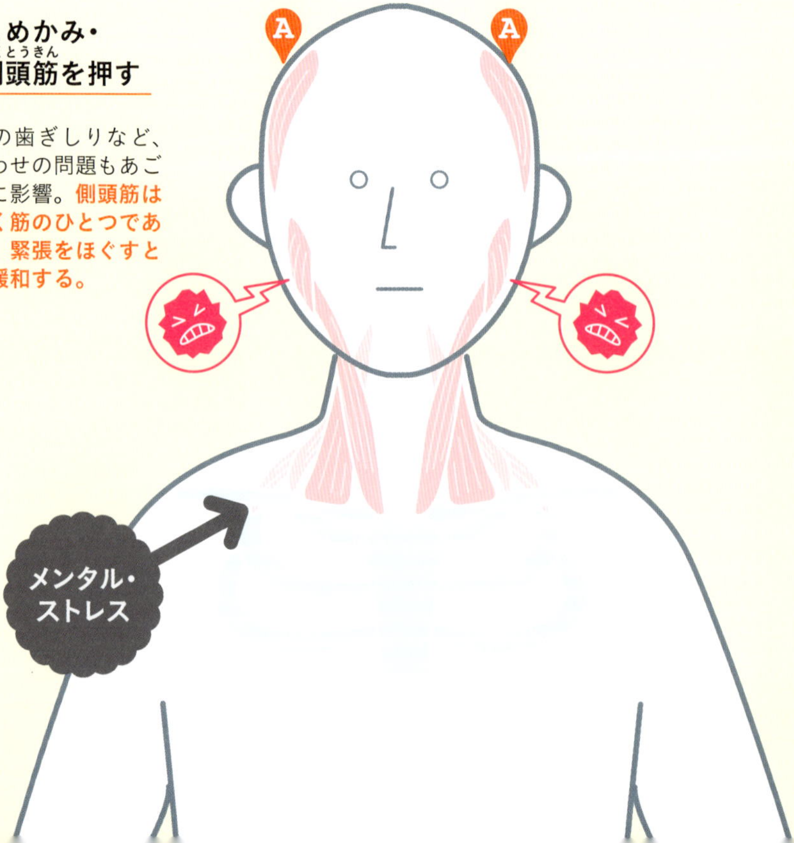

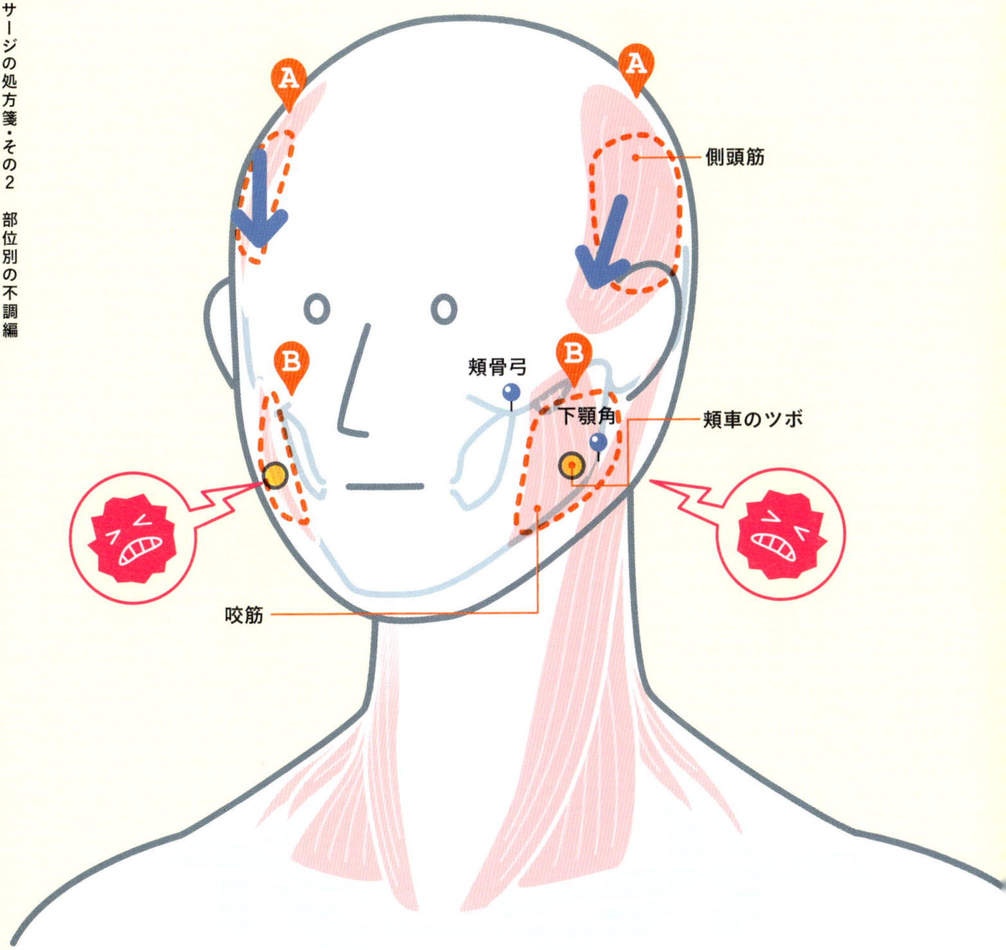

B あご付近(下《が》顎《がく》角《かく》咬《こう》筋《きん》・頬《きょう》車《しゃ》)を押す

頬骨弓と下顎に付着する咬筋。噛み合わせに左右差が表れやすく、この部位の緊張をほぐすことが痛みの軽減につながります。下顎角には「頬車」のツボがあり、顎関節症などの症状を和らげる効果も期待できます。

マッサージ

A こめかみ・側頭筋《そくとうきん》を押す

セルフ 1

強さ LEVEL 2　手の形 手根　方法 押す（サークル状）

なぜココ？

噛み合わせもあごの痛みに影響

ストレスで就寝中に歯ぎしりを起こしたり、噛み合わせが悪かったりすることも、あごの痛みの原因に。こめかみ周辺には、そしゃく筋である側頭筋があり、この筋肉をほぐすと痛みが軽減します。

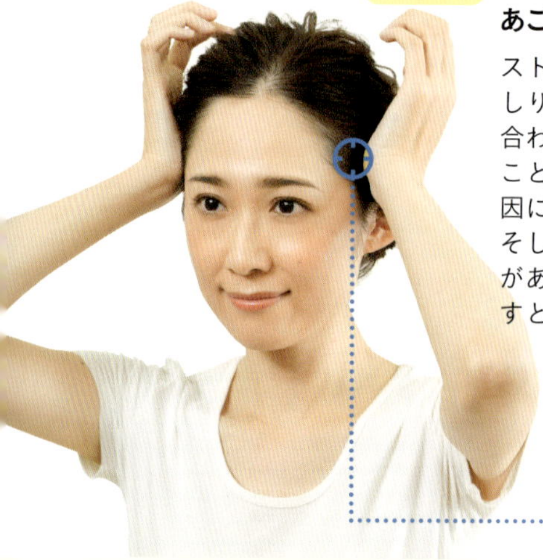

ココがターゲット

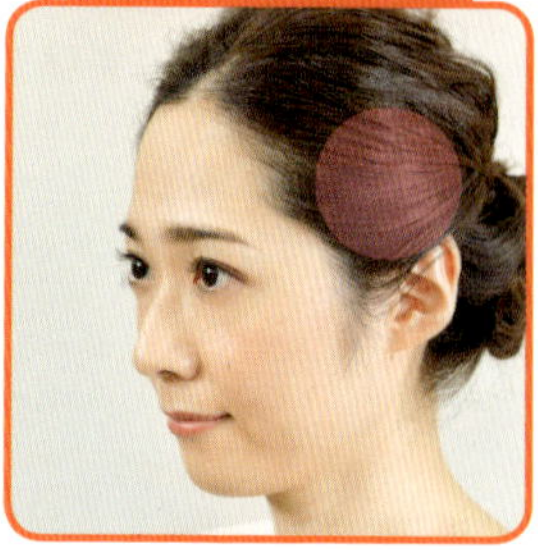

こめかみから側頭部を狙う

POINTスコープ

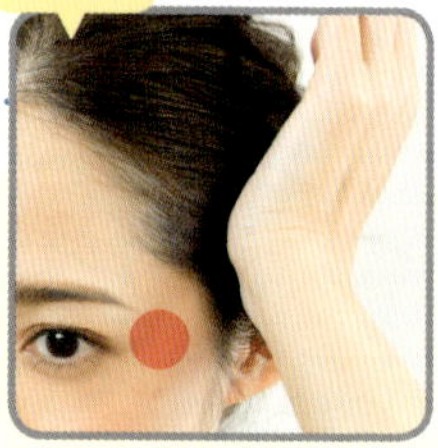

眉毛の外、目じりを斜め後ろで結んだへこみも眼精疲労や頭痛に効果！

手の形はコレ！

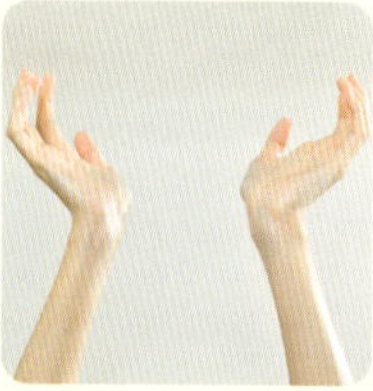

手根を押し当てながらサークル状にゆっくりまわす！

プロの技教えます！

施術のやり方

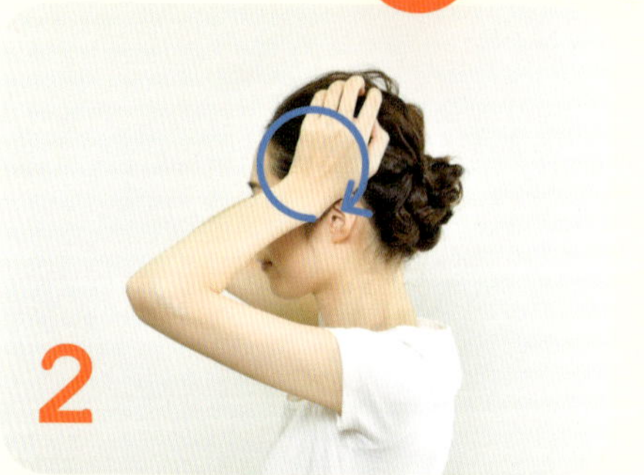

手根をサークル状にまわし、少しずつポイントをずらして全体をほぐす。

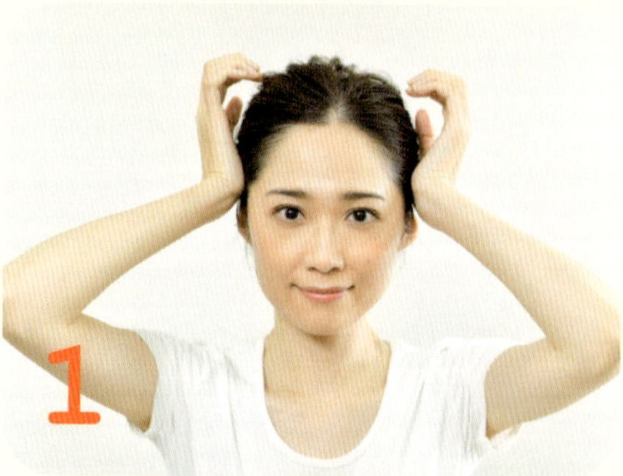

こめかみ後ろの側頭部からこめかみ周辺がターゲット。

マッサージ B あご付近（下顎角咬筋《かがくかくこうきん》・頬車《きょうしゃ》）を押す

パートナー 1

強さ LEVEL I　手の形 3本指　方法 押す（サークル状）

なぜココ？

そしゃく筋の左右差を軽減

噛み合わせのクセなどで、左右差が生じやすい咬筋。この部位をほぐすことで、筋肉のバランスを整え、緊張を緩和します。また、下あごのエラ部分には「頬車《きょうしゃ》」のツボがあり、顎関節症などの痛みを和らげます。歯の痛みや顔のゆがみにも効果あり。

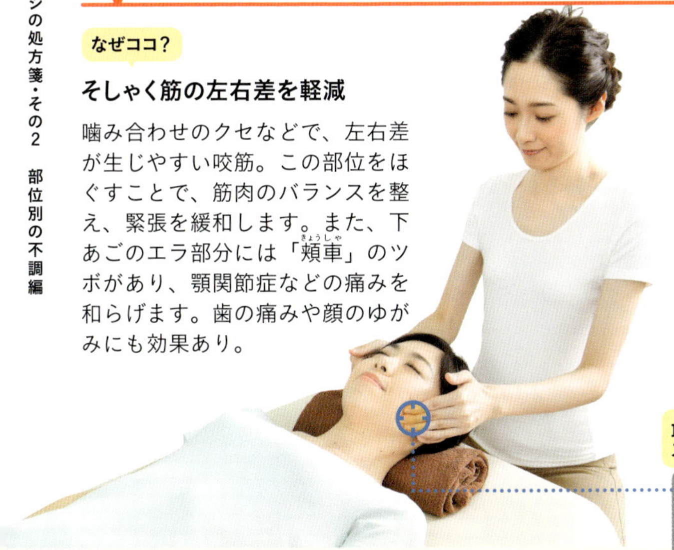

ココがターゲット

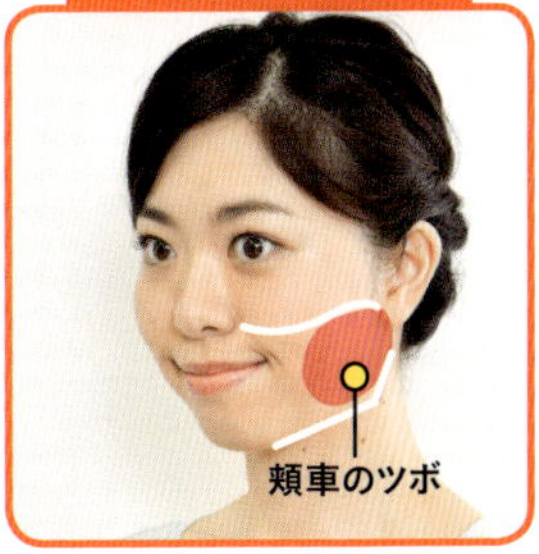

頬骨の下からエラにかけて

POINT スコープ

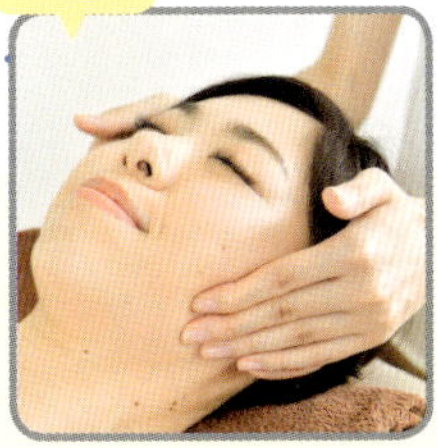

ポイントを少しずつずらしながら
エリア全体をほぐす

手の形はコレ！

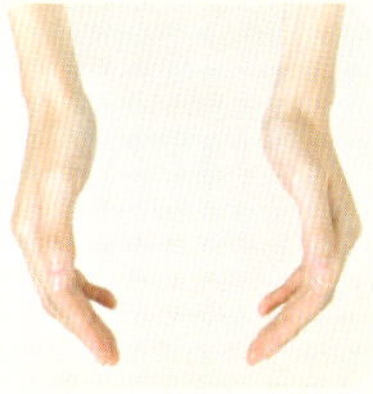

3本指で
圧をかけながら、
サークル状に動かす！

プロの技教えます！　施術のやり方

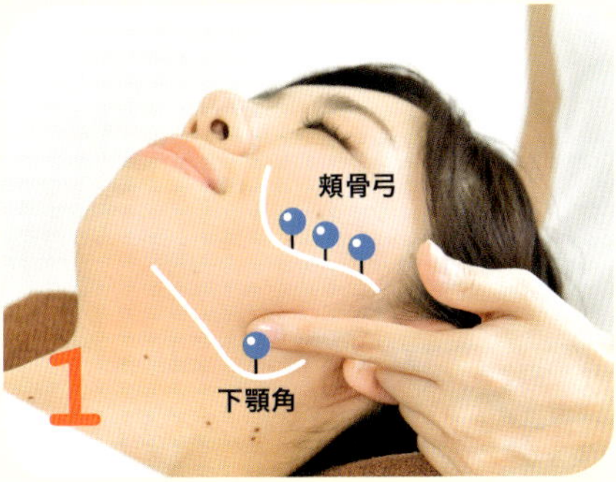

下あごの角から少し前にある（噛むと盛り上がるところ）頬車の位置を確認する。

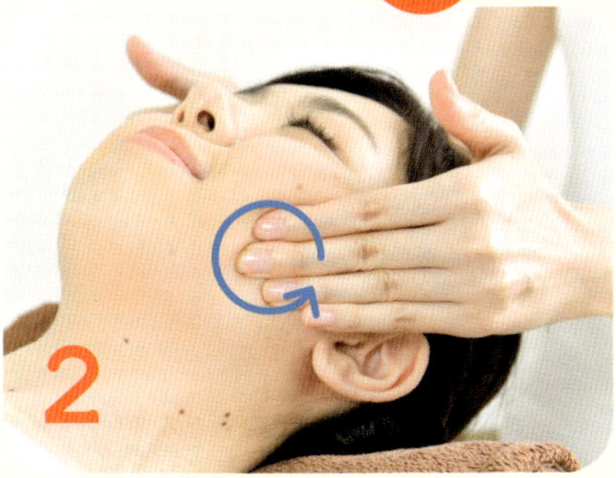

頬骨弓から下、頬車にかけて3本指をサークル状に動かす。

頭の不調

口内炎の原因とマッサージ

どこをもむ？

原因

- 免疫力の低下
- 栄養不良
- 食生活の乱れ
- 心身の疲労
- 胃腸の機能低下
- だ液分泌の低下

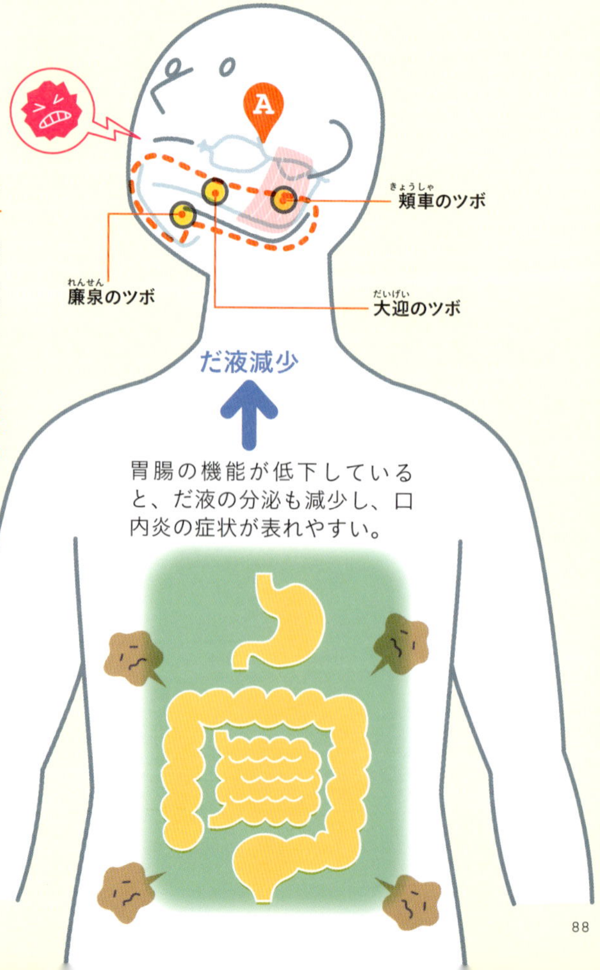

A
頬車《きょうしゃ》のツボ
廉泉《れんせん》のツボ
大迎《だいげい》のツボ
だ液減少
胃腸の機能が低下していると、だ液の分泌も減少し、口内炎の症状が表れやすい。

A あご下ラインをつまむ

少しでも早く改善するには、だ液の分泌を高めるのが効果的。あごの下にある廉泉というツボを中心に、左右外側までほぐす。**あごの下には顎下腺というだ液腺があるので、だ液分泌を促すことができる。また「大《だい》迎《げい》」や「頬車《きょうしゃ》」といった胃経のツボも胃腸の働きに◎。**

マッサージ A

あご下ラインをつまむ

セルフ&パートナー 1

強さ LEVEL I　手の形 2本指　方法 つまむ(スライド)

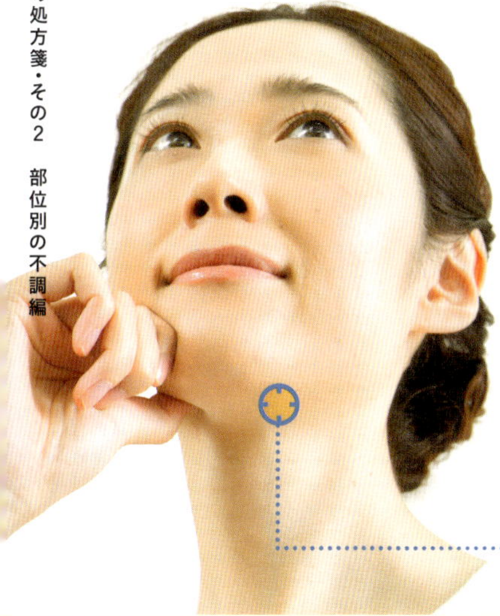

なぜココ?

だ液の分泌で症状を軽減

だ液は殺菌効果にすぐれ、粘膜を保護する働きがあります。口内炎の症状を和らげるために、あご下のだ液腺周辺や「廉泉《れんせん》」というだ液分泌をうながすツボを刺激するのが有効です。

ココがターゲット

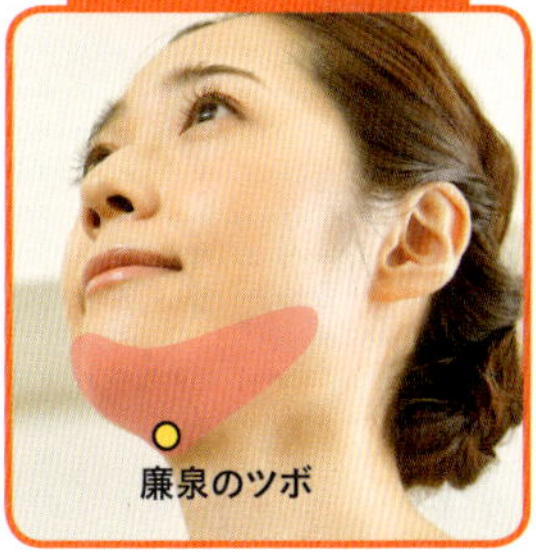

あご下のラインを狙う

POINT スコープ

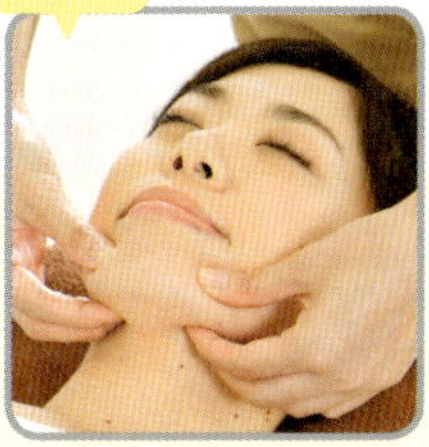

パートナーの場合、頭側に立ってあご下をつまむ!

手の形はコレ!

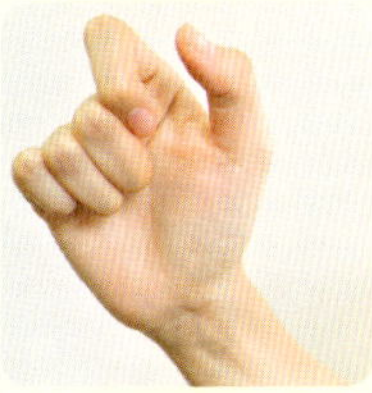

親指の先と人差し指の横面でつまみ、ライン上をスライド!

プロの技教えます!

施術のやり方

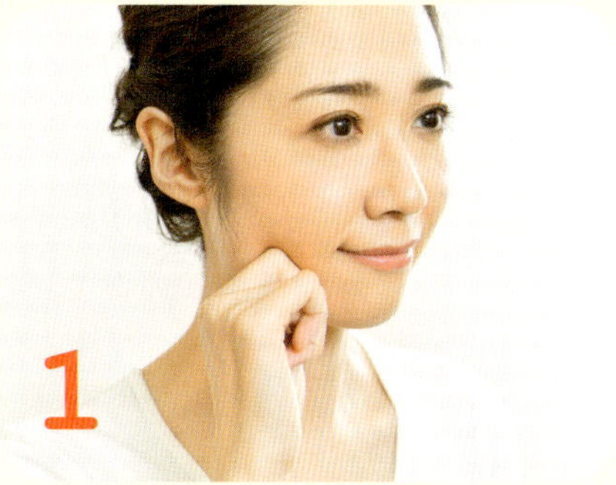

1
親指と人差し指で、あご下のラインをつまむ。

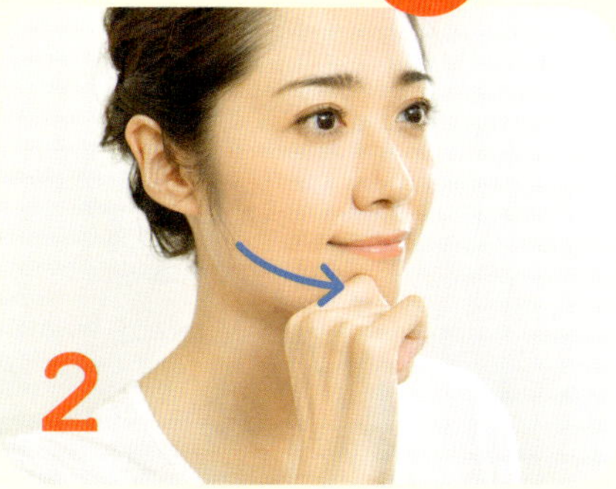

2
ポイントを少しずつずらし、ライン上をスライドさせる。

頭の不調

歯の痛みの原因とマッサージ

どこをもむ？

原因

- 口周辺の筋肉のコリ（結節状のもの）
- 胃腸の機能低下（胃の経絡が口周辺を通る）
- カラダ全体の体調不良

※マッサージ効果が期待できるのは、主に筋肉を原因としているものや、全身の体調が関わっているものです。

A 唇《くちびる》下《した》のコリをつまむ

噛み合わせや歯の周囲のトラブルが筋肉を硬くさせ、コリを生じさせることから歯の痛みが表れることも。**下唇の下、あごのコリを中心にマッサージすることで、主に下の歯の痛みを軽減できます。**

B 合谷《ごうこく》を押しつまむ

経絡のつながりで歯の痛みの軽減に役立つ「合谷」のツボ。**歯の痛みを起因とした頭痛や神経痛などにも効果が期待でき、メンタル・ストレスの緊張緩和も。**

C ほおの周辺(頬骨弓上《きょうこつきゅうじょう》下《げ》)を押す

頬骨弓の上は側頭筋、下は咬筋で、いずれも食べ物を噛みくだくそしゃく筋。**筋肉の問題で歯が痛むこともあるので、この部位のコリをほぐすと痛みの軽減につながる。**

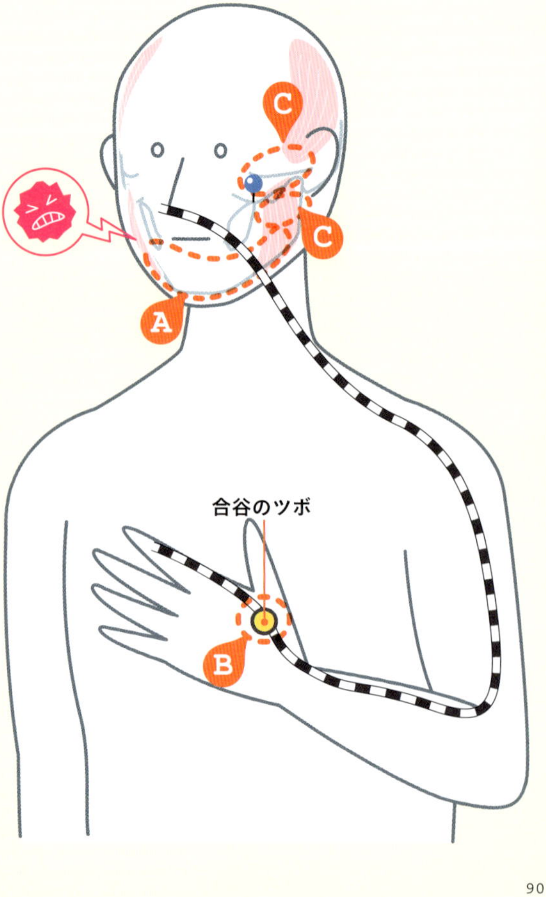

マッサージ

A 唇下《くちびるした》のコリをつまむ

セルフ 1

強さ LEVEL I　手の形 5本指　方法 つまむ（スライド）

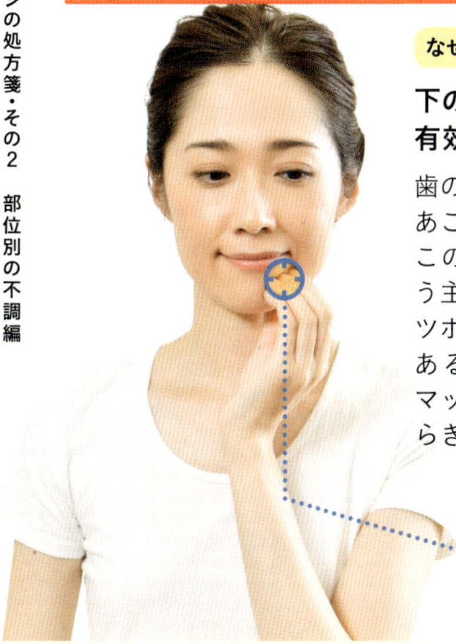

なぜココ？

下の歯の痛みに有効なアプローチ

歯の痛みによって、唇下からあごにかけてコリが生じます。この部位には、「大迎《だいげい》」という主に下歯の痛みを軽減するツボがあり、唇下からエラにある「頬車《きょうしゃ》」のツボ周辺をマッサージすると、痛みが和らぎます。

ココがターゲット

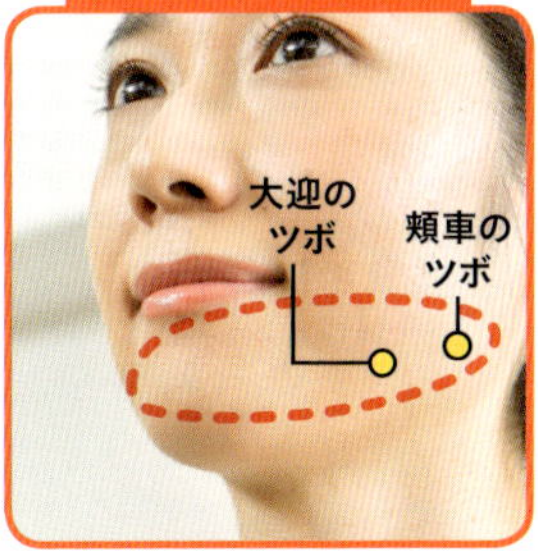

唇下の歯茎が
感じられるラインを狙う

POINT スコープ

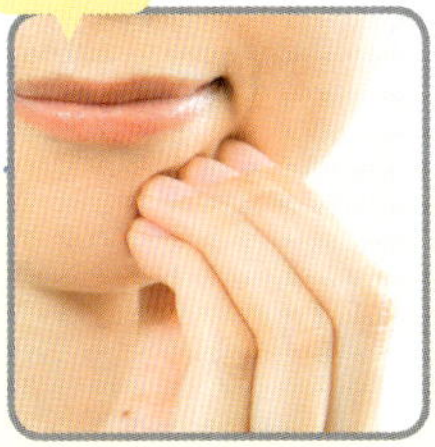

唇下のコリを
つまむ感じで
こねくり回さない！

手の形はコレ！

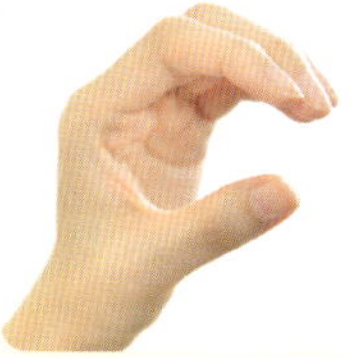

5本指の指先でつまみ、
ポイントをずらして
スライドさせる！

プロの技教えます！

施術のやり方

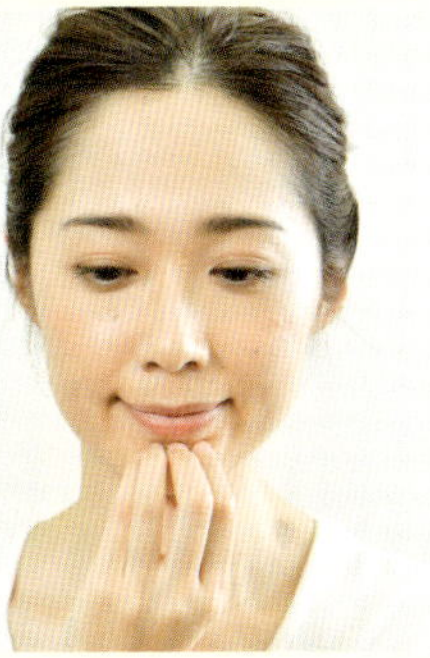

1

唇下中央のあごラインをつまんで圧をかける。

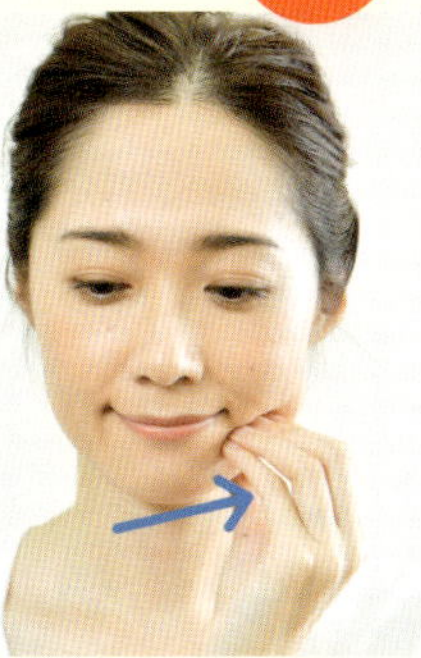

2

エラ（下顎角）までポイントをずらしながらスライド。

マッサージ B

合谷《ごうこく》を押しつまむ

セルフ 2

強さ LEVEL3　手の形 2本指　方法 つまむ（間欠圧各5～10秒）

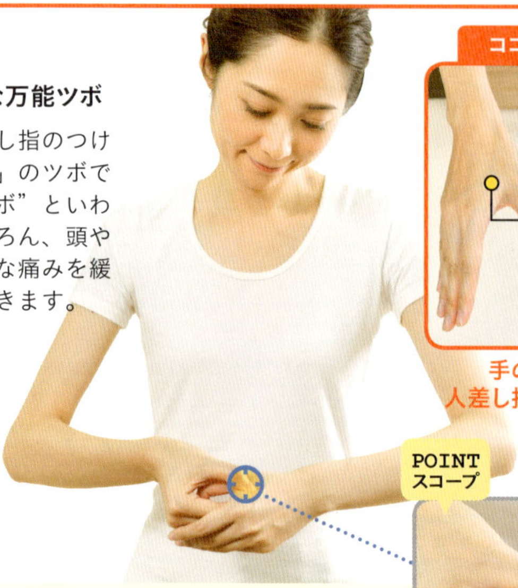

なぜココ？

痛みの緩和に有効な万能ツボ

手の甲の親指と人差し指のつけ根にあるのが「合谷《ごうこく》」のツボです。合谷は“万能ツボ”といわれ、歯の痛みはもちろん、頭や首、肩などさまざまな痛みを緩和する効果が期待できます。

ココがターゲット

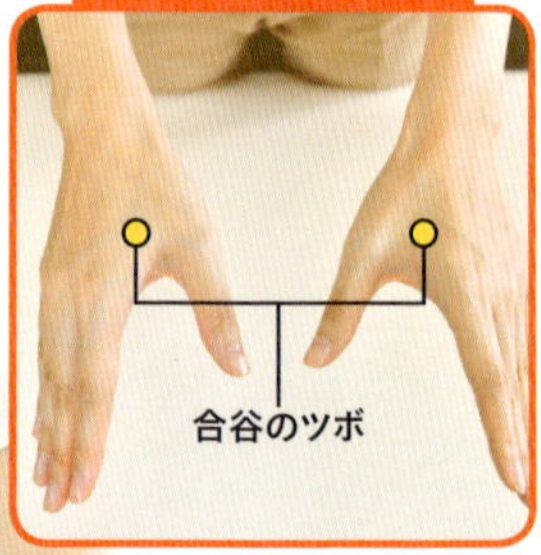

手の甲の親指と
人差し指のつけ根を狙う

POINT スコープ

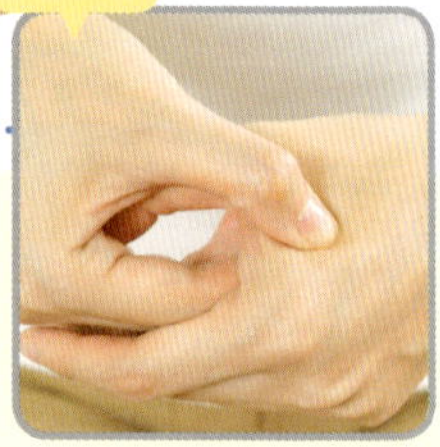

やや痛みを感じるくらいで
5～10秒の圧を繰り返す。
下で支える人差し指がポイント

手の形はコレ！

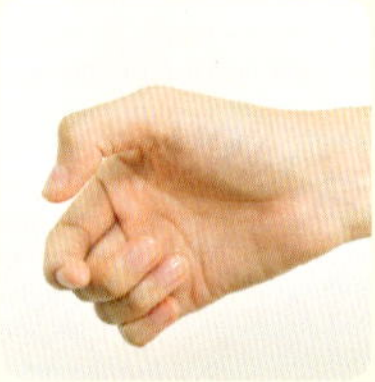

人差し指で裏側を
持ち上げ、親指の先で
強めに押す！

施術のやり方

プロの技教えます！

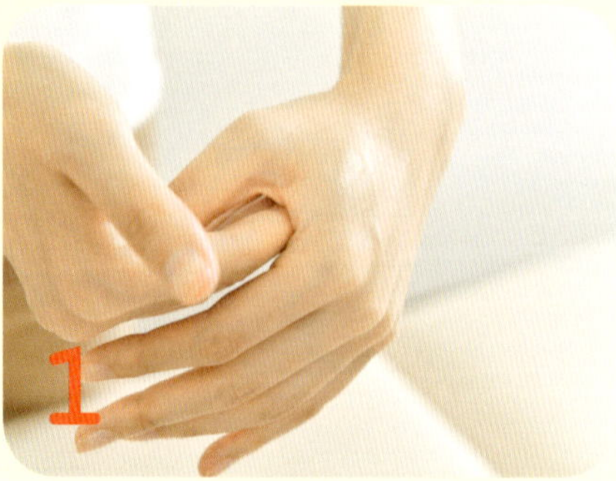

人差し指で合谷の裏側を押し上げる。

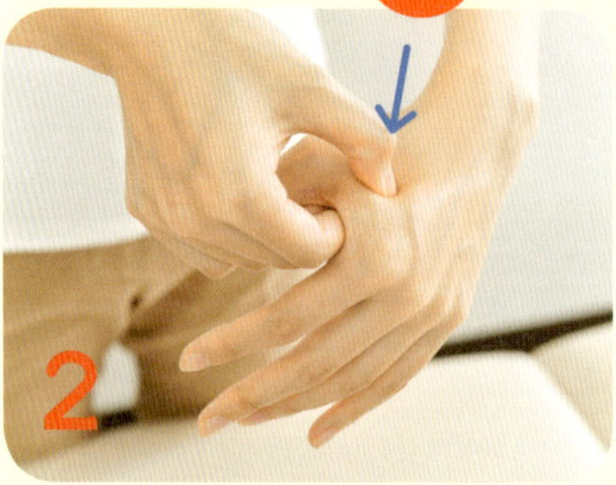

親指の先で合谷を強めに5～10秒ほど押す。これを2～3回繰り返す。

マッサージ C

ほおの周辺(頬骨弓《きょうこつきゅう》上《じょう》下《げ》)を押す

パートナー 1

強さ LEVEL I　手の形 2本指　方法 押す(サークル状)

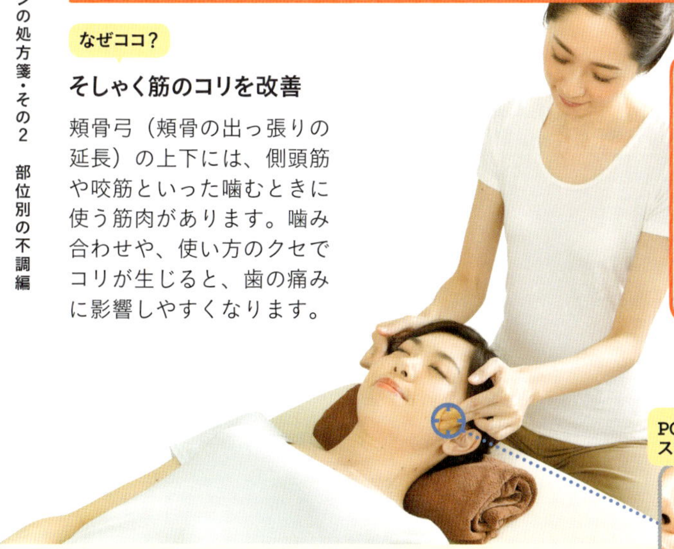

なぜココ?

そしゃく筋のコリを改善

頬骨弓（頬骨の出っ張りの延長）の上下には、側頭筋や咬筋といった噛むときに使う筋肉があります。噛み合わせや、使い方のクセでコリが生じると、歯の痛みに影響しやすくなります。

ココがターゲット

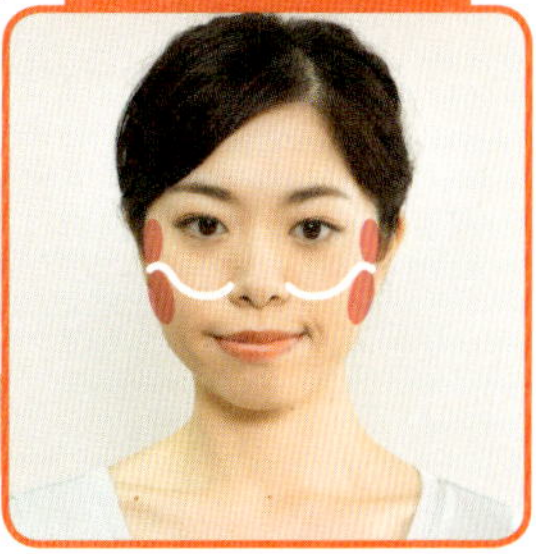

頬骨弓の上下を狙う

POINT スコープ

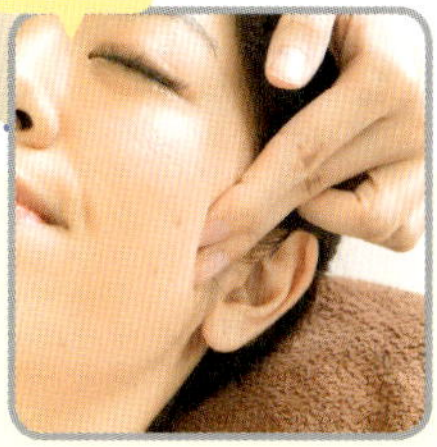

凝り固まっている
箇所を探しながら
サークル状に!

手の形はコレ!

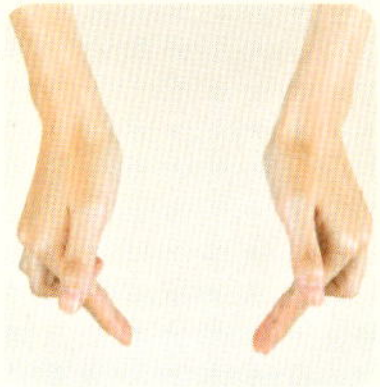

人差し指と中指の
指先で圧をかけ、
サークル状にまわす!

施術のやり方

プロの技教えます!

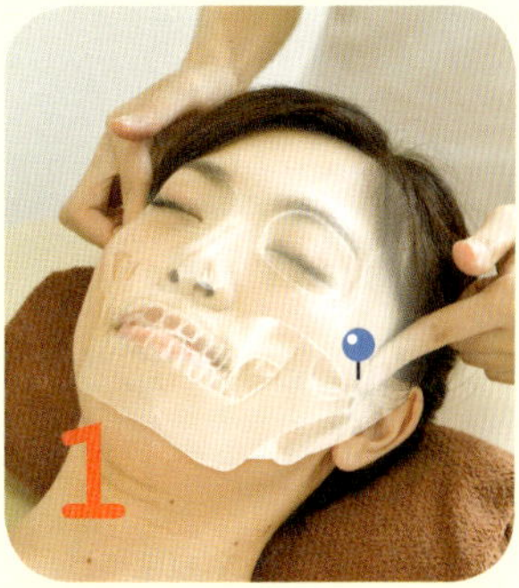

頬骨弓（頬骨の出っ張り）の位置を確認する。

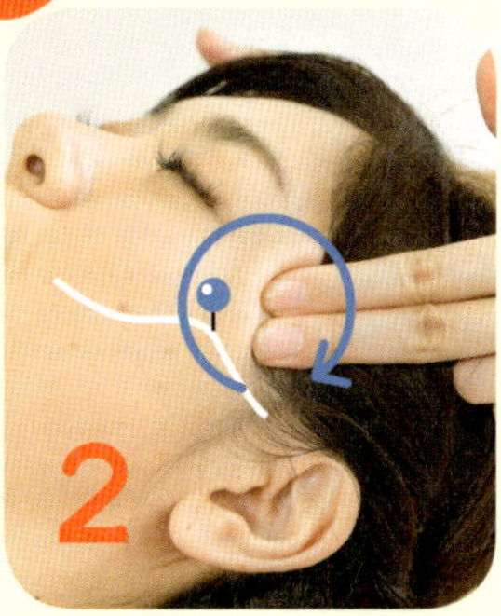

まずは頬骨弓の上側（側頭筋）に圧をかける。

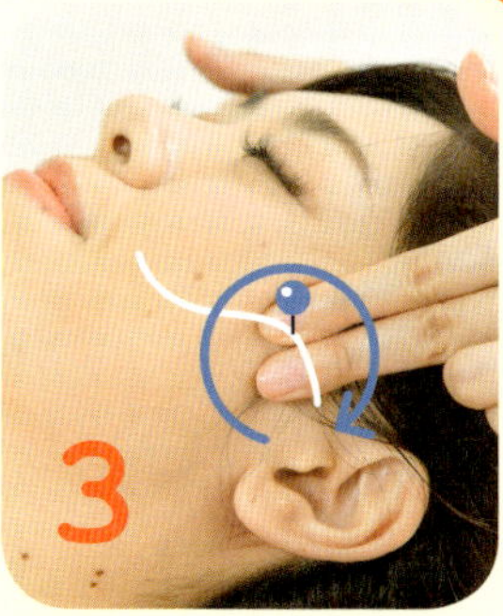

頬骨弓の下側(咬筋)もサークル状に圧をかける。

首の痛みの原因とマッサージ

どこをもむ？

原因

- メンタル・ストレス
- 自律神経の乱れ
- 姿勢の乱れ
- 重力による負担増
- 肩の筋肉（僧帽筋）のコリ・緊張
- 寝ちがい
- 頸椎の関節可動制限

B 肩（僧帽筋《そうぼうきん》）をもむ

首の表層にある筋肉の大半を占めるのが、首から肩までかかる僧帽筋。**肩の緊張をほぐせば、首も連動して痛みが和らぐ。経絡のつながりもあり、首のサイドの痛みにも効果が期待できる。**

A 後頭部（上項線）の下を押す

ぼんのくぼの少し上、後頭部の突起の下には、後頭下筋をはじめ多くの筋肉が付着している。**首にかかる筋肉をゆるめるのと同時に、副交感神経の働きをうながし、リラックス効果を狙う。**

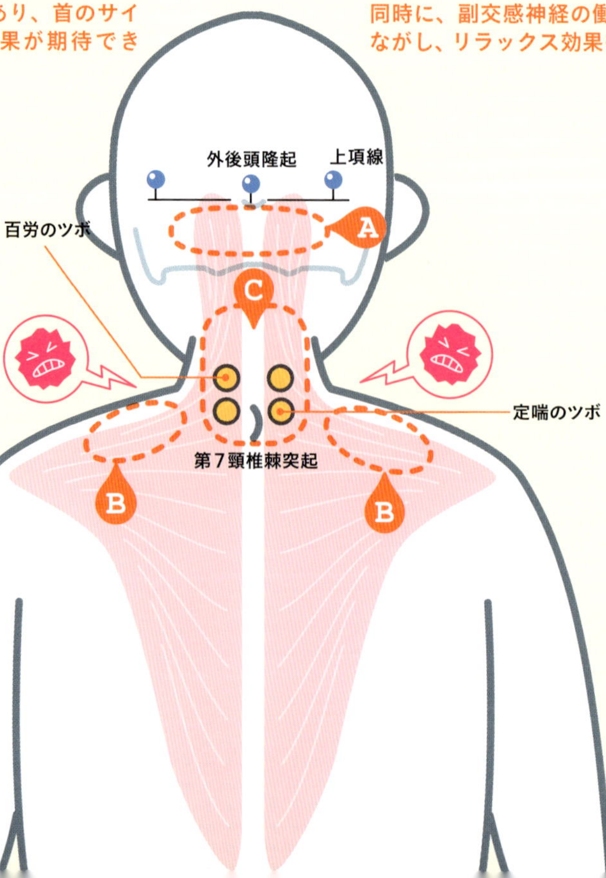

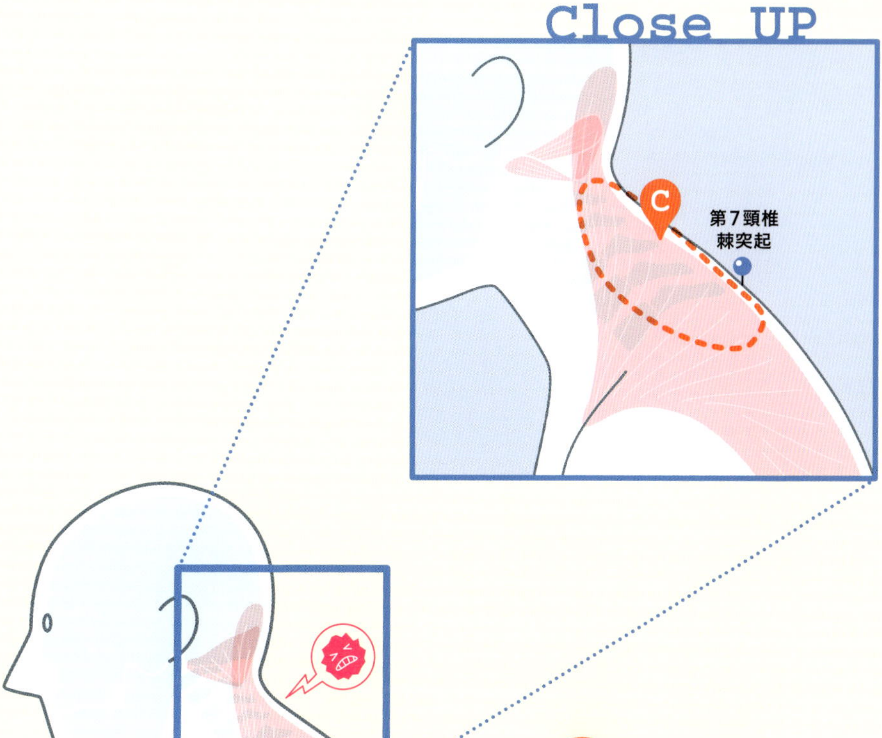

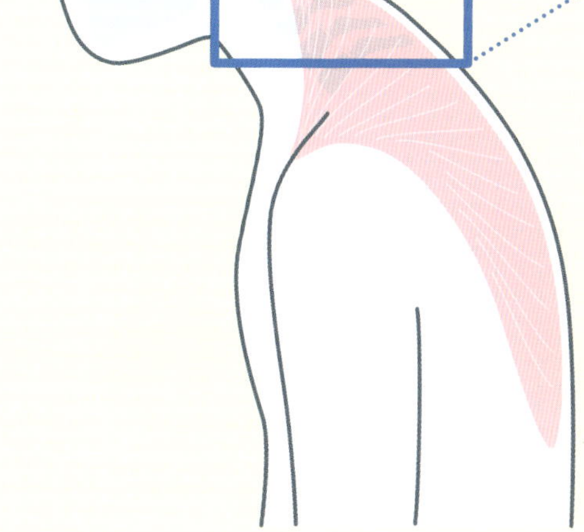

首後ろをもむ

首を支える筋肉へのダイレクトなアプローチ。**下を向くと首の骨の一番大きな出っ張り（第7頸椎棘突起）があるが、そこから頭のつけ根にかけての筋肉の緊張を和らげる。呼吸症状の改善に使われる「定喘《ていぜん》」や疲労回復に効果が期待できる「百労《ひゃくろう》」のツボも、リラックス効果が望める。**

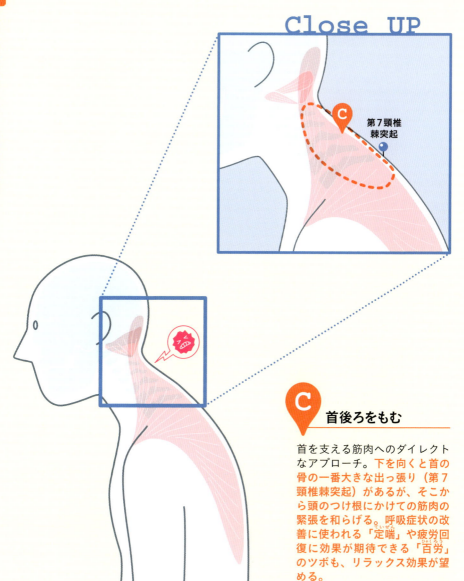

マッサージ

A 後頭部(上項線)の下を押す

セルフ 1

強さ LEVEL I　手の形 M字　方法 押す(すじ切り)

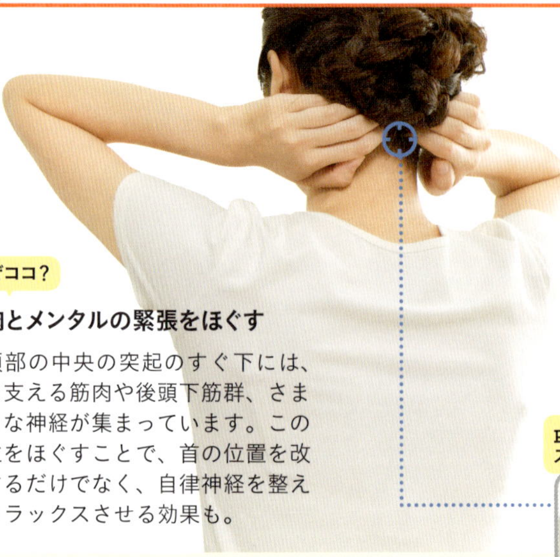

ココがターゲット

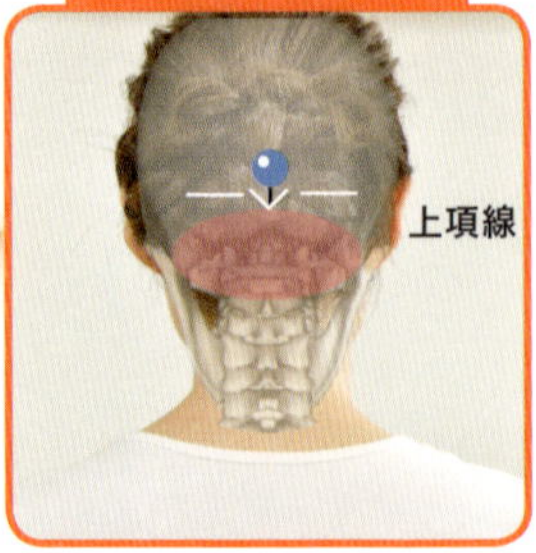

後頭部の出っ張りの
下側を狙う

なぜココ?

筋肉とメンタルの緊張をほぐす

後頭部の中央の突起のすぐ下には、首を支える筋肉や後頭下筋群、さまざまな神経が集まっています。この部位をほぐすことで、首の位置を改善するだけでなく、自律神経を整えてリラックスさせる効果も。

POINT
スコープ

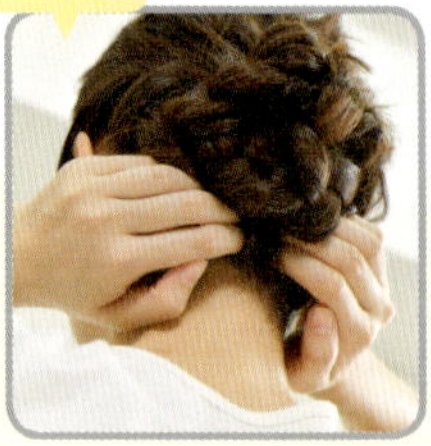

後頭下筋群は
小さな筋肉が集まっている。
骨はグリグリしない!

手の形はコレ!

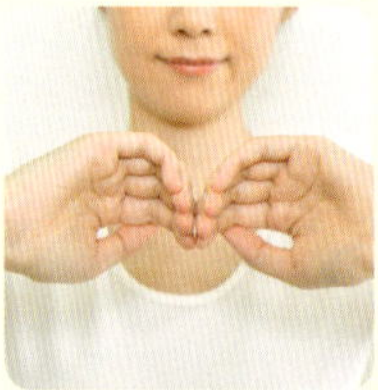

M字の形で
指先ですじを
切るように動かす

施術のやり方

プロの技
教えます!

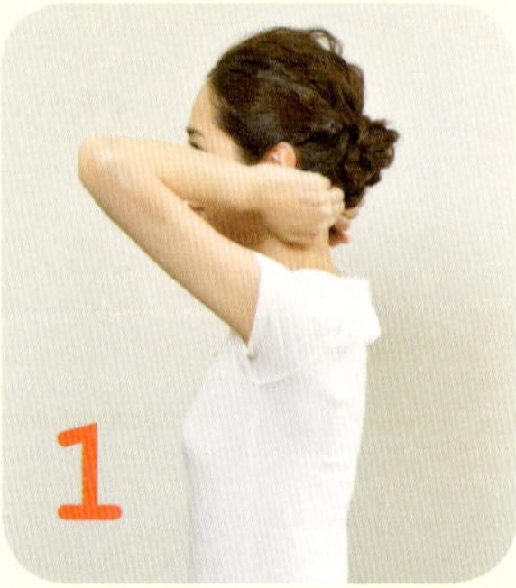

後頭部の突起を見つけ、その下辺りにM字を当てる。

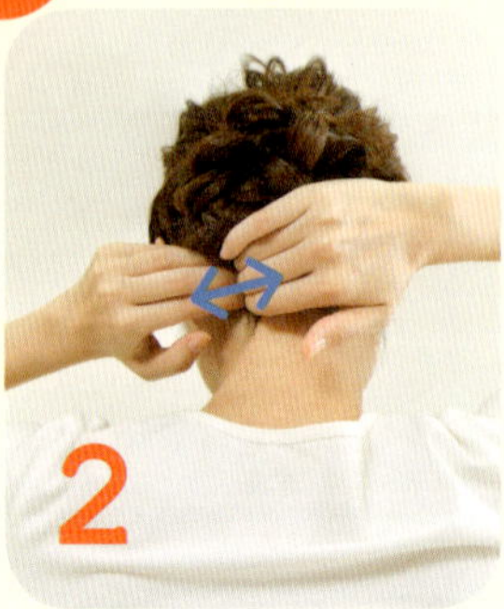

すじを切るように指先を左右に動かす。

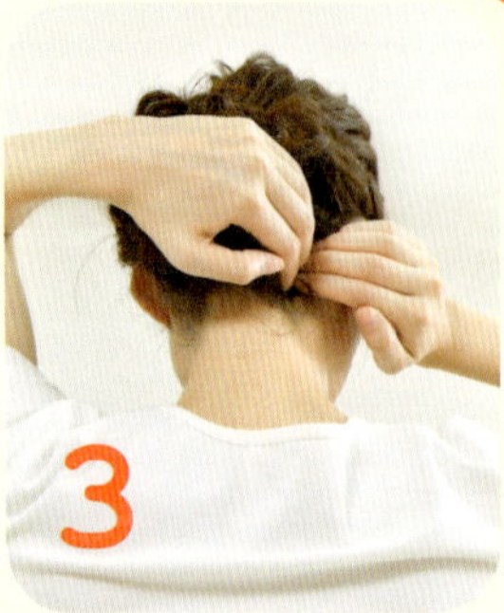

くぼみの左右外側にもそれぞれに圧をかける。

マッサージ B

肩(僧帽筋《そうぼうきん》)をもむ

セルフ 2

強さ LEVEL 1　手の形 テコ　方法 もむ(持続圧30秒)

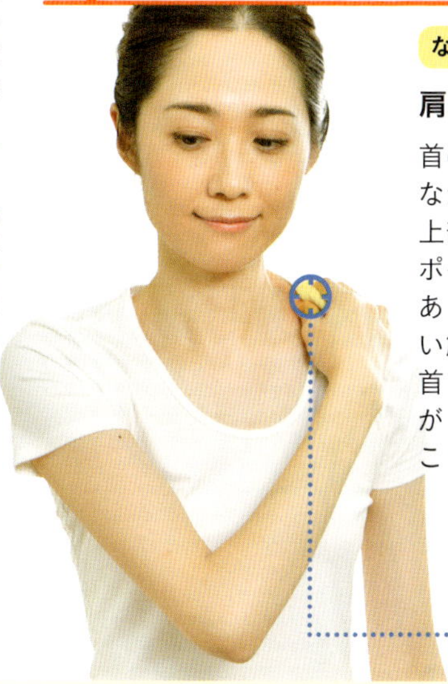

なぜココ？

肩をほぐせば首もほぐれる

首の筋肉の大半は、肩までつながる僧帽筋。胃腸の問題で上部が緊張したり、トリガーポイントが形成されることもあり、首の痛みと関わりが深い筋肉。ゆえに肩をほぐせば首もほぐれます。経絡のつながりで首横の痛みや頭痛、肩こりにも有効です。

ココがターゲット

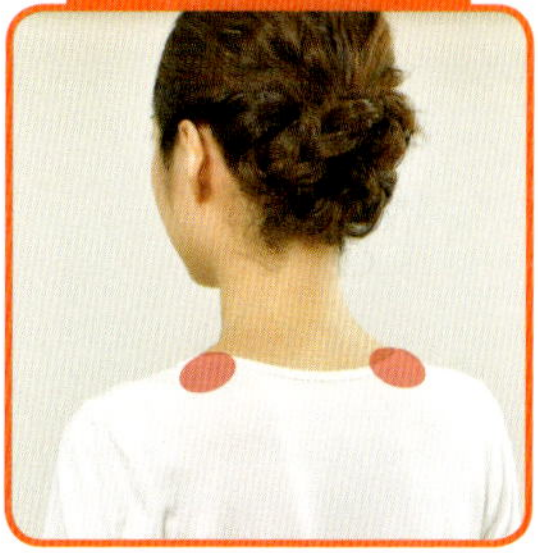

肩の筋肉の
盛り上がった箇所

POINT
スコープ

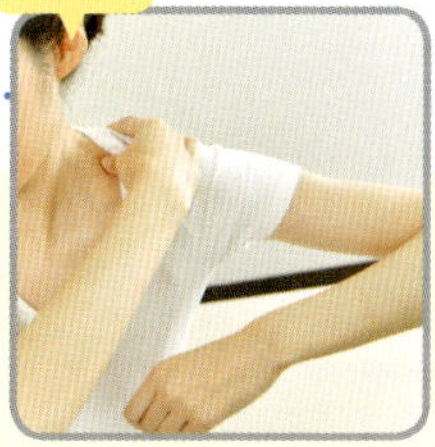

ひじを軽く上げると、
僧帽筋をしっかり
つかみやすい！

手の形はコレ！

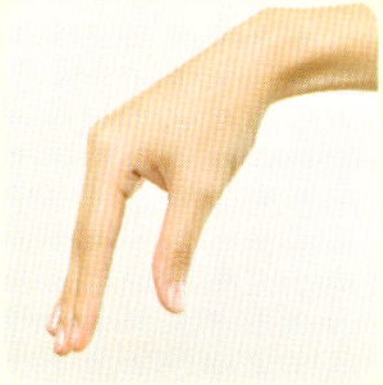

親指を支点に
手首を手前に返して
30秒ほど圧をかける！

施術のやり方

プロの技
教えます！

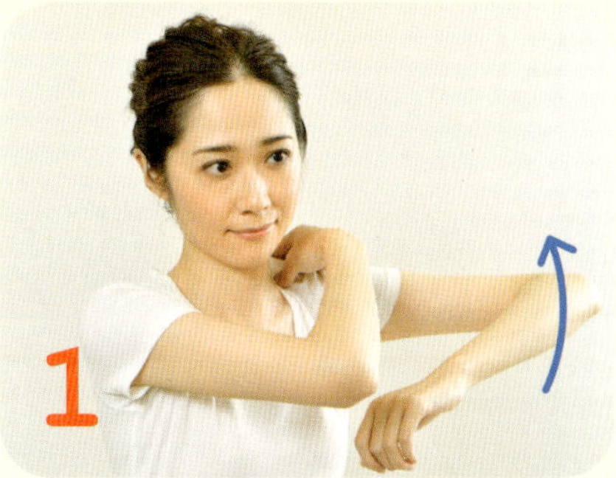

1 ひじを上げ、肩の筋肉をしっかりつまむ。

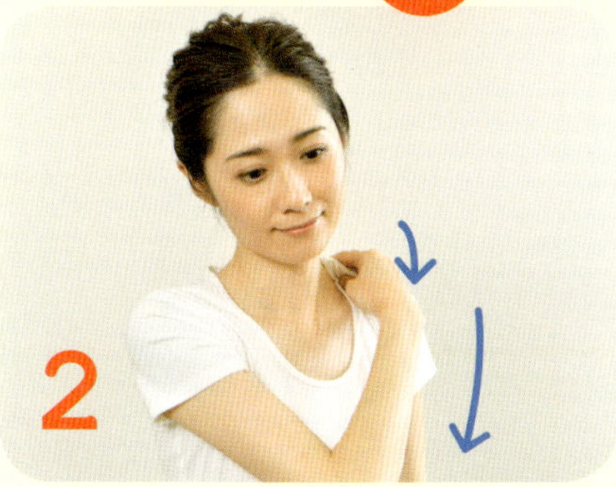

2 ひじをゆっくり下ろし、つまんだほうの手首を手前に返す。

マッサージ C

首後ろをもむ

パートナー 1

強さ LEVEL I　手の形 手のひら　方法 つまむ（間欠圧各５秒）

なぜココ？

緊張した筋肉を直接ほぐす

痛みと緊張で凝り固まった首の筋肉に直接アプローチします。首の骨の一番大きな出っ張り（棘突《きょくとっ》起《き》）の外側には、「定喘《ていぜん》」という呼吸器系症状の改善が期待できるツボもあり、筋肉だけでなく、精神的な緊張にも効果があります。

ココがターゲット

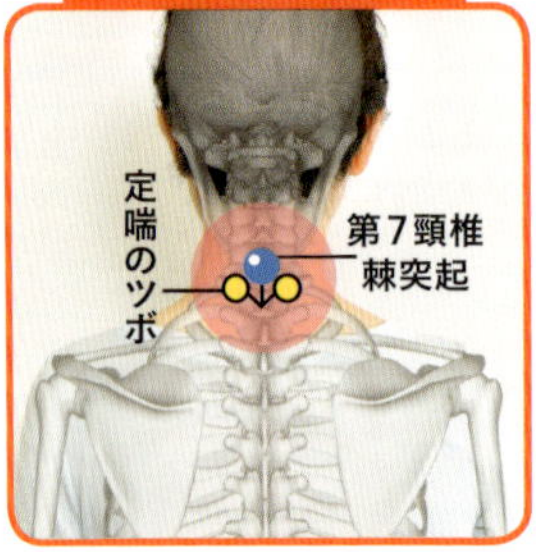
定喘のツボ
第７頸椎
棘突起

首後ろの
筋肉全体を狙う

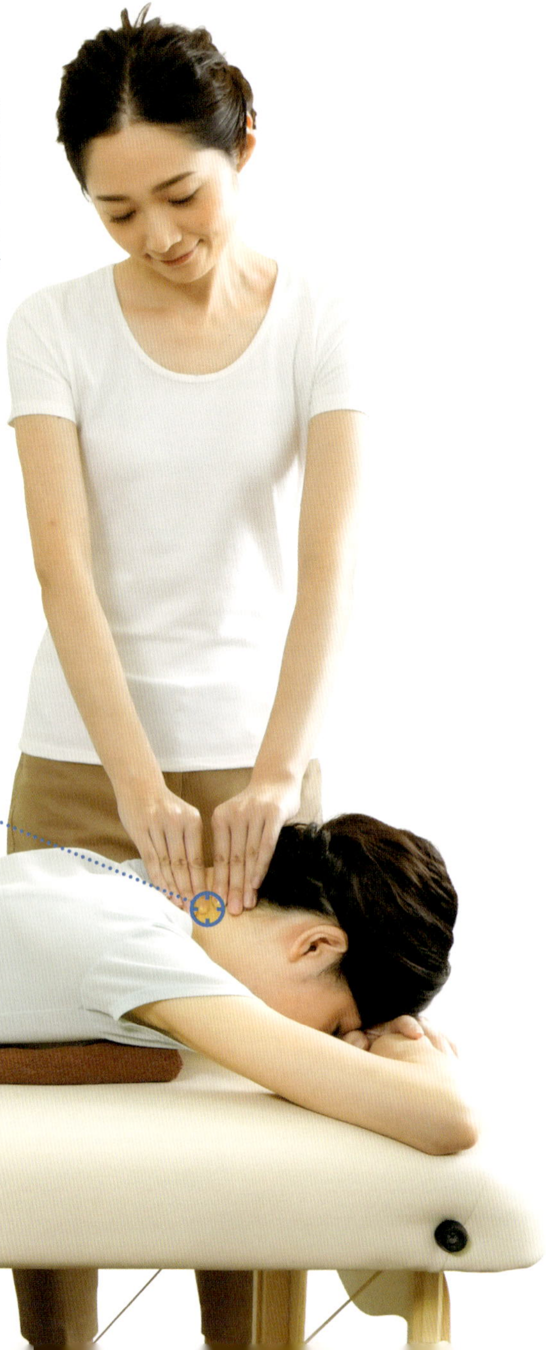

プロの技教えます!

施術のやり方

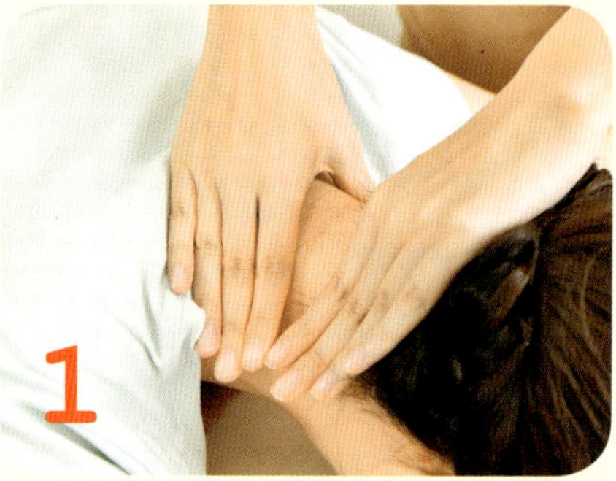

首後ろの筋肉（盛り上がりのふもと）に指をかける。

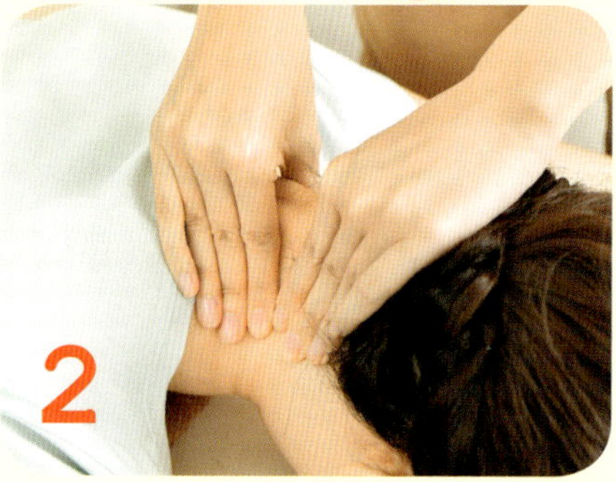

皮フをつまみ上げる感じで5秒ずつ数回圧をかける。

手の形はコレ！

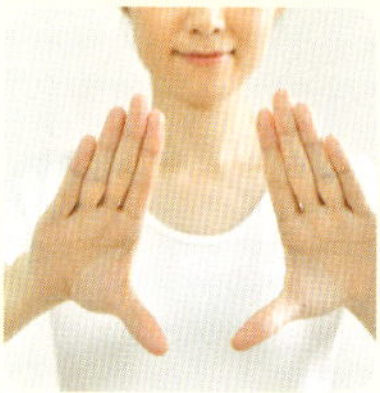

4本の指と親指でつまんで5秒ずつ数回圧をかける！

POINT
スコープ

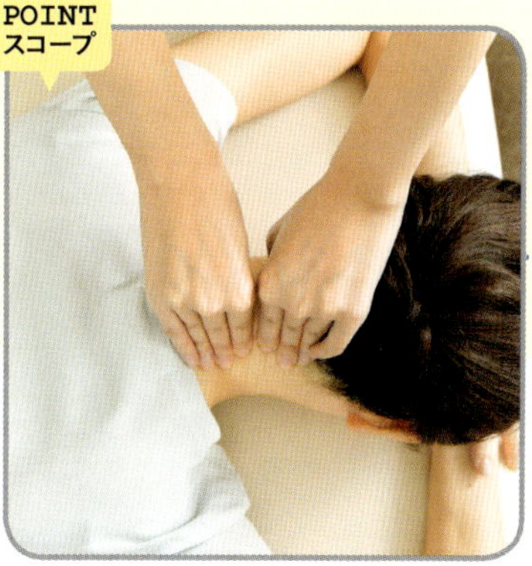

姿勢の乱れによる力学的負担、
精神的緊張や内臓など
さまざまな疲労がたまりやすい！

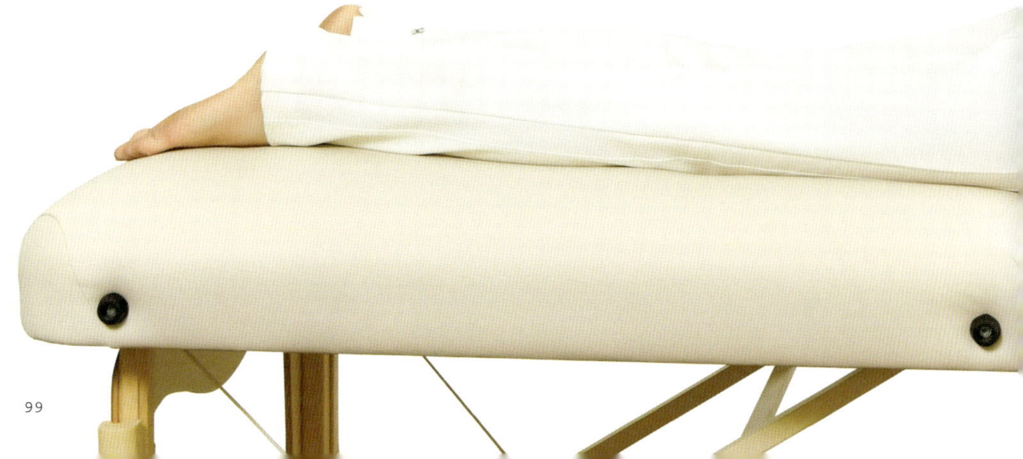

肩の痛みの原因とマッサージ

どこをもむ?

原因

- 腕や手の偏った使い方（酷使、ケガ、損傷）
- 姿勢の乱れ（巻き肩、いかり肩、左右差など）
- 肩甲骨・上腕骨頭のアライメント異常
- 肩甲骨周辺のアンバランス

A 脇の下(腋《えき》下《か》)を押す

腋下の前側には、上腕二頭筋、肩甲下筋、烏口腕筋、大胸筋など多くの筋肉が集まっている。**上腕骨の位置に大きく影響する部位なので、腋下をほぐすことで、肩の痛みも和らげることができる。中医学では内臓の働きにも密接。**

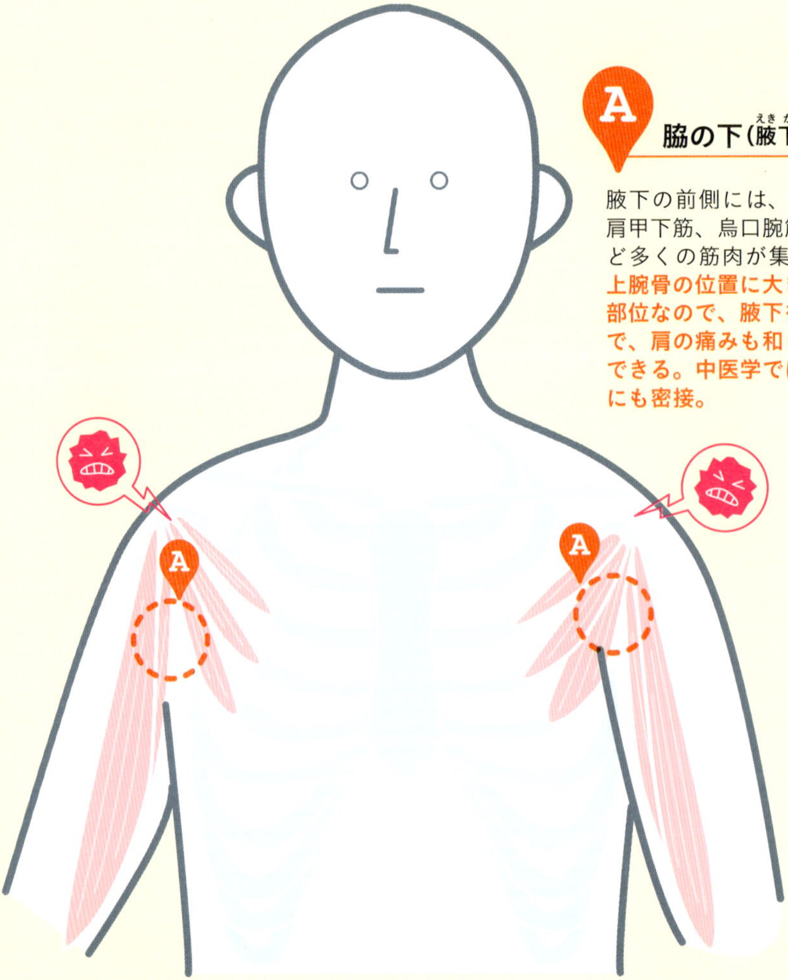

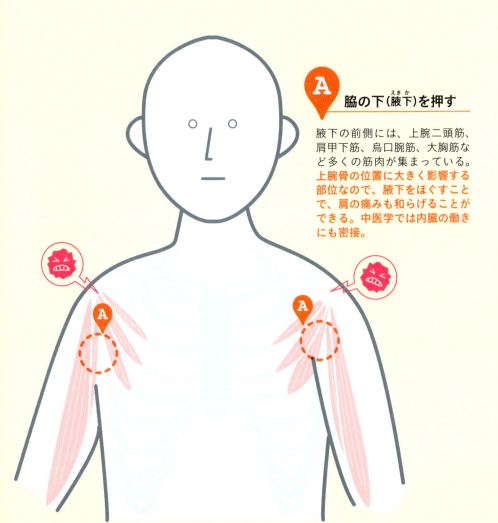

B 脇の下(前鋸筋《ぜんきょきん》)を押す

肩甲骨の裏に付着し、外側から脇の下に位置する前鋸筋。この筋肉がうまく働かないと、肩甲骨や肩が上がりやすくなり、位置が乱れてしまう。**前鋸筋の緊張やコリをほぐし、肩甲骨や肩の位置を整える。**

D 肩甲骨の上(肩甲骨棘《けんこうこつきょく》下《か》窩《か》)をさする

肩甲骨の骨の隆起（肩甲棘）の下側が肩甲骨棘下窩エリア。この部位の緊張も肩や肩甲骨の位置乱れに影響する。**肩甲骨の中央には「天宗」のツボもあり、併せてほぐすと痛みの軽減にも。**

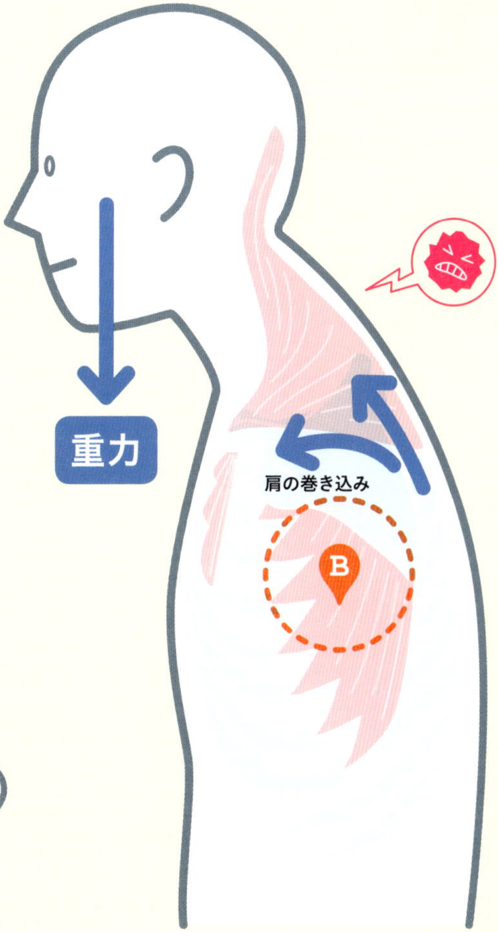

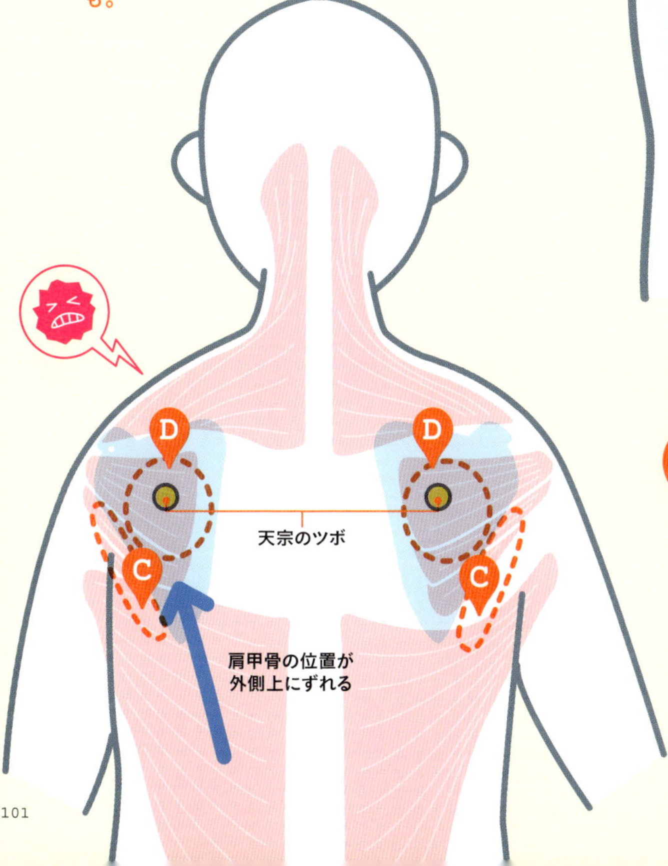

C 肩甲骨の外側(大円筋《だいえんきん》・広背筋《こうはいきん》)を押す

肩甲骨の外側と下部に位置する大円筋・広背筋も前鋸筋などと同様に、うまく働かないと肩や肩甲骨の位置が上がりやすくなります。**位置や姿勢を正すために、この部位をほぐすことも大切です。**

マッサージ A

脇の下(腋《えき》下《か》)を押す

セルフ 1

強さ LEVEL 2　手の形 親指　方法 押す(持続圧10秒)

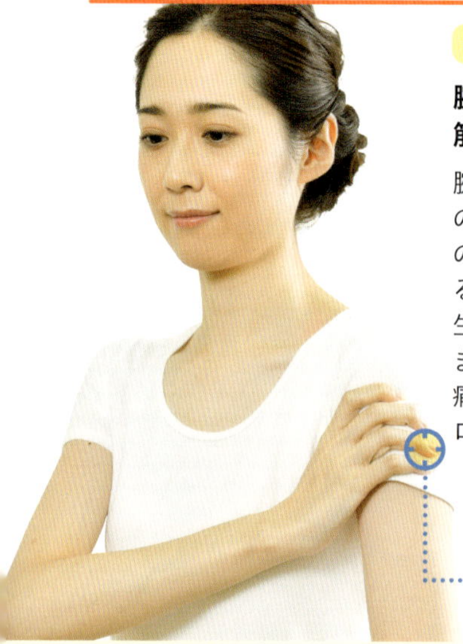

なぜココ?

腕と肩甲骨をつなぐ筋肉が集中

腕と肩をつなぐ筋肉は、腋の下に集まっています。そのため、この部位が硬くなると、動きや姿勢に乱れが生じ、肩の痛みにつながります。緊張をほぐすことで、痛みの原因を解消するアプローチです。

ココがターゲット

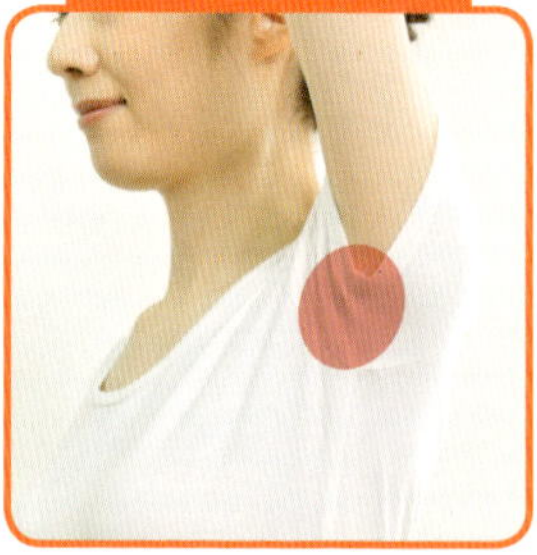

脇の下の手前のすじより奥を狙う

POINT スコープ

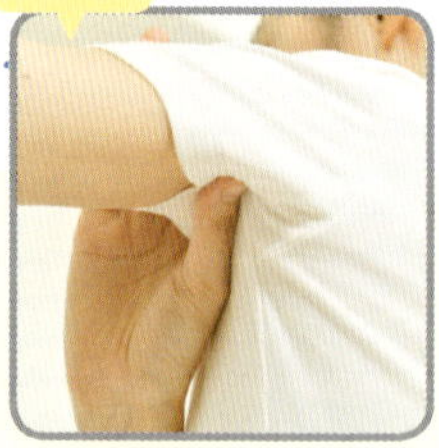

腋下動脈などがあるので、グリグリせず、押すだけに!

手の形はコレ!

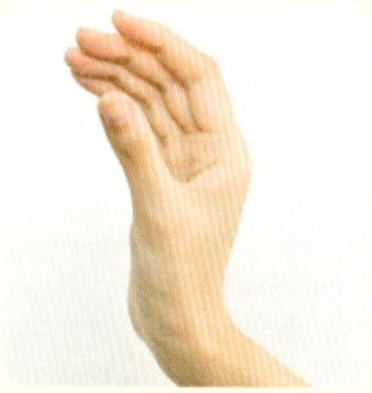

4本指を肩にかけつつ、親指を脇の下に入れて押し上げる!

施術のやり方

プロの技教えます!

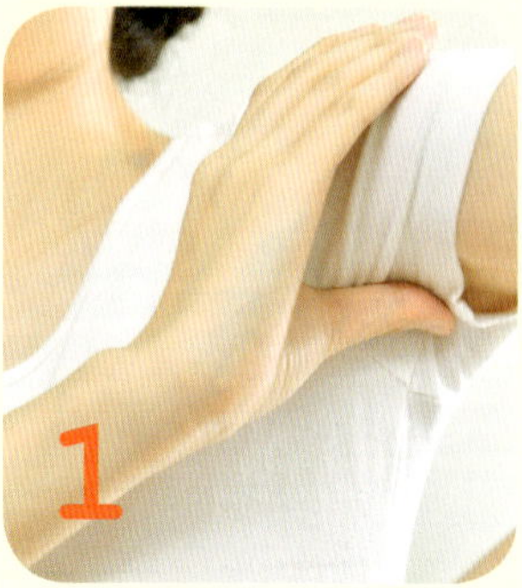

1

4本指を肩にかけ、親指を脇の下に入れる。

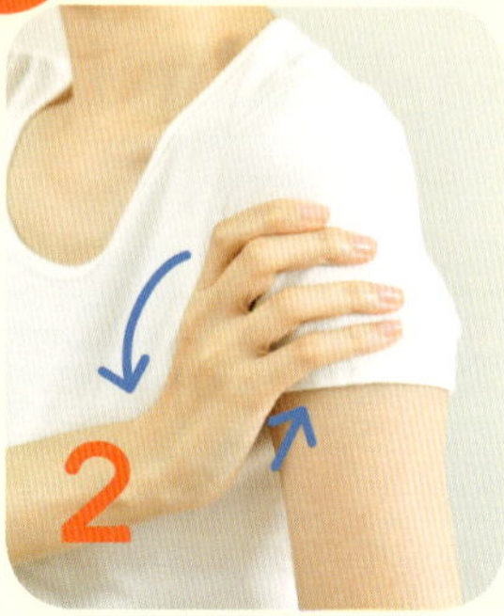

2

手首を内側に返す感じで、親指を上に押し上げる。

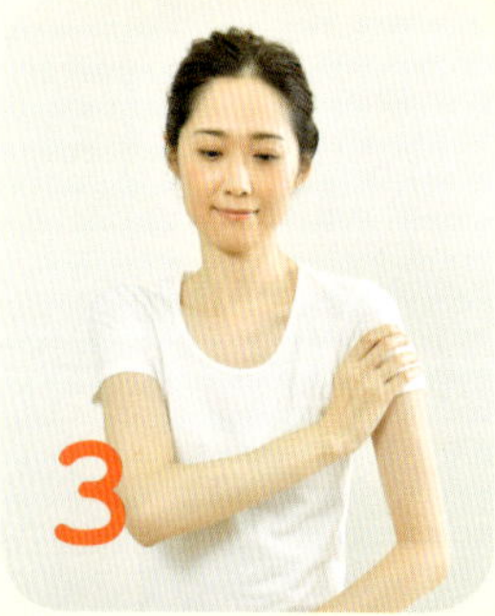

3

そのまま10秒ほど圧をかける。2〜3回くり返す。

マッサージ B 脇の下（前鋸筋《ぜんきょきん》）を押す

セルフ 2

強さ LEVEL2　**手の形** 3本指　**方法** 押す（上下スライド）

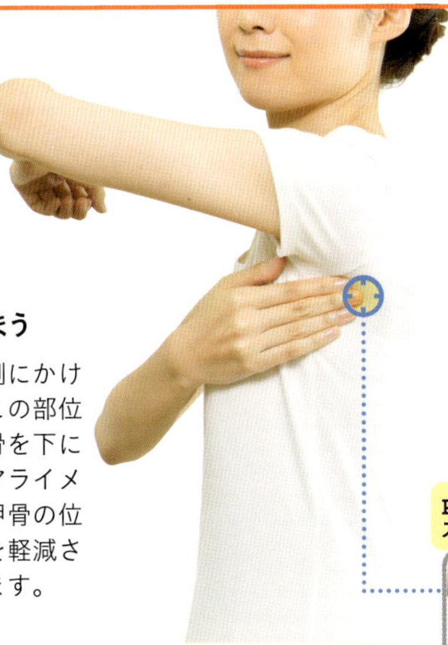

なぜココ？

肩甲骨が上がってしまう

肩甲骨の外側から体側にかけて位置する前鋸筋。この部位が硬くなると、肩甲骨を下に引っ張れなくなり、アライメントが乱れます。肩甲骨の位置を整え、肩の痛みを軽減させる効果が期待できます。

ココがターゲット

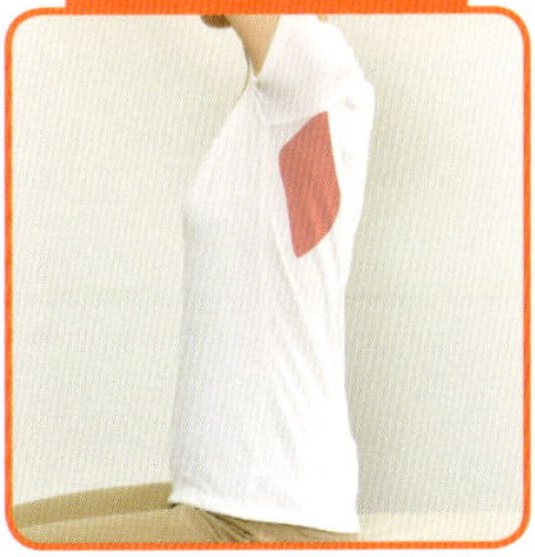

肩甲骨の外側から
脇の下を狙う

POINT スコープ

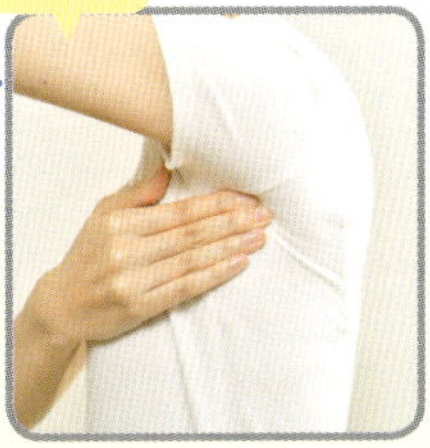

肋骨に対して洗濯板のように
上下に優しく圧をかけながら
コリ（硬結）を探す！

手の形はコレ！

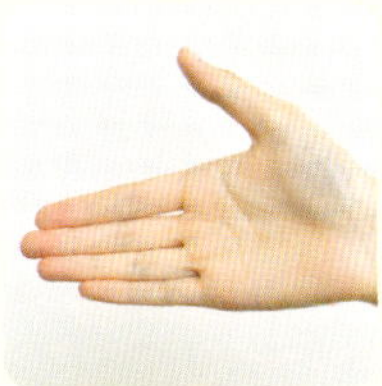

3本指の指先から
腹にかけて力を入れ、
圧をかける！

施術のやり方

プロの技教えます！

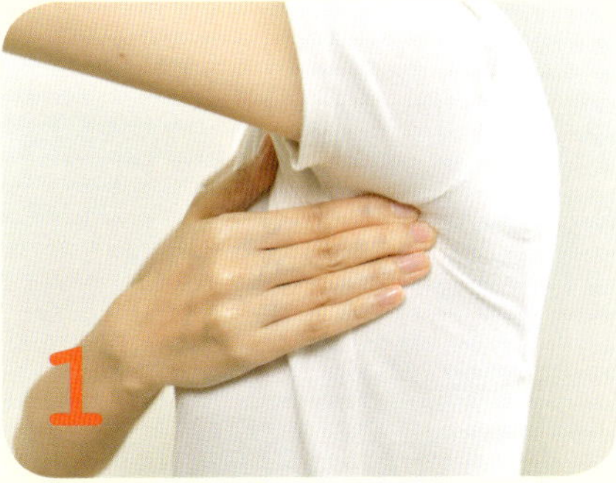

1　3本指を中心にターゲットに当て、圧をかける。

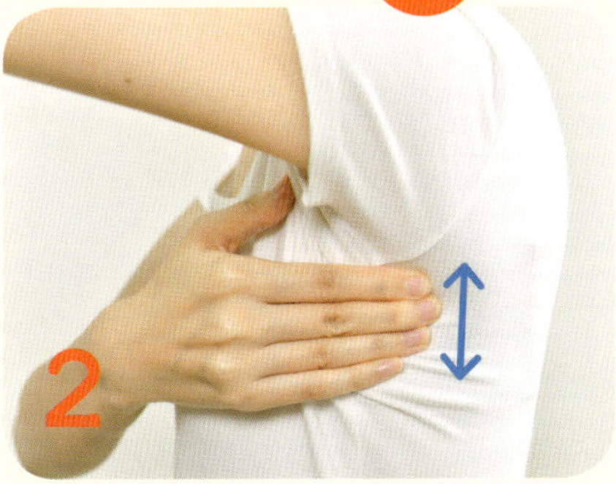

2　圧をかけたまま、すじを切るイメージで手を上下に動かす。

マッサージ C

肩甲骨の外側（大円筋《だいえんきん》・広背筋《こうはいきん》）を押す

パートナー 1

強さ LEVEL 3　手の形 親指　方法 押す（すじ切り）

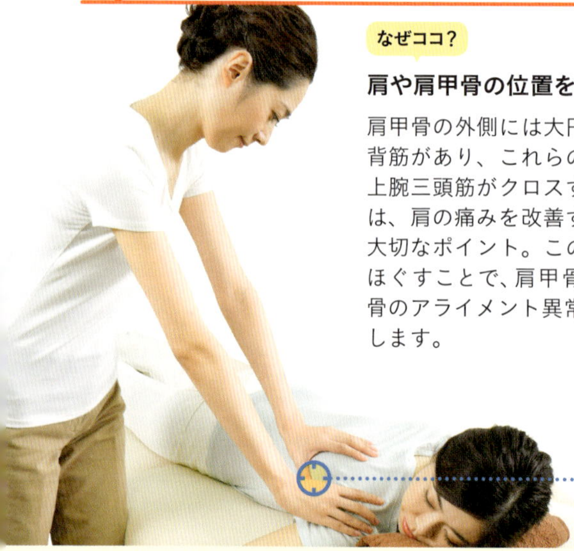

なぜココ？

肩や肩甲骨の位置を修正

肩甲骨の外側には大円筋・広背筋があり、これらの筋肉と上腕三頭筋がクロスする部位は、肩の痛みを改善するのに大切なポイント。この部位をほぐすことで、肩甲骨と上腕骨のアライメント異常を修正します。

ココがターゲット

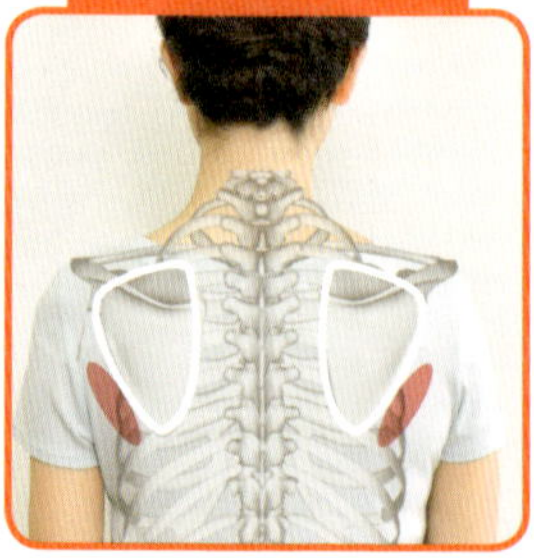

肩甲骨の外側の際を狙う

POINT スコープ

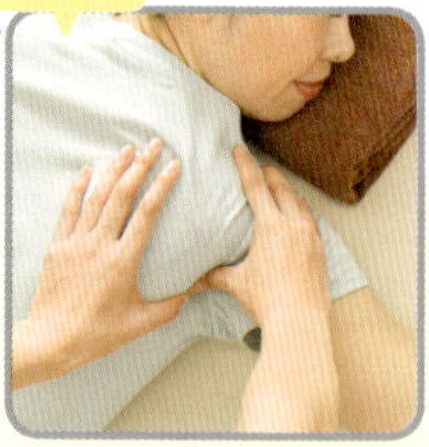

肩甲骨外側の際を
見つけ、それより
少し奥に親指を入れる！

手の形はコレ！

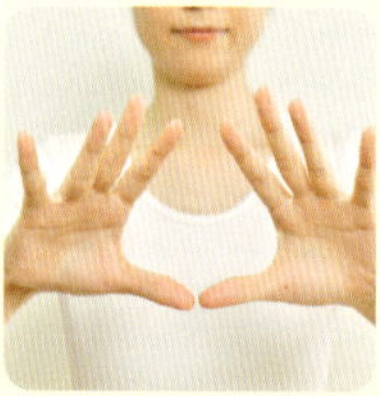

親指を合わせ、
肩甲骨の裏に入れる
ように圧をかける！

施術のやり方

プロの技教えます！

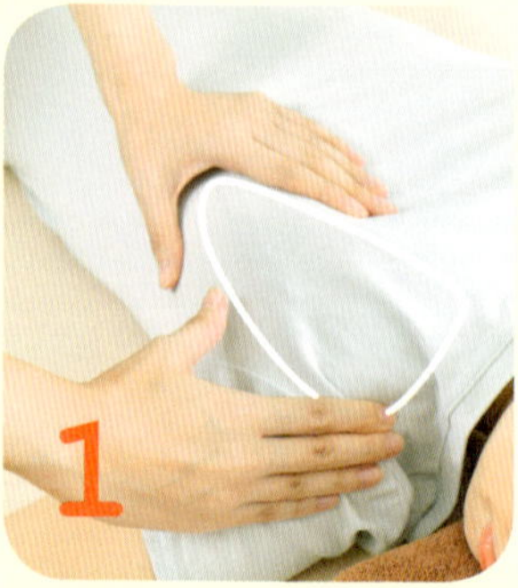

1

肩甲骨の形を確認する。

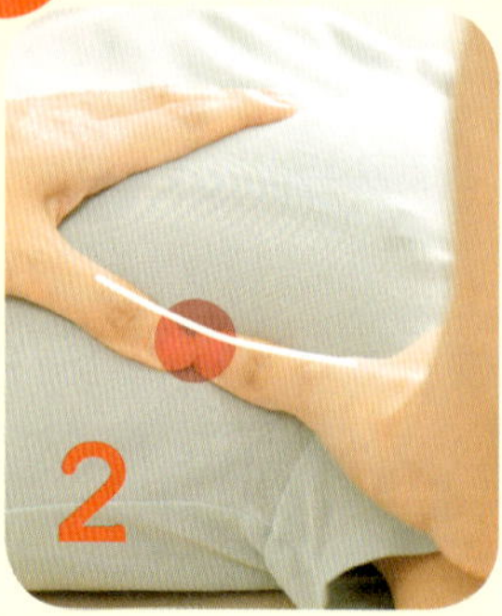

2

骨の外側より少し背中側に親指で５秒ほど圧をかける。

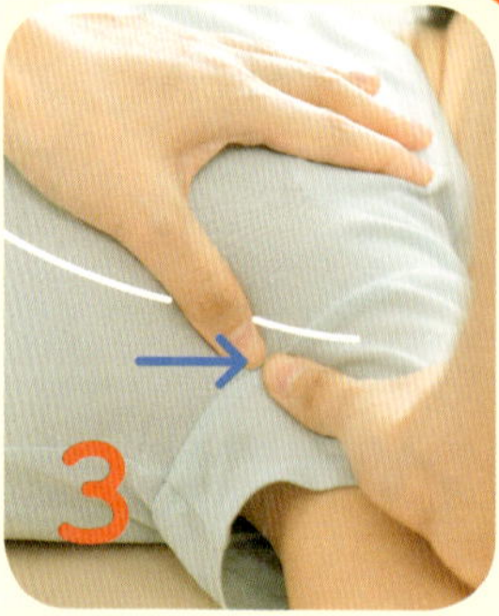

3

骨のラインに沿ってポイントをずらしていく。

マッサージ D

肩甲骨の上(肩甲骨《けんこうこつ》棘《きょく》下《か》窩《か》)をさする

パートナー 2

強さ LEVEL I　手の形 手根　方法 さする

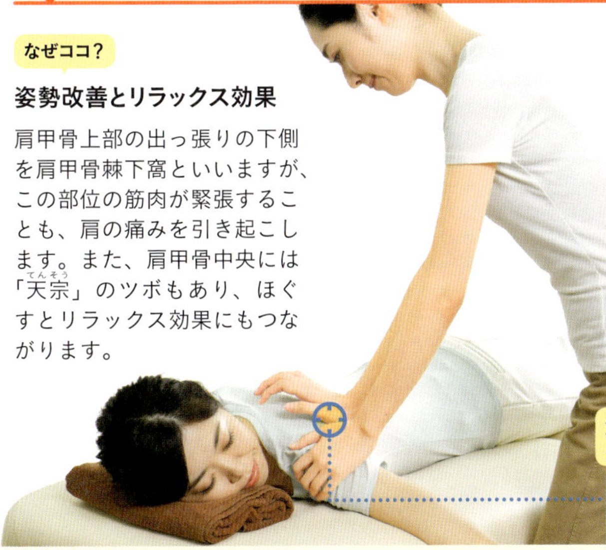

なぜココ?

姿勢改善とリラックス効果

肩甲骨上部の出っ張りの下側を肩甲骨棘下窩といいますが、この部位の筋肉が緊張することも、肩の痛みを引き起こします。また、肩甲骨中央には「天宗《てんそう》」のツボもあり、ほぐすとリラックス効果にもつながります。

ココがターゲット

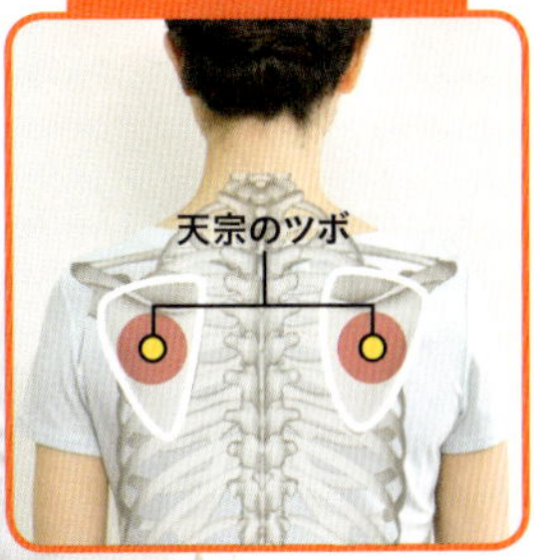

肩甲骨の中央を中心に狙う

POINT スコープ

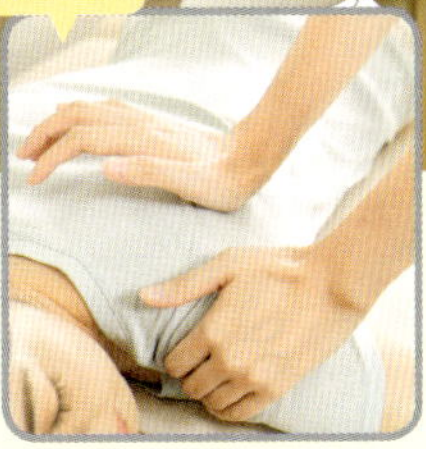

筋肉の線維の流れに逆らうイメージで上下に動かす!

手の形はコレ!

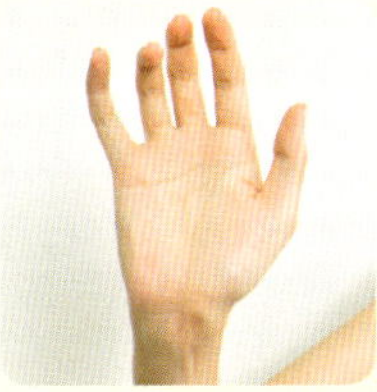

手根で圧をかけながら左右に揺らして全体をさする!

施術のやり方

プロの技教えます!

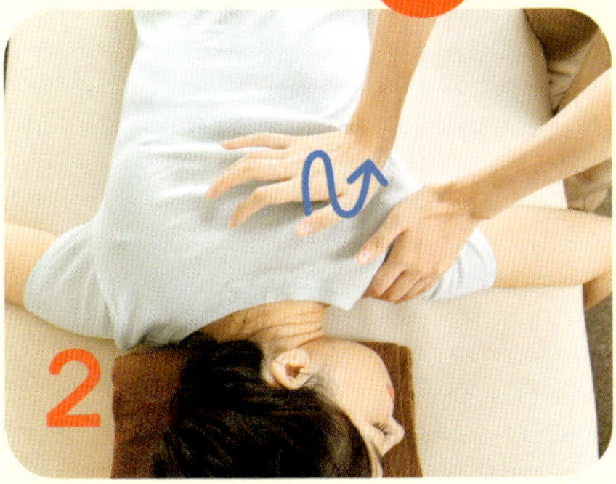

2 左右まんべんなく、エリア全体をさする。

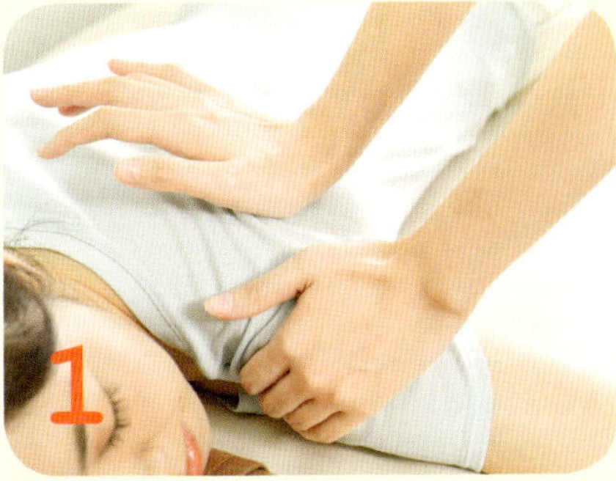

1 肩甲骨の中央よりやや上を意識しながら、手根でさする。

体幹の不調

急な腹痛の原因とマッサージ

どこをもむ？

原因
- 慢性的な疲労
- メンタル・ストレス
- 食べすぎ
- 冷えなどの環境変化による胃腸の機能低下

※食中毒や感染症などに起因する腹痛の可能性もあります。医師の診察を受けましょう。

A 郄門《げきもん》の周辺をもむ

手首の内側のシワから指４本分＋親指２本分上、ちょうど真ん中ぐらいにあるのが「郄門」のツボ。**経絡のつながりで胃腸の機能を整え、さらに、興奮やイライラをしずめる効果があるとされている。**

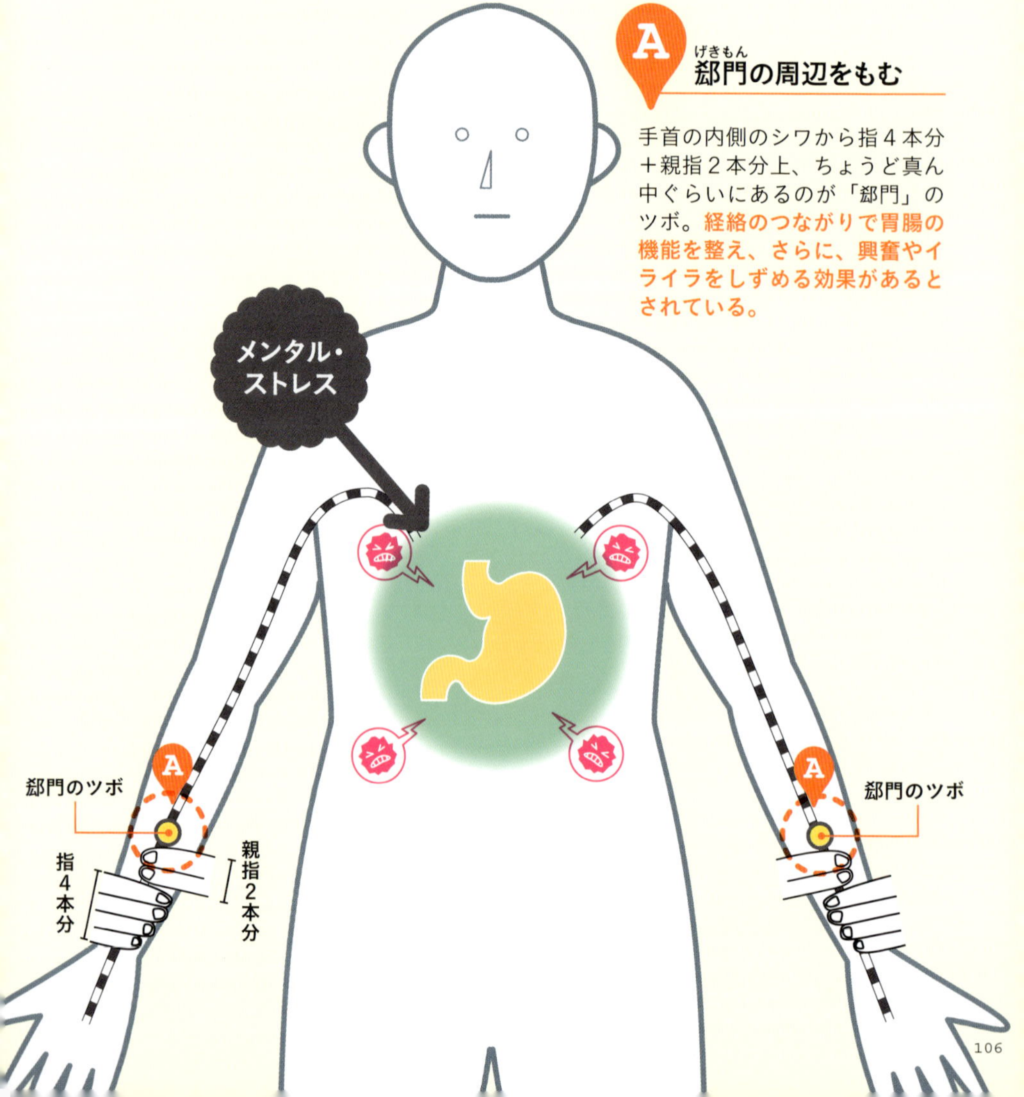

C ひざの皿の上外側を押す

差し込み痛に即効性のあるツボといわれているのが「梁丘《りょうきゅう》」。ひざ皿の上外側の親指2本分上にあり、急な痛みを抑えたいときは、**このツボを刺激するとよい。**

B 足《あし》の三里《さんり》を押す

胃の経絡である「足の三里」のツボ。ひざ皿の下の外側くぼみから指4本分下にあり、このツボを押すと、**急な差し込み痛に効果が期待できます。**

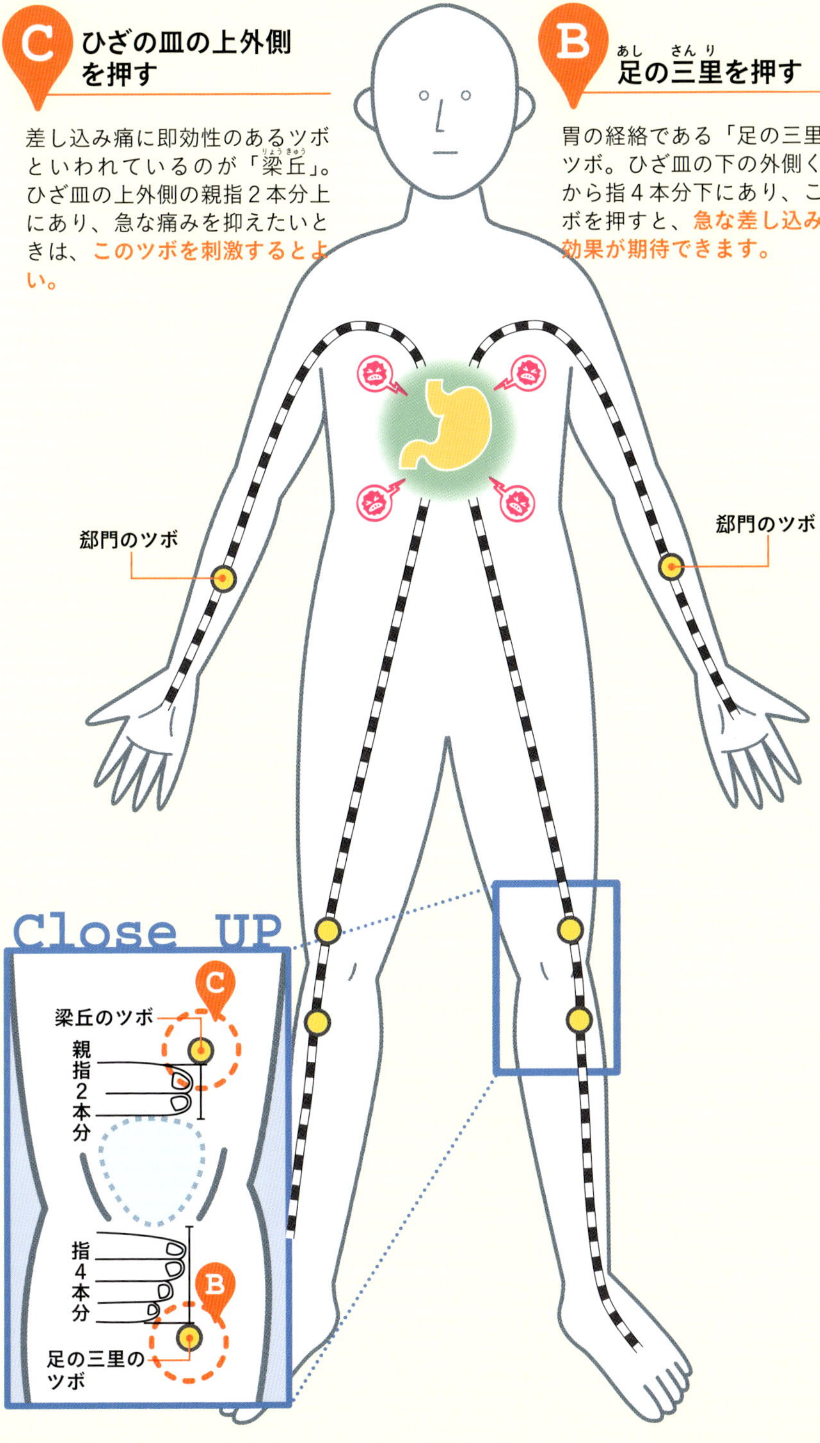

マッサージ

A 郄門《げきもん》の周辺をもむ

セルフ 1

強さ LEVEL 2　手の形 テコ　方法 もむ

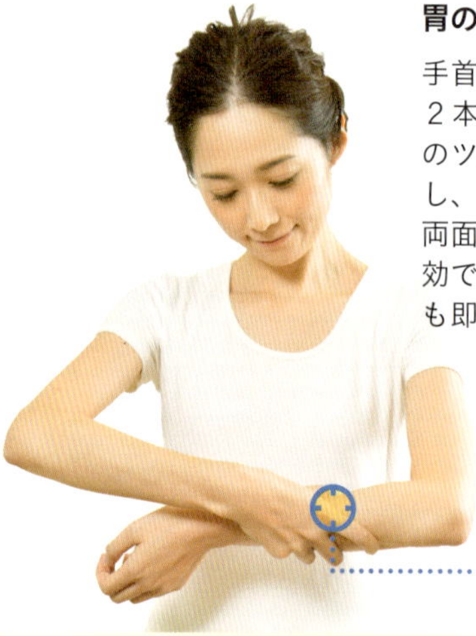

なぜココ？

胃の働きと自律神経を整える

手首のシワから指４本分＋親指２本分上の中央にある「郄門」のツボ。ストレス性の腹痛に対し、自律神経や胃腸機能という両面からのアプローチとして有効です。急な差し込み痛などにも即効性があるとされています。

ココがターゲット

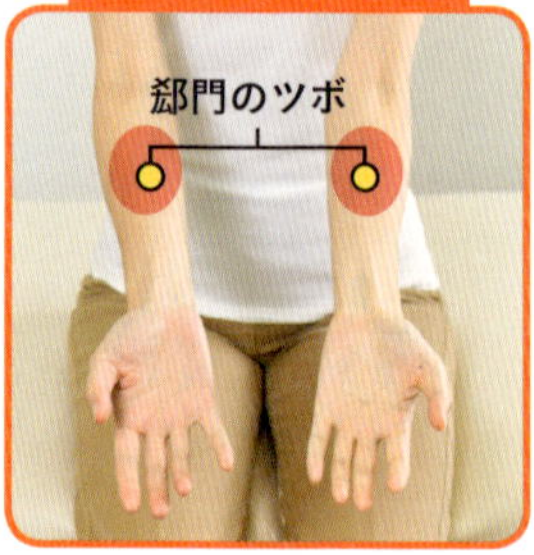

手首のシワから指４本分＋親指２本分上の中央を狙う

POINT スコープ

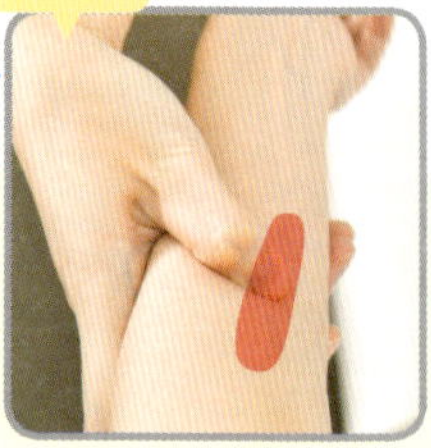

縦に走る索状の結節を見つけるのがポイント！

手の形はコレ！

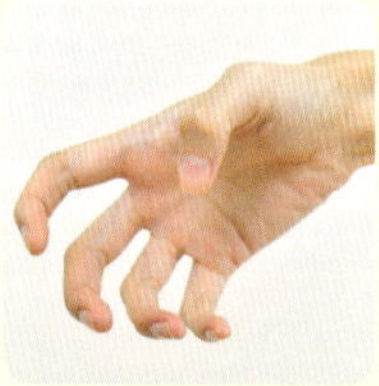

ターゲットに親指を当て、手首の返しで圧をかける！

プロの技教えます！

施術のやり方

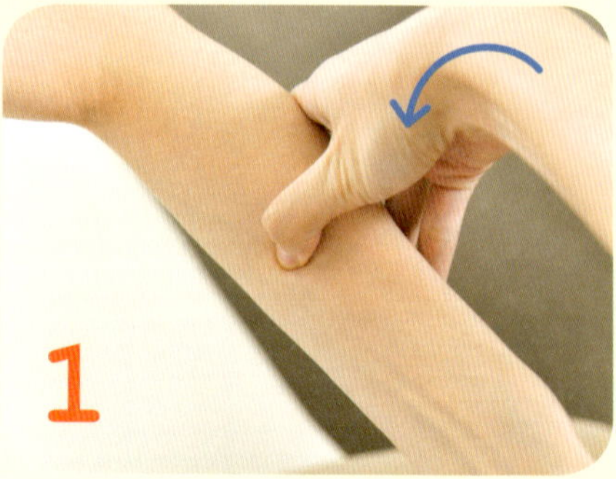

1

郄門に親指の先を当て、圧をかける。

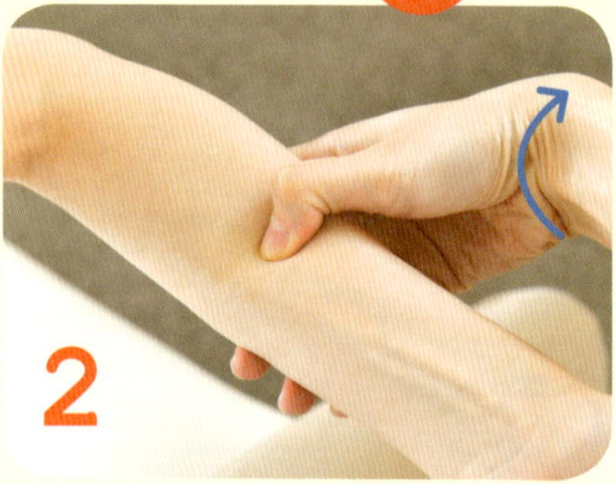

2

そのまま手首を上下に返して動かす。

マッサージ B 足《あし》の三里《さんり》を押す

パートナー 1

強さ LEVEL 3　手の形 手根　方法 押す（スライド圧）

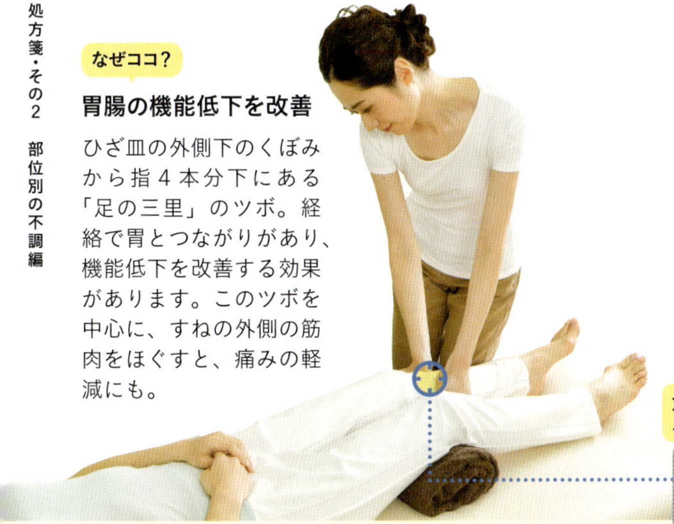

なぜココ?

胃腸の機能低下を改善

ひざ皿の外側下のくぼみから指４本分下にある「足の三里」のツボ。経絡で胃とつながりがあり、機能低下を改善する効果があります。このツボを中心に、すねの外側の筋肉をほぐすと、痛みの軽減にも。

ココがターゲット

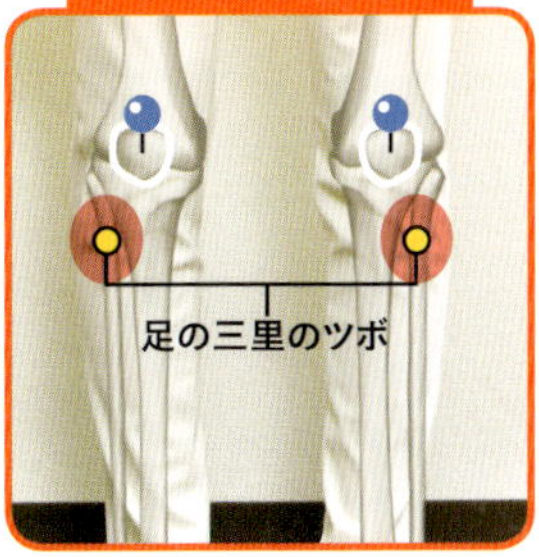

ひざ皿の外側下から
指４本分下を狙う

POINT スコープ

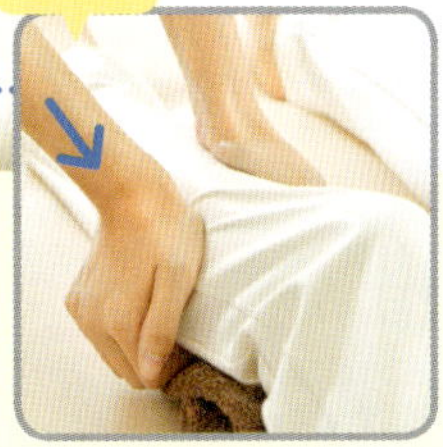

前腕から手根にかけての
力の方向を意識!

プロの技教えます!

施術のやり方

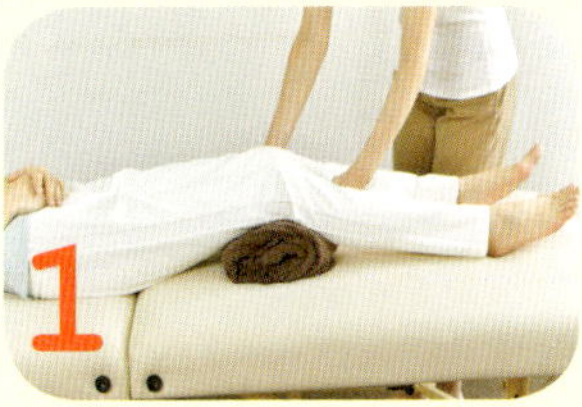

1 パートナーのひざ裏にタオルを敷く。

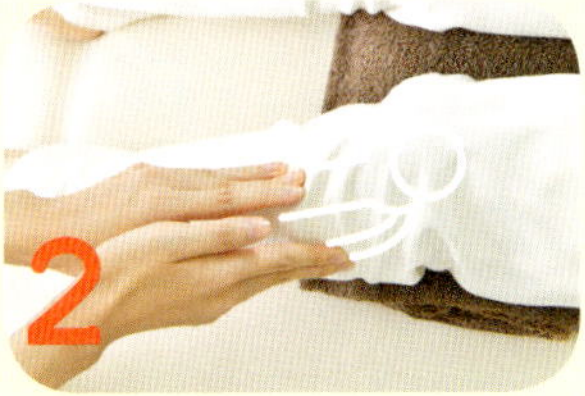

2 ひざ皿の形とすねの骨と外側の腓骨（ひこつ）を探り、筋肉の位置を確認。

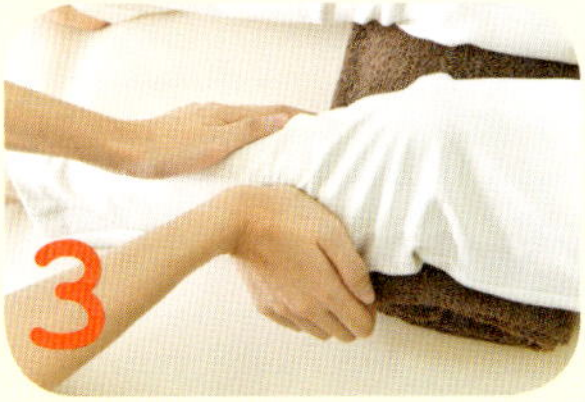

3 ターゲットに手根を当て、体重をかける。

手の形はコレ!

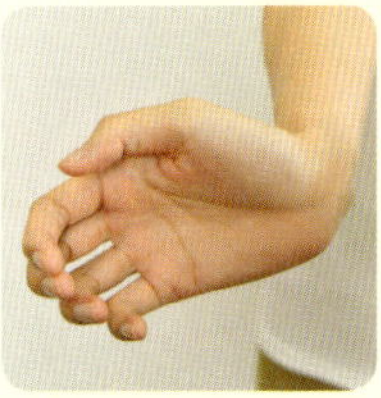

ターゲットに手根を
当て体重をかけながら
圧をかける!

マッサージ C

ひざの皿の上外側を押す

パートナー 2

強さ LEVEL3　手の形 親指(V字)　方法 押す(すじ切り)

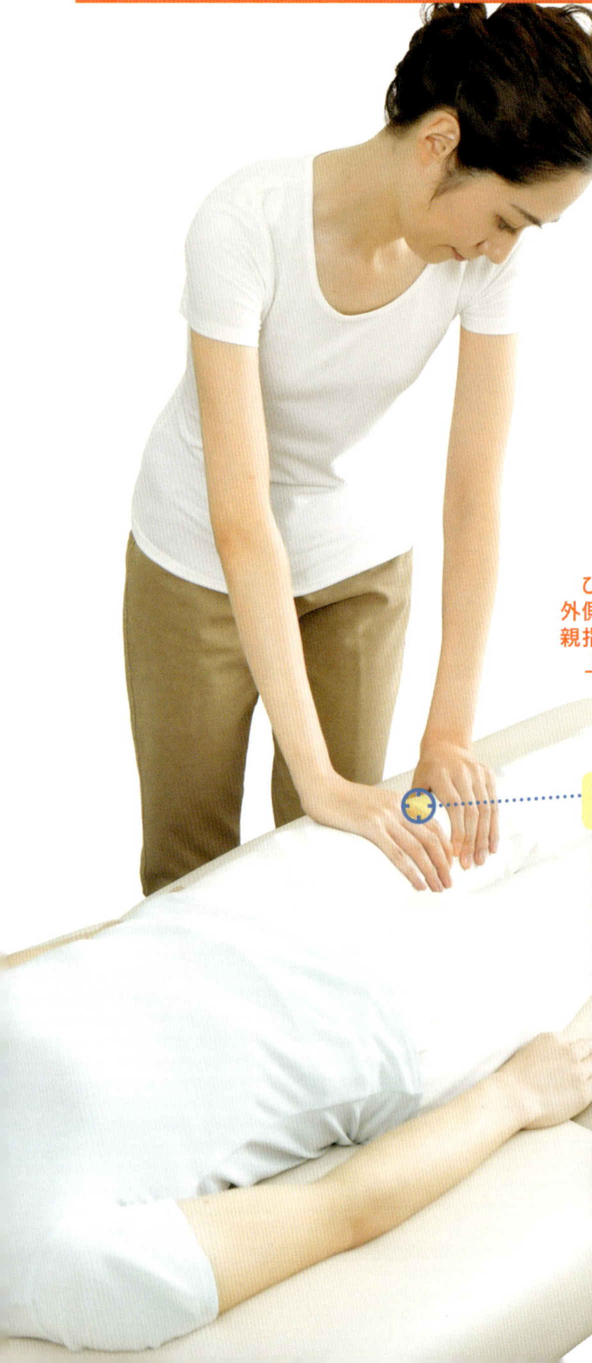

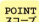

なぜココ?

急な痛みにも即効性あり

ひざ皿の外側上のくぼみから親指2本分上にある「梁丘《りょうきゅう》」のツボ。胃腸の機能が低下すると、この部位にコリが出やすい。急な痛みに即効性のあるツボで、胃の痛みには左側からアプローチするとよいでしょう。ひざの痛みにも効果◎。

ココがターゲット

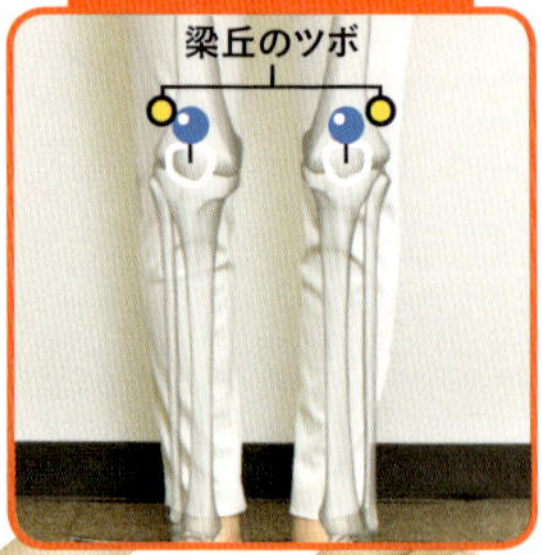

ひざ皿の外側上から親指2本分上を狙う

POINT スコープ

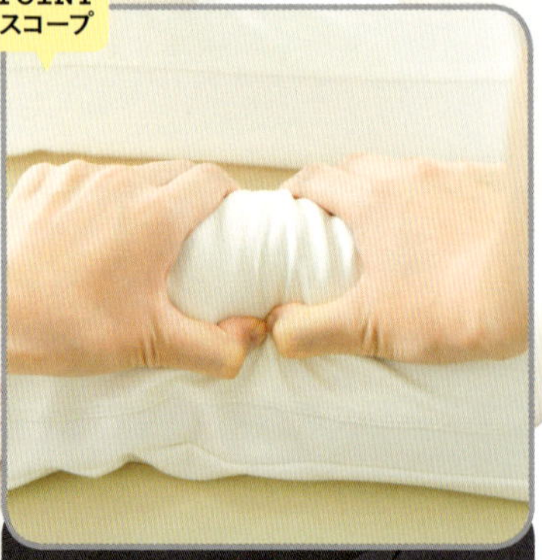

コリコリがある場合は
それをほぐすように親指を動かす!

プロの技教えます!

施術のやり方

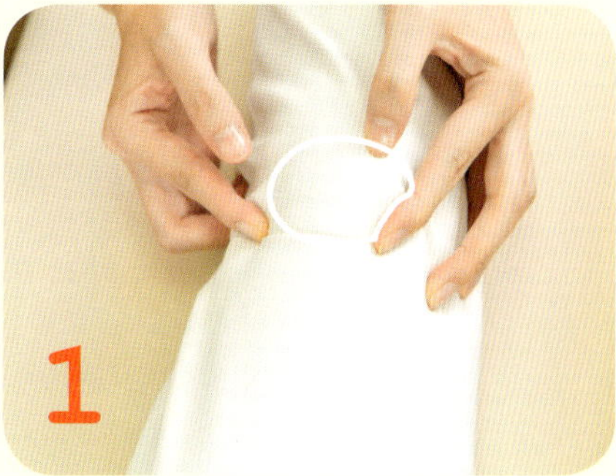

ひざ皿の形を確認する。

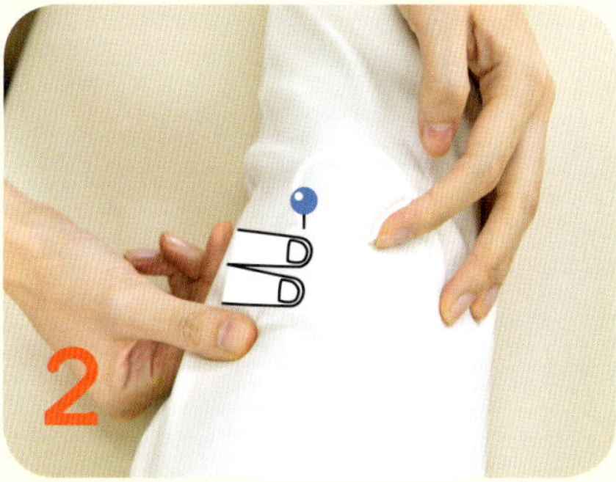

ひざ皿の外側の角から親指２本分上を見つける。

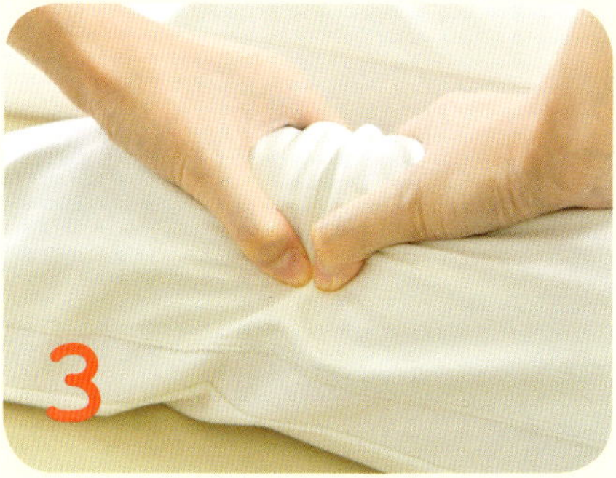

ターゲットに親指の先を当て、すじを切るように圧をかける。

手の形はコレ！

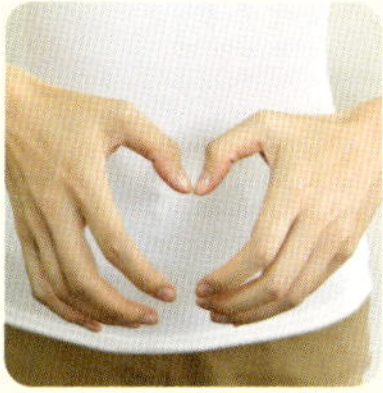

**親指を合わせて
V字型に立てて
指先で圧をかける！**

プロの技教えます!

こんなやり方も有効！

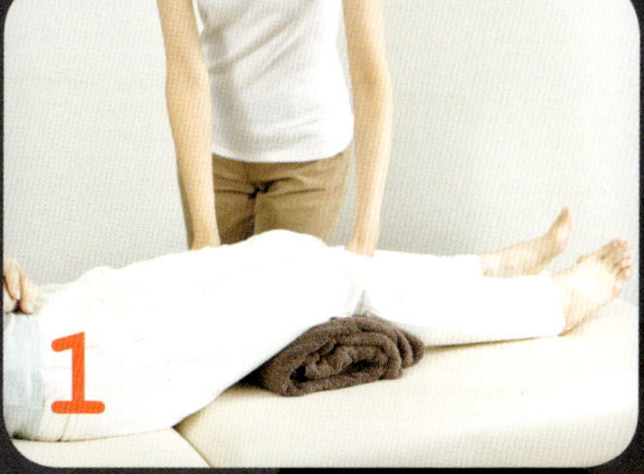

ひざ裏にタオルを入れ、ひざ関節にゆとりを。

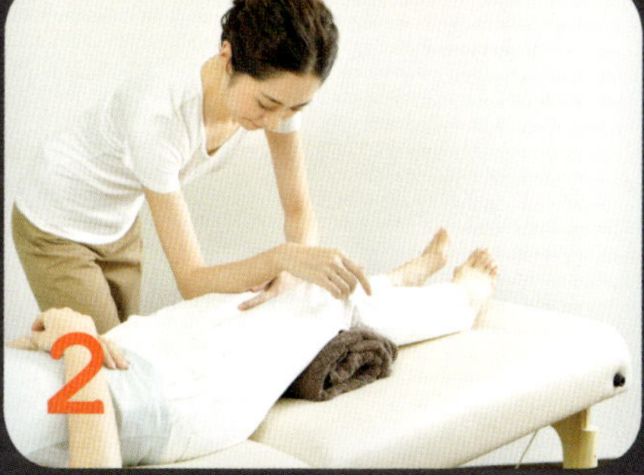

ターゲットに前腕部を当て、軽く体重をかける。

背中の痛み1 （肩甲骨間） 原因とマッサージ

どこをもむ？

原因

- 急激な動き
- 胃の不調
- 呼吸器の問題
- メンタル・ストレス
- 胸郭および胸椎の形状（まっすぐか丸すぎる）
- 肩甲骨の動き・位置乱れ
- 不良姿勢

※背中だけでなく、胸や腕、あごなどに痛みや違和感が放散するようなときは、すぐに医師の診察を受けましょう。

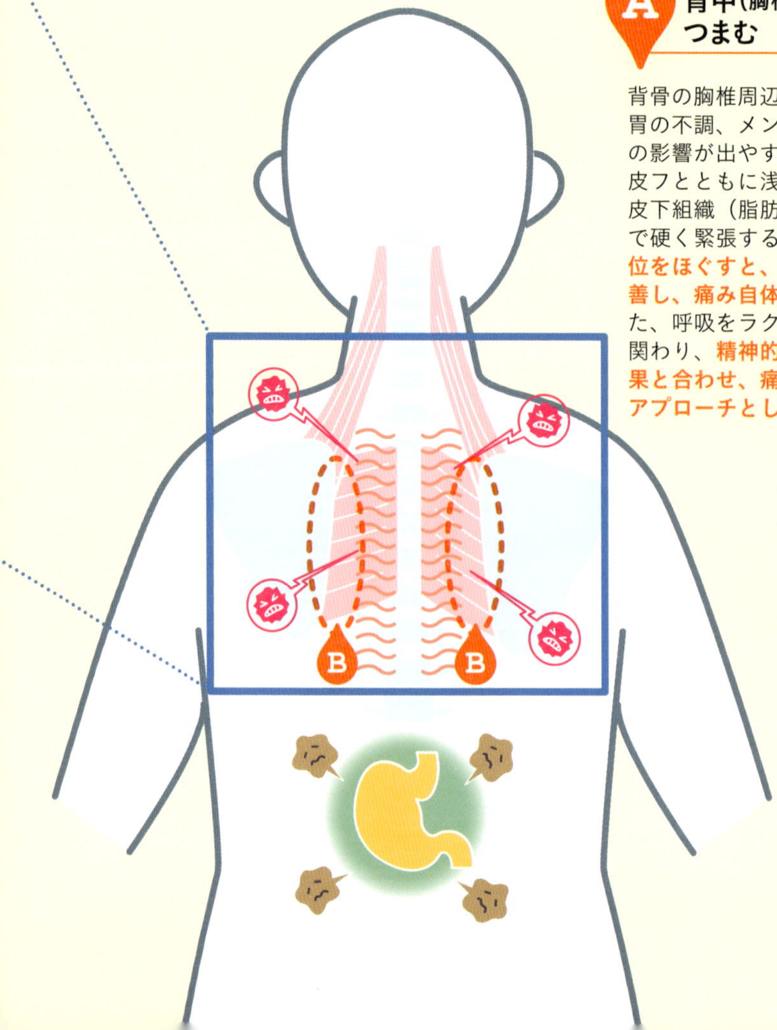

A 背中(胸椎《きょうつい》付近)をつまむ

背骨の胸椎周辺は、呼吸器系や胃の不調、メンタル・ストレスの影響が出やすい部位。表面と皮フとともに浅筋膜と呼ばれる皮下組織（脂肪なども含む）まで硬く緊張することも。**この部位をほぐすと、胸郭の動きも改善し、痛み自体も軽減する。**また、呼吸をラクにすることにも関わり、**精神的なリラックス効果と合わせ、痛みを軽減させるアプローチとして有効。**

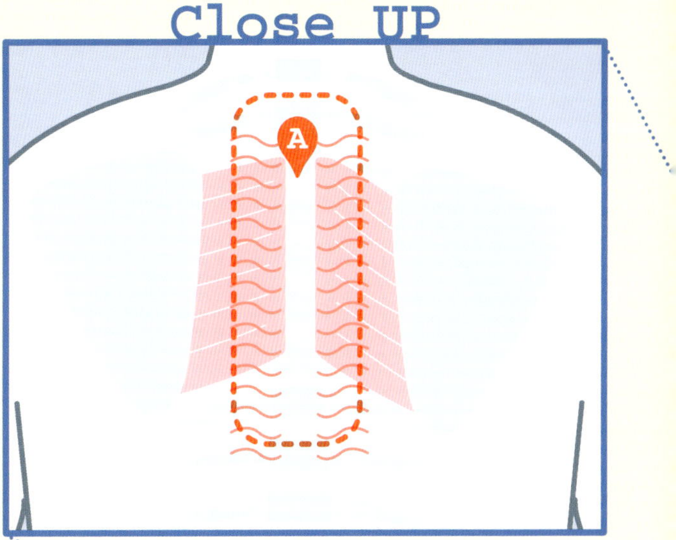

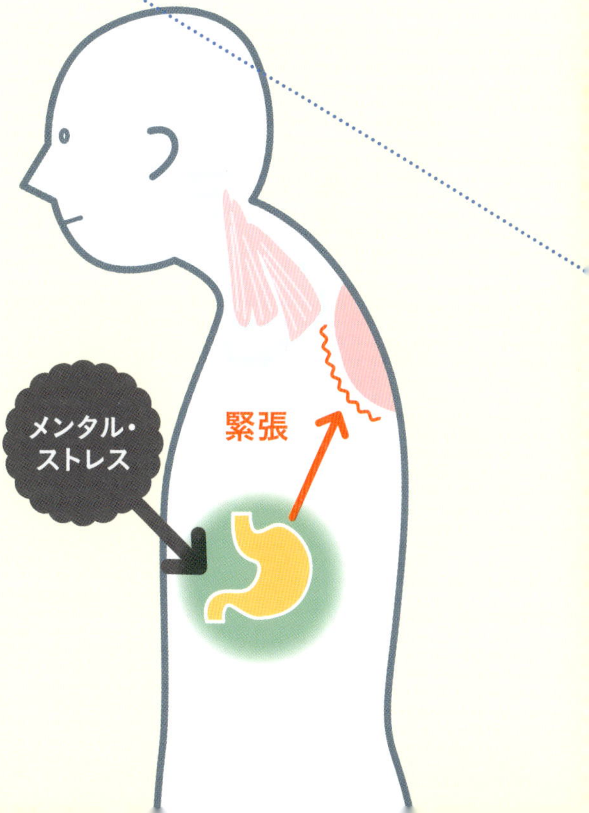

B 肩甲骨の盛り上がりをさする

肩甲骨の際、肋骨が盛り上がる肋骨角の部分は、菱形筋など深部の筋肉に緊張やコリが表れやすい。**姿勢の問題もあるが、内臓の慢性的な不調から痛みや緊張が生じていることもあるので、ゆるめると痛みの軽減につながる。**

マッサージ A

背中(胸椎《きょうつい》付近)をつまむ

セルフ 1

強さ LEVEL 2　手の形 5本指　方法 つまむ(持続圧:左右各10秒)

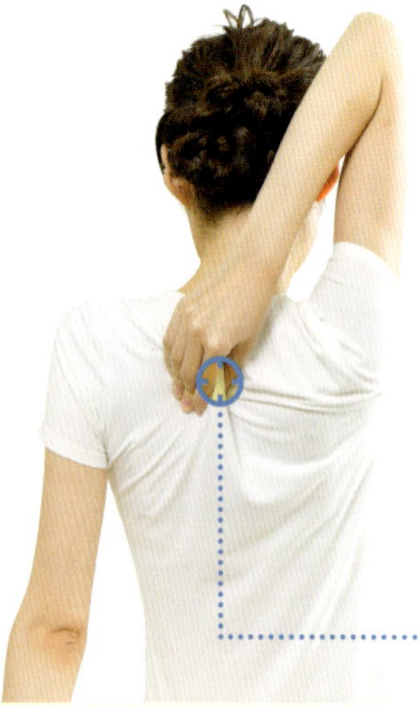

なぜココ?

ストレスで緊張しやすい

胸椎周辺は、胃腸の機能低下やストレスの影響で緊張しやすい部位。浅筋膜という皮下組織にかけて柔軟性が低下し、皮フのずれる動き(あそび)がなくなります。この部位をほぐすには、皮フを手のひらでつまみ上げることが有効となります。

ココがターゲット

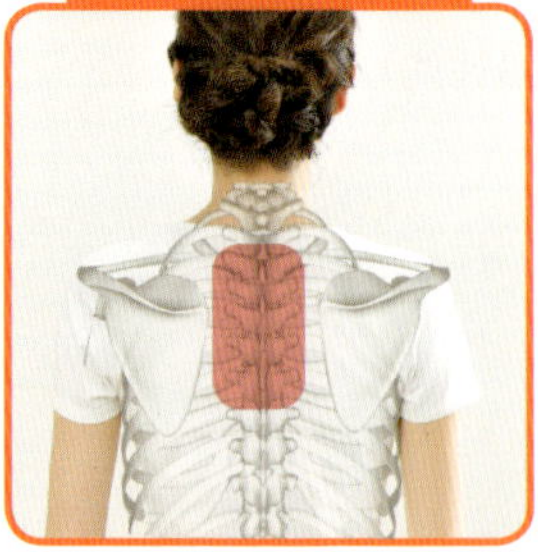

肩甲骨と背骨の間の皮フを狙う

POINT スコープ

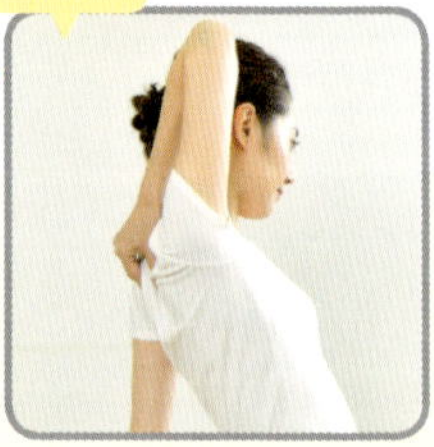

後ろに手をついて、背中をゆるめるとつまみやすい! つまみにくいところは深い部分も凝っている

手の形はコレ!

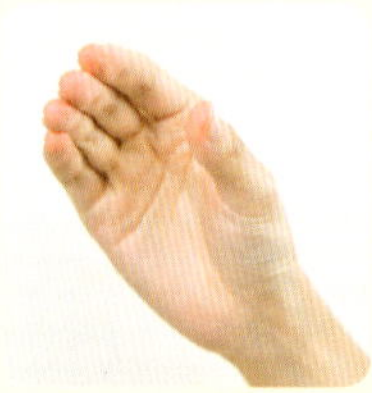

5本指を中心に手のひら全体で皮フをつまみ上げる!

施術のやり方

プロの技教えます!

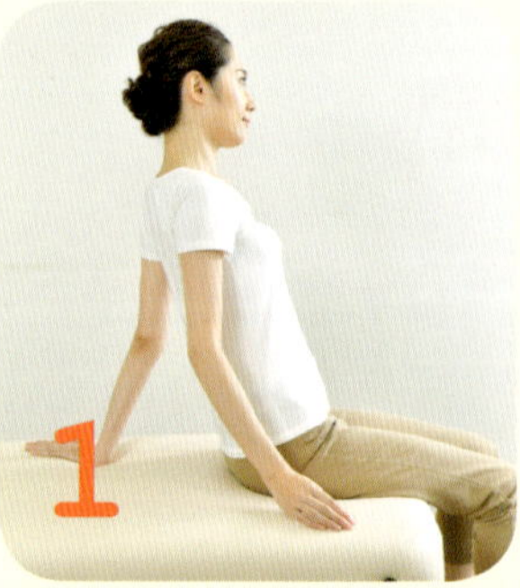

後ろに手をついて少し寄りかかり、背中をゆるめる。

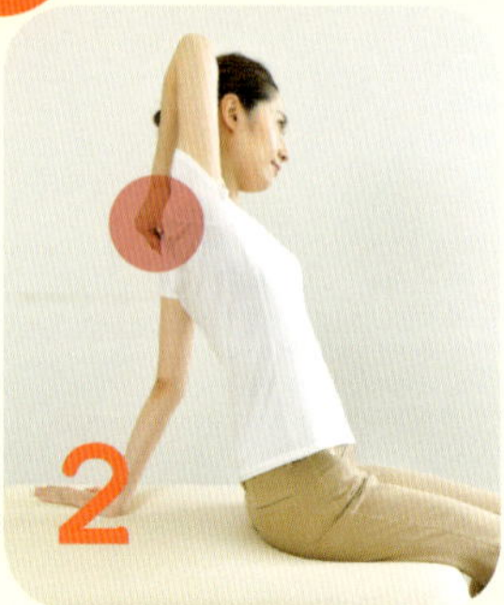

右手の場合、背骨より少し左側の皮フをつまむ。

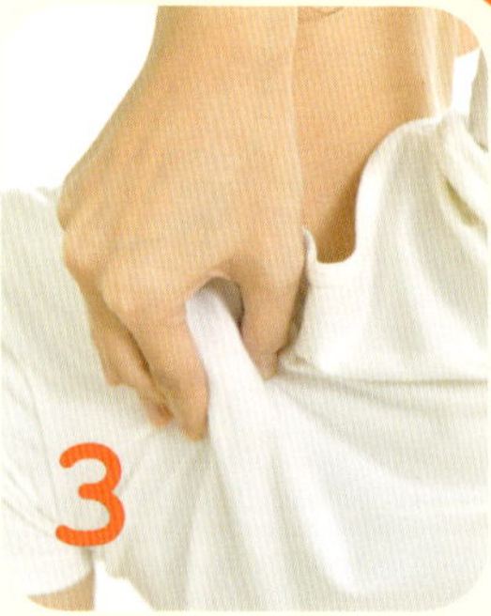

つまみ上げたまま、10秒ほど圧をかける。

マッサージ

B 肩甲骨の盛り上がりをさする

パートナー 1

強さ LEVEL 3　手の形 手刀　方法 さする

なぜココ？

慢性的な不調にも影響

肩甲骨に隠れている肋骨の盛り上がり（肋骨角）は、コリがたまりやすい部位。姿勢の問題やストレスによって緊張したり、内臓の機能低下による慢性的な不調の影響も。痛みの軽減とリラックスに有効です。

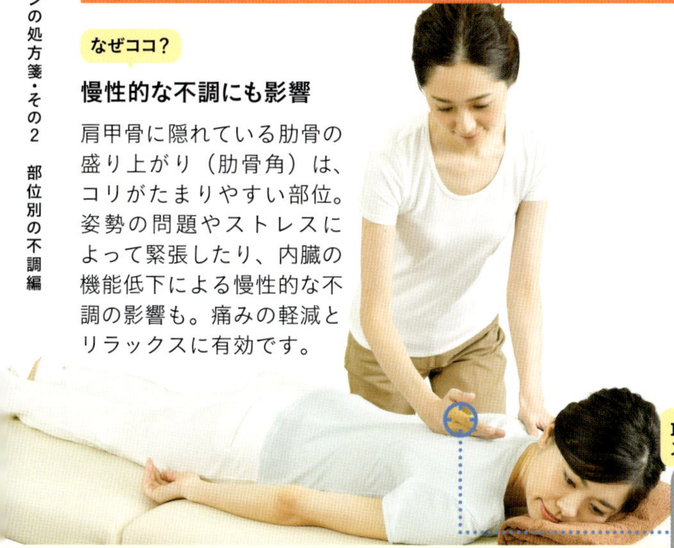

ココがターゲット

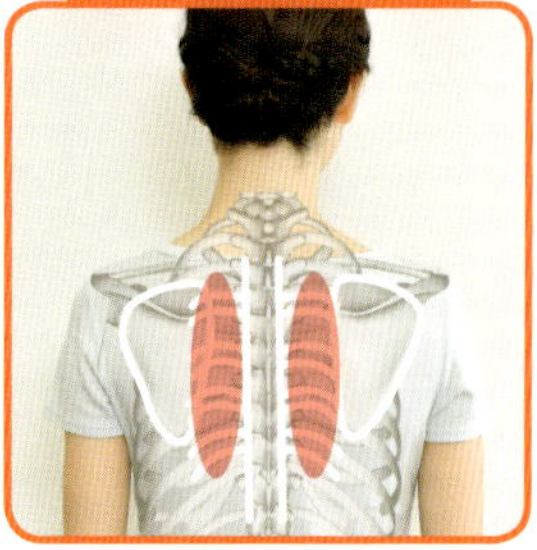

肩甲骨の際の肋骨の盛り上がりを狙う

POINT スコープ

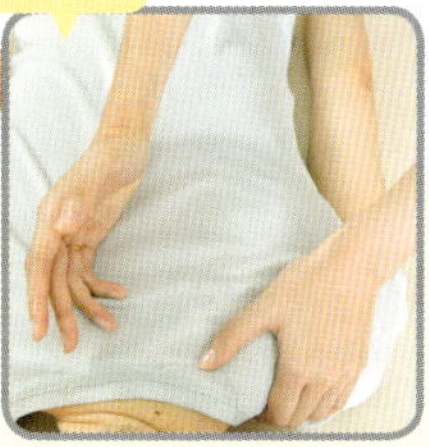

うつ伏せで腕を下げると肩甲骨が外側に開く！

プロの技教えます！

施術のやり方

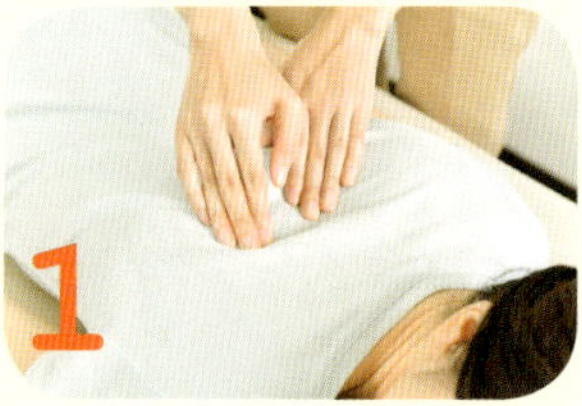

1 肩甲骨内側の際の近くに、肋骨の盛り上がりを見つける。

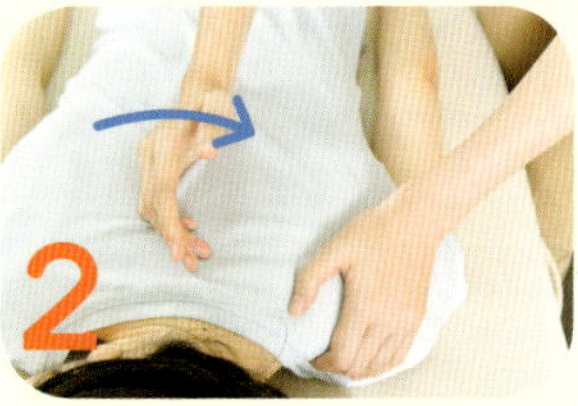

2 ターゲット周辺に手刀を当て、手首を揺らしてさする。

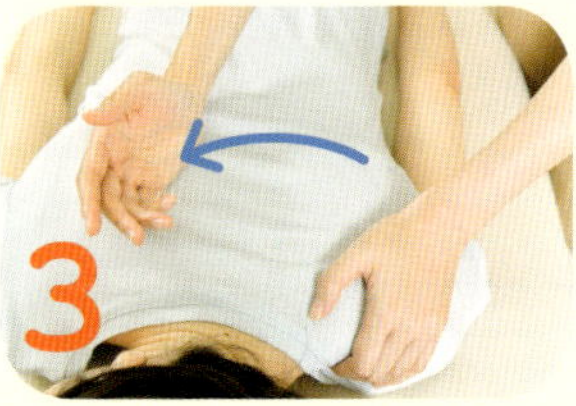

3 左右の盛り上がりをまんべんなくさすり、圧をかける。

手の形はコレ！

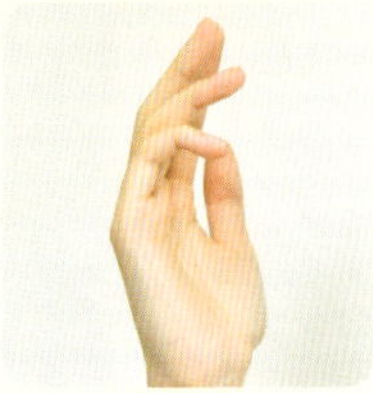

手刀の形で圧をかけながら柔らかくさする！

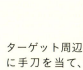

マッサージ A

背中（胸椎《きょうつい》付近）をつまむ

パートナー 2

強さ LEVEL3　手の形 5本指　方法 つまむ（スライド圧）

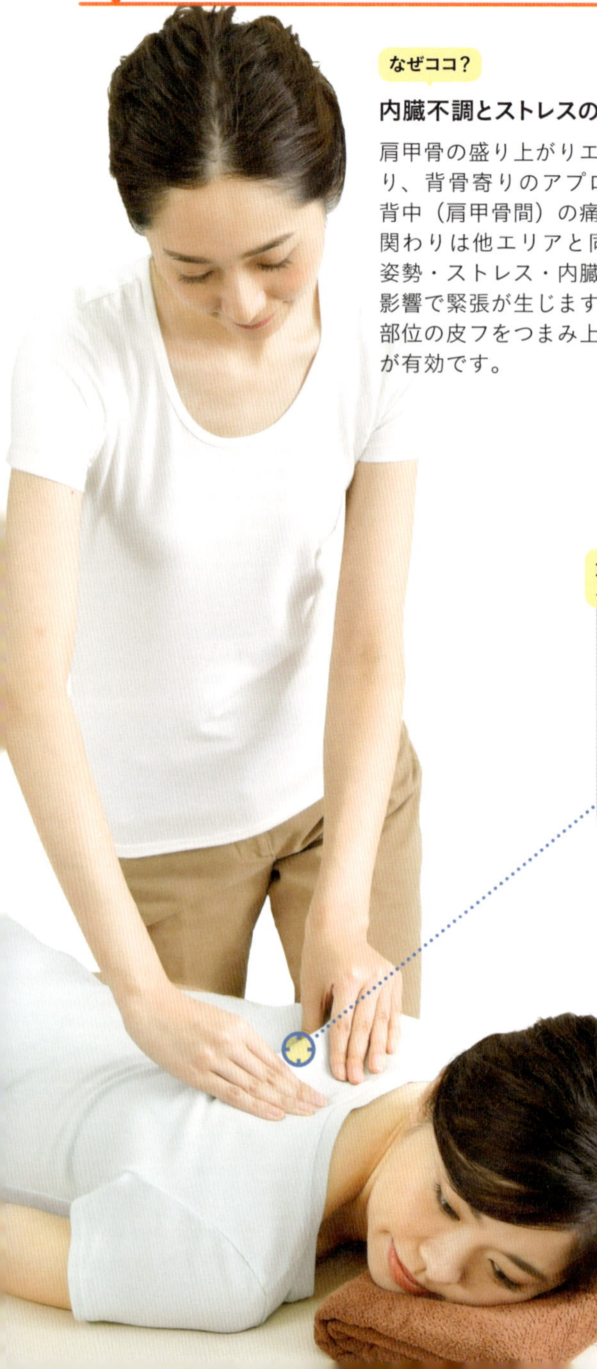

なぜココ？

内臓不調とストレスの影響

肩甲骨の盛り上がりエリアより、背骨寄りのアプローチ。背中（肩甲骨間）の痛みとの関わりは他エリアと同様に、姿勢・ストレス・内臓不調の影響で緊張が生じます。この部位の皮フをつまみ上げるのが有効です。

ココがターゲット

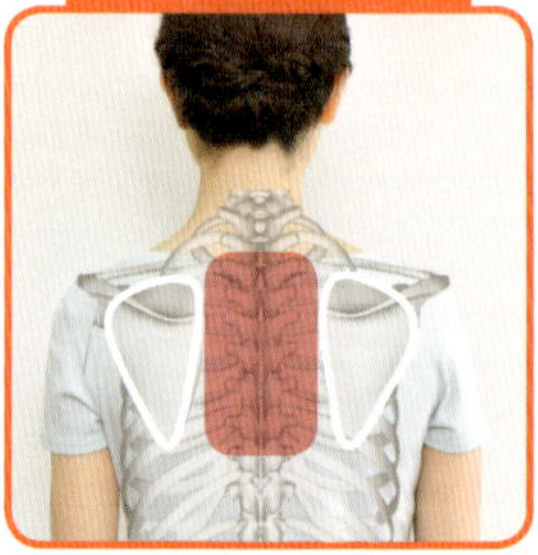

肩甲骨と背骨の間の皮フを狙う

POINT スコープ

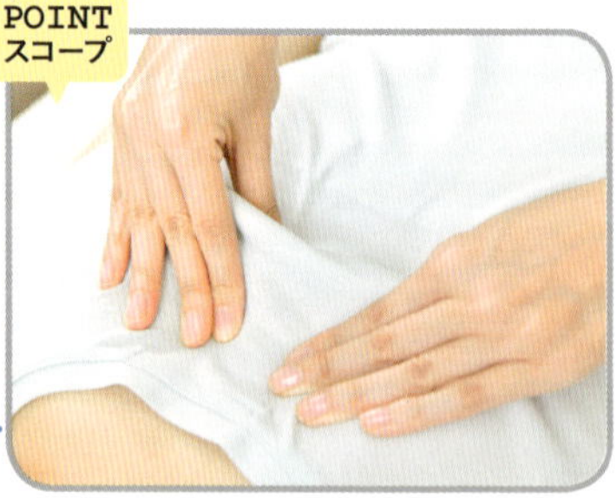

肩甲骨の間にある周辺の皮フをつまむ！

プロの技教えます!

施術のやり方

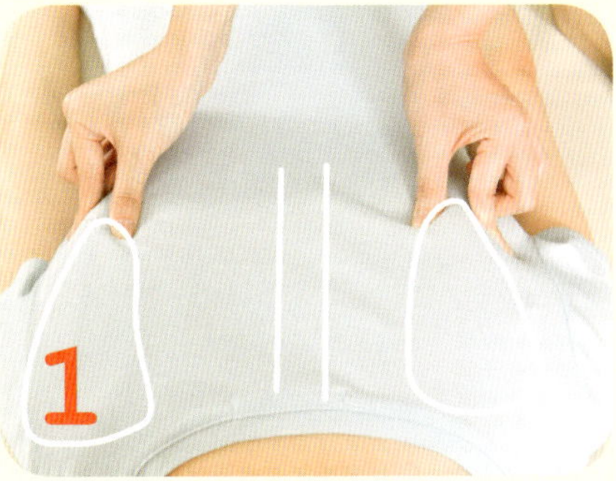

肩甲骨の形を確認する。

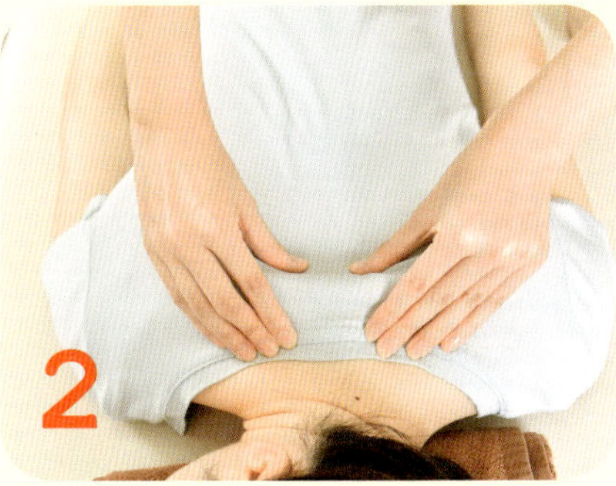

肩甲骨の間にある周囲の皮フをつまみ上げる。

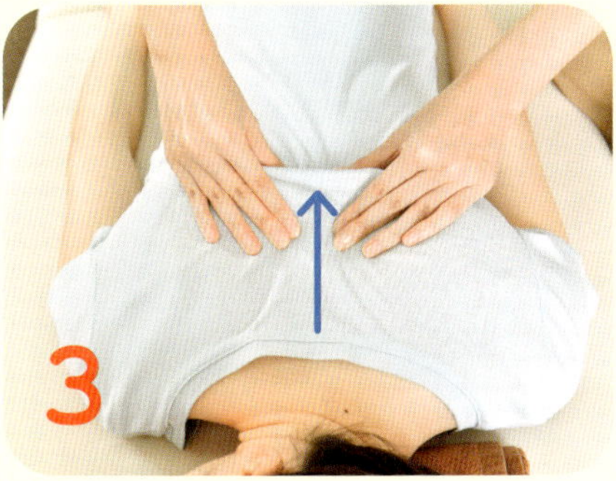

背骨と肩甲骨間の皮フを下まで順につまんでいく。

手の形はコレ!

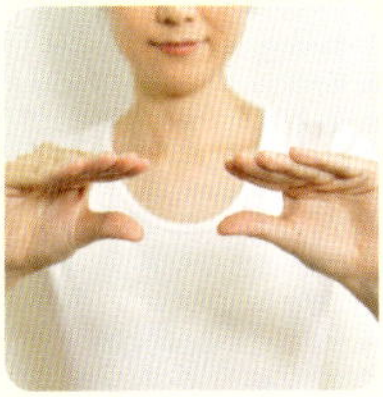

5本指を中心に手のひら全体でつまみ上げる!

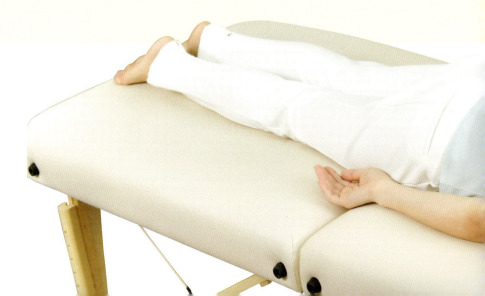

背中の痛み2（肩甲骨下）原因とマッサージ

どこをもむ？

原因

- 消化器系のトラブル
- 姿勢の乱れ（長時間の座り姿勢など）
- 急激な動き
- 尻もちをつくなどのケガ

D 背骨沿いを押す

肋骨の一番下から腰の辺りまで。この間の背骨に沿う筋肉の盛り上がりには、内臓に関わるツボが連なっている。**この周辺を全体的に圧迫することも痛みの軽減に有効。**

B 胃《い》兪《ゆ》・胃《い》倉《そう》を押す

背骨に沿う筋肉の一番外側にある腸肋筋には、「胃倉」のツボがあり、その少し内側には「胃兪」のツボがある。胃腸の働きが悪い人は、この周辺が硬くなりやすい。**慢性的に背中に張りを感じる場合は、この部位をほぐすとよい。**

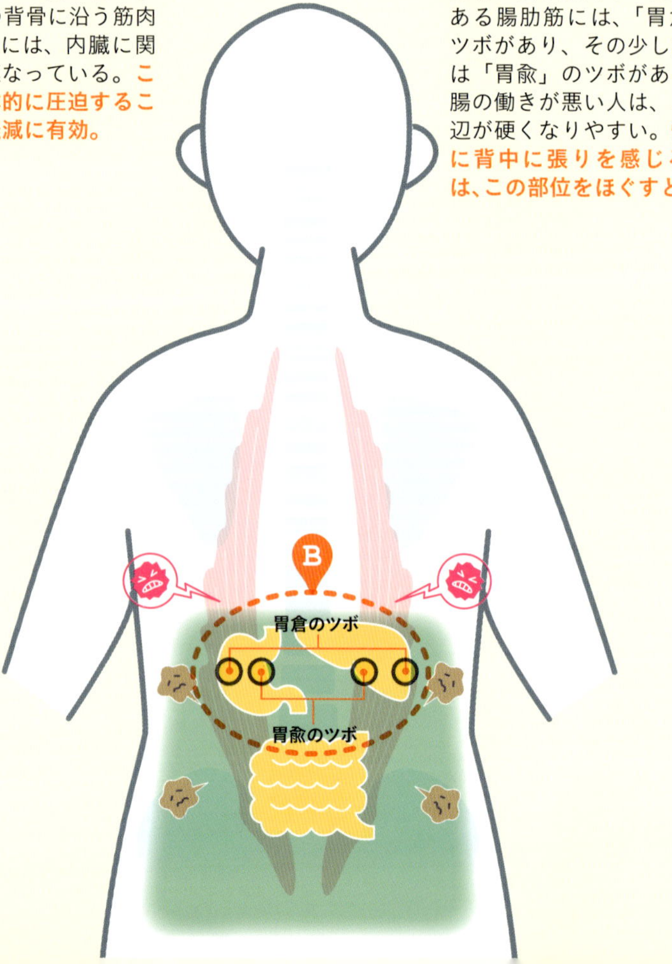

C お腹を押す

ストレスや不良姿勢で横隔膜が圧迫され、胃腸の機能が低下。その不調が背中側の皮フまで緊張させ、さらなる姿勢乱れを招く悪循環に。**胃や横隔膜にダイレクトに刺激を入れ緊張がゆるむことで、背中の痛みも軽減できる。**

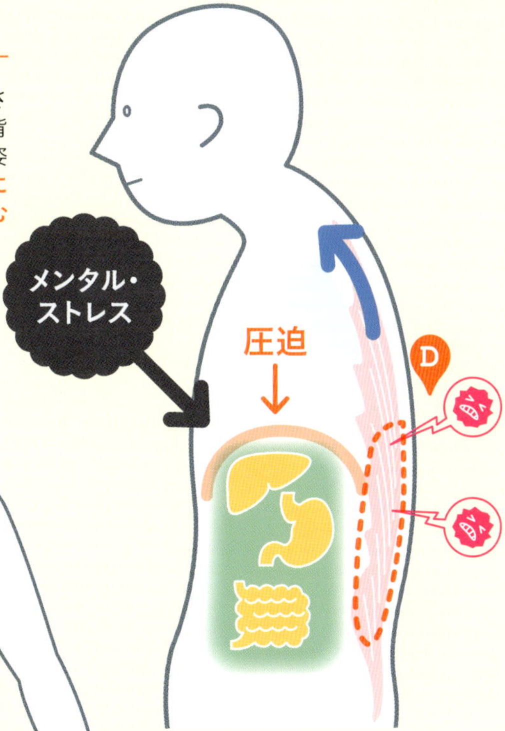

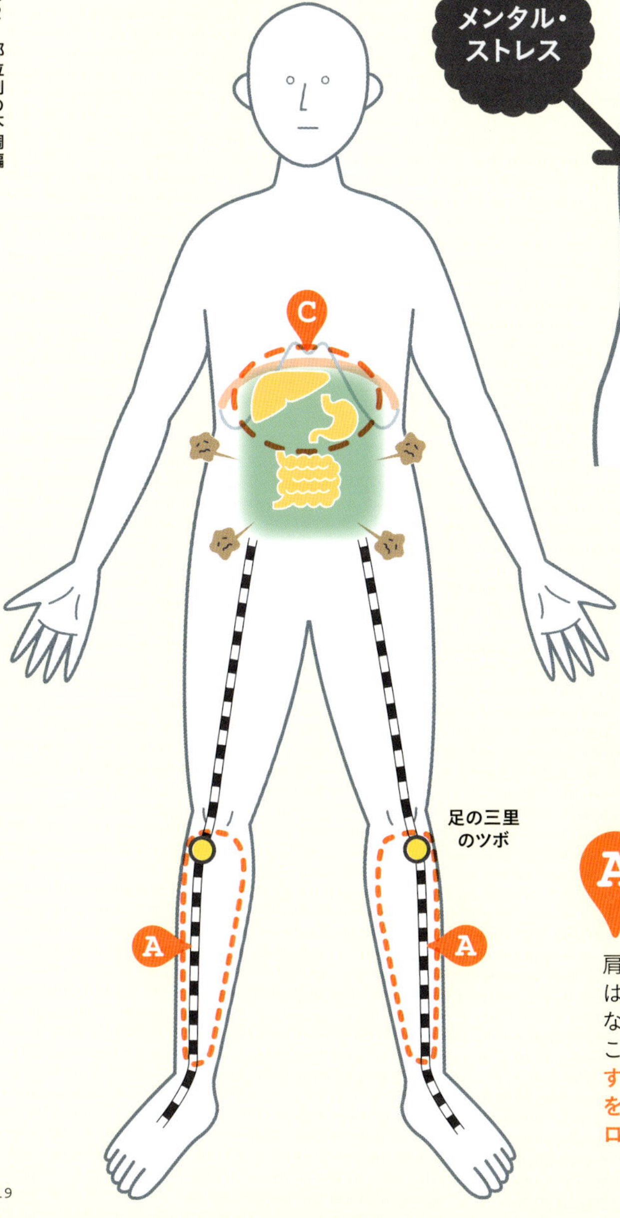

A すね（足《あし》の三里《さんり》）を押す

肩甲骨の下角より下側の痛みは、胃、すい臓、胆のう、肝臓などの不調が原因となっていることも。**この部位の緊張を改善するには、「足の三里」のツボを中心としたすねの筋肉にアプローチするとよい。**

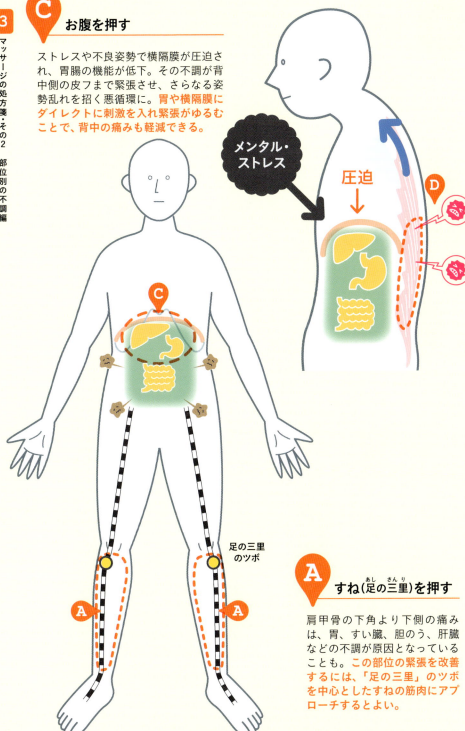

マッサージ

A すね(足《あし》の三《さん》里《り》)を押す

セルフ 1

強さ LEVEL3　手の形 手根　方法 押す(はさんでスライド)

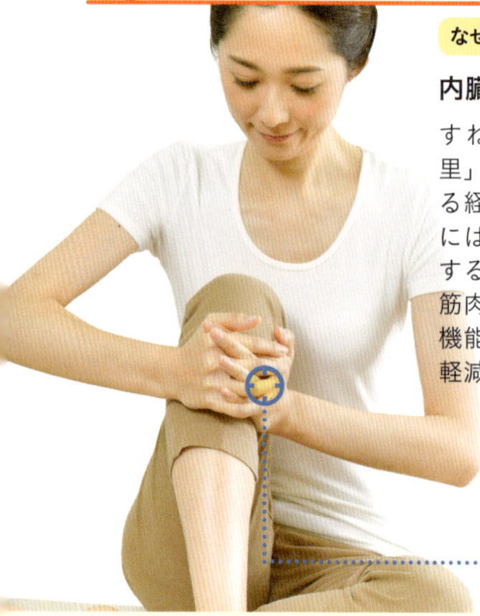

なぜココ?

内臓機能全般を整える

すねの外側には「足の三里」のツボなど、胃に関わる経絡が流れており、内側には消化器系の働きを改善する経絡も。つまりすねの筋肉をほぐすことで内臓の機能を整え、背中の痛みの軽減を目的とします。

ココがターゲット

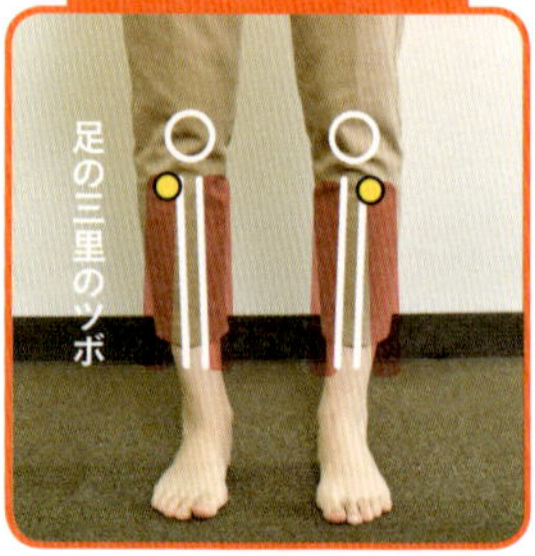

すねの骨の内側と外側を狙う

POINT スコープ

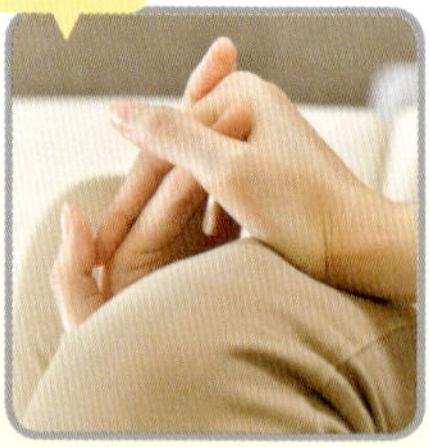

すねの骨の内側と外側の筋肉の両面をサンドイッチ!

手の形はコレ!

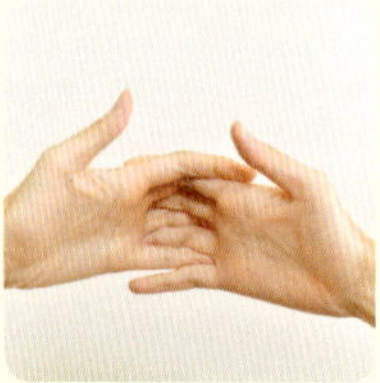

両手を組み
手根部で挟み込んで
圧をかける!

プロの技教えます!

施術のやり方

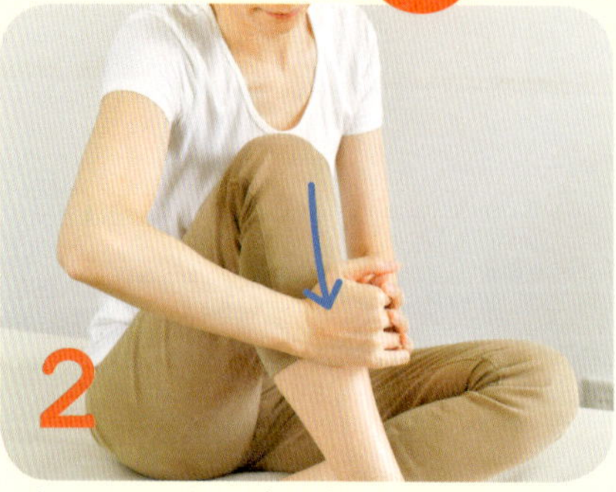

ポイントを少しずつずらし、すね全体をフォロー。

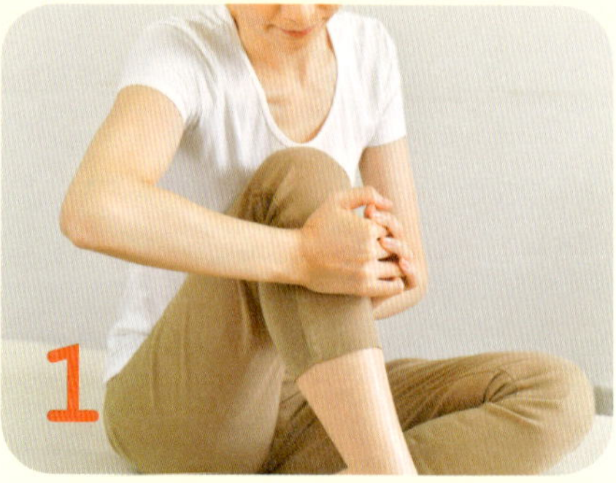

すねの骨を挟んで、手根で筋肉に5秒ずつ圧をかける。

マッサージ B 胃《い》兪《ゆ》・胃《い》倉《そう》を押す

セルフ 2

強さ LEVEL3　手の形 こぶし　方法 押す（持続圧30秒）

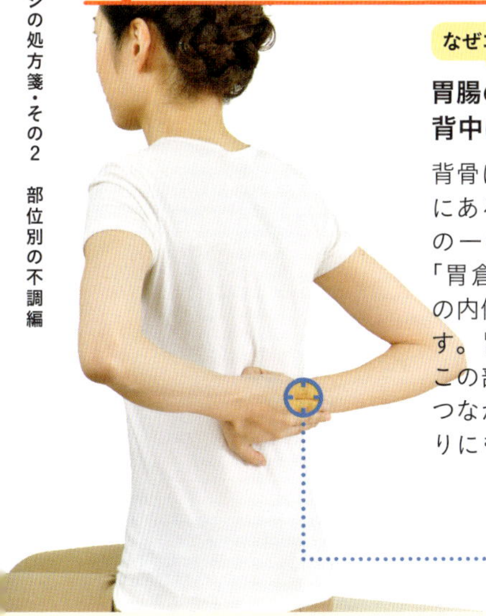

なぜココ？

胃腸の機能低下で背中に緊張

背骨に沿う筋肉の一番外側にある腸肋筋。そこの肋骨の一番下の高さの辺りに「胃倉」のツボがあり、その内側に「胃兪」があります。胃腸の働きが悪いと、この部位が緊張して痛みにつながります。慢性的な張りにも有効なアプローチ。

ココがターゲット

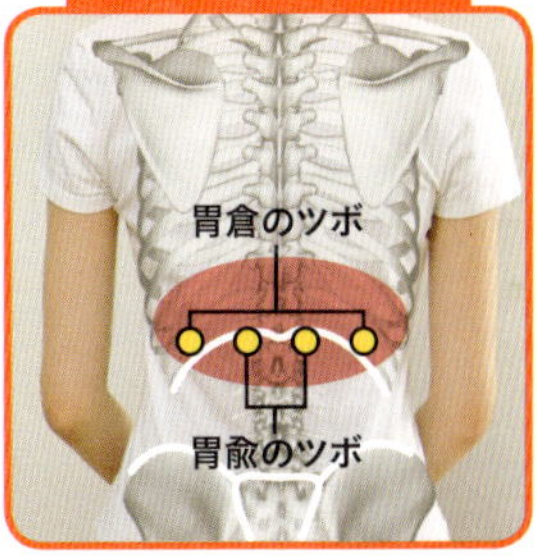

肋骨下ライン上の背骨の筋肉の盛り上がり

POINT スコープ

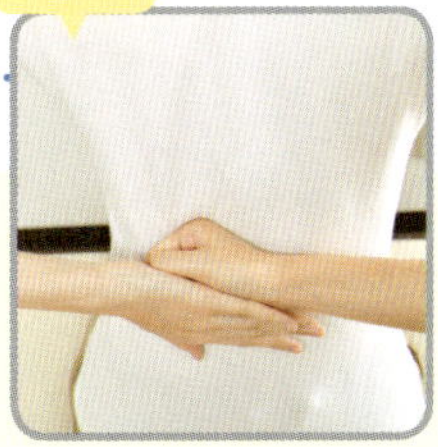

こぶしを当てるとき、
イスの背もたれを利用するとラク！

手の形はコレ！

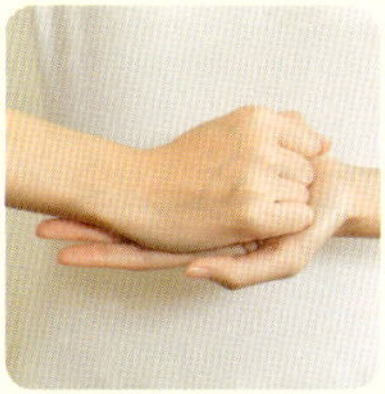

こぶしを押し当て、
両手で力を入れながら
圧をかける！

施術のやり方

プロの技教えます！

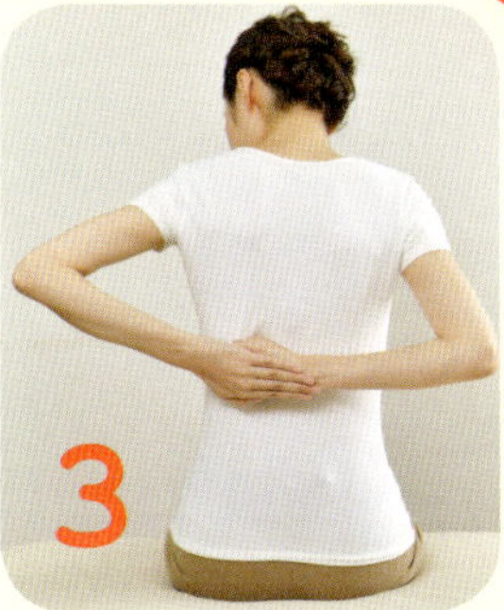

反対の手を添え、両手で押して圧をかける。

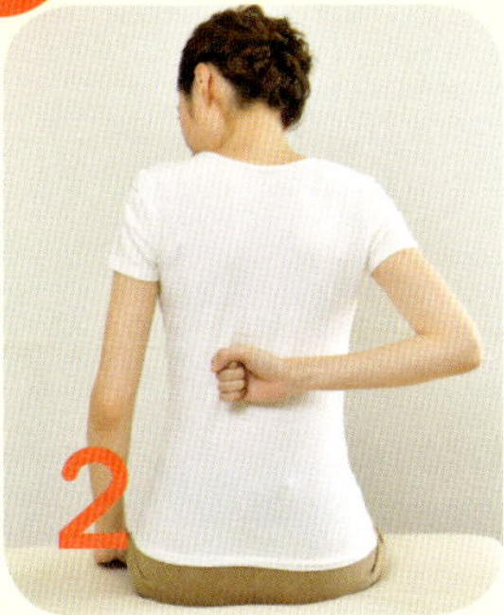

背骨の筋肉の盛り上がりにこぶしを当てる。

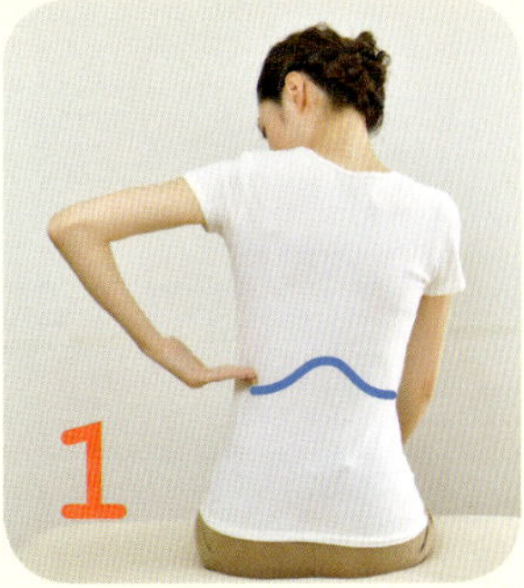

肋骨の一番下のラインより少し上がターゲット。

マッサージ

C お腹を押す

セルフ 3

強さ LEVEL 3　手の形 M字　方法 押す(持続圧10秒)

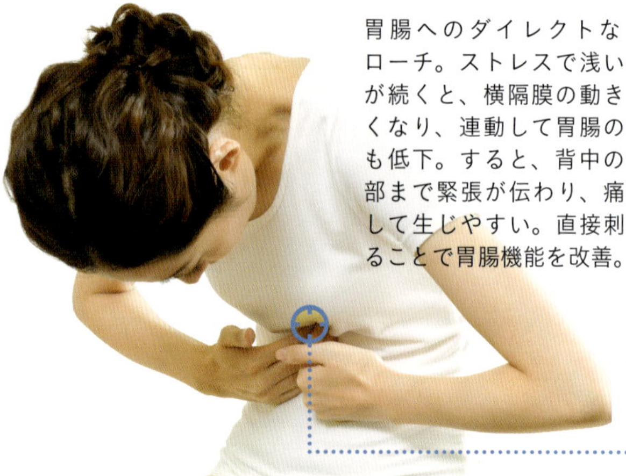

なぜココ？

胃腸の機能低下を改善

胃腸へのダイレクトなアプローチ。ストレスで浅い呼吸が続くと、横隔膜の動きが悪くなり、連動して胃腸の機能も低下。すると、背中の表層部まで緊張が伝わり、痛みとして生じやすい。直接刺激することで胃腸機能を改善。

ココがターゲット

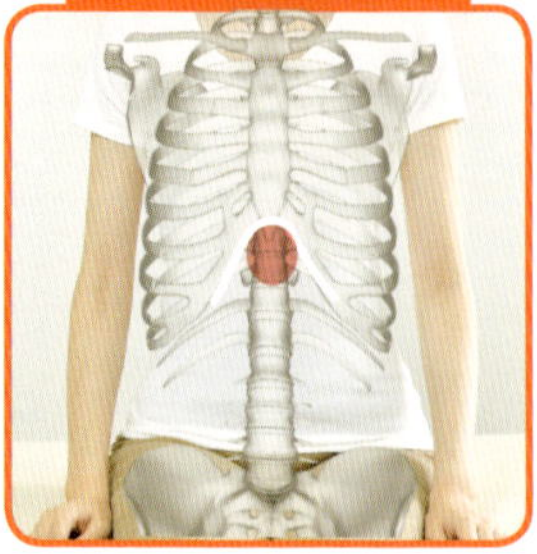

肋骨のラインの下の腹部を狙う

POINT スコープ

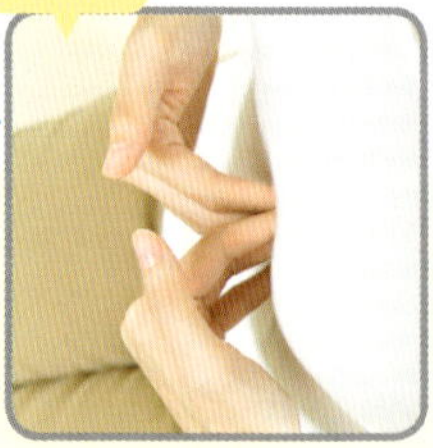

M字の先をターゲットに潜り込ませる！

手の形はコレ！

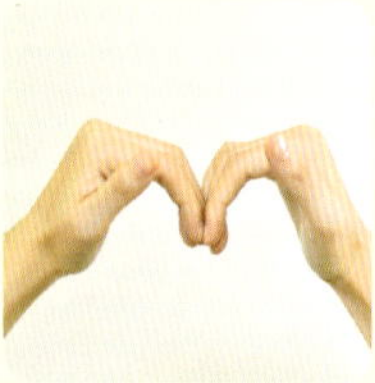

M字の形で指先を押し入れながら、上体を前傾させる！

施術のやり方

プロの技教えます！

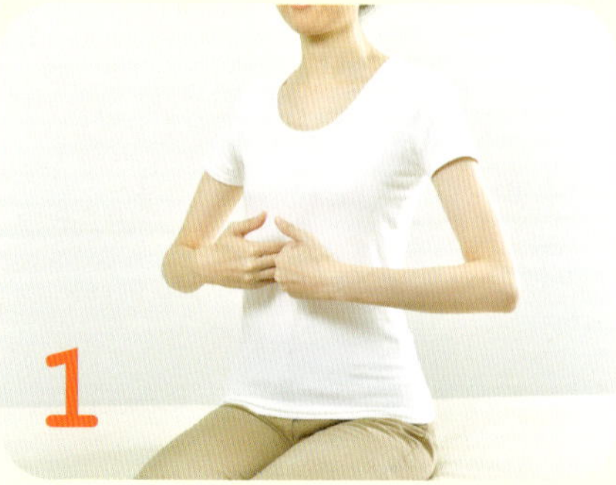

1

肋骨のくぼみのやや下に、M字の先を押し入れる。

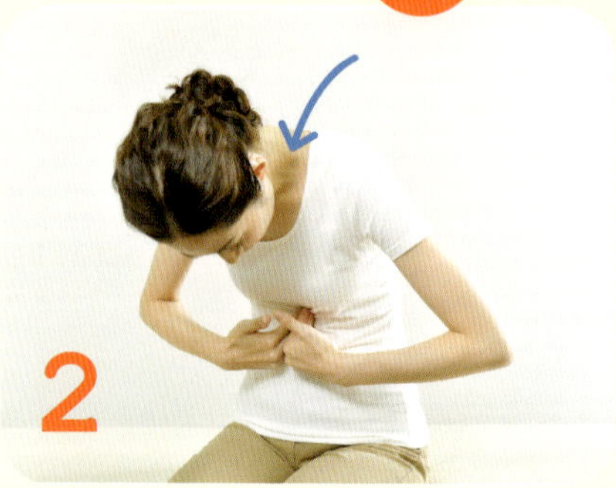

2

圧をかけたまま、上体を前に倒して10秒。

マッサージ D 背骨沿いを押す

パートナー 1

強さ LEVEL I　手の形 親指　方法 押す（スライド圧）

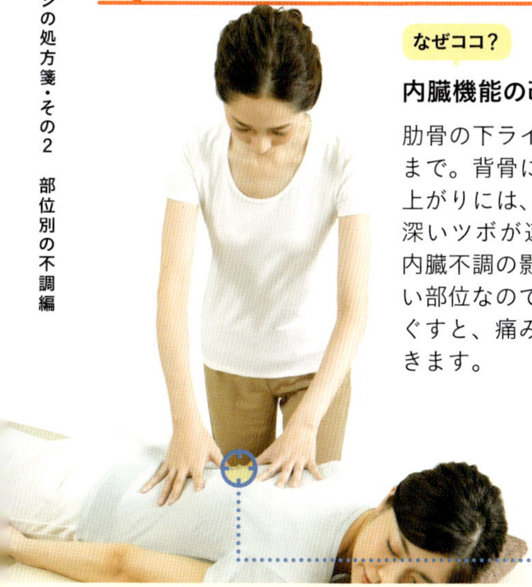

なぜココ？

内臓機能の改善と緊張緩和

肋骨の下ラインから腰の辺りまで。背骨に沿う筋肉の盛り上がりには、内臓と関わりの深いツボが連なっています。内臓不調の影響で緊張しやすい部位なので、圧をかけてほぐすと、痛みや張りを軽減できます。

ココがターゲット

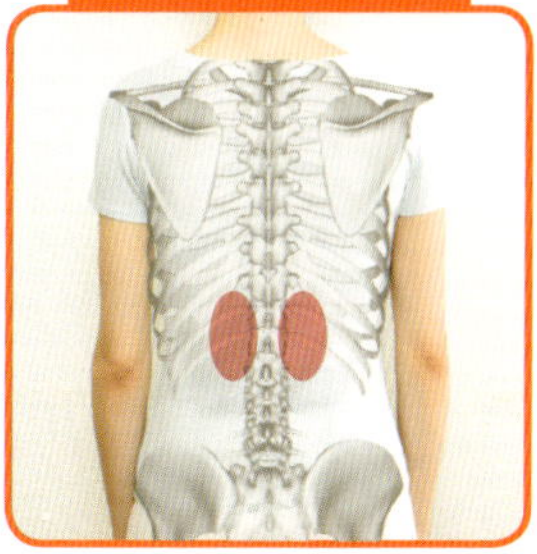

背骨沿いの筋肉の
肋骨下から腰近くまでを狙う

POINT スコープ

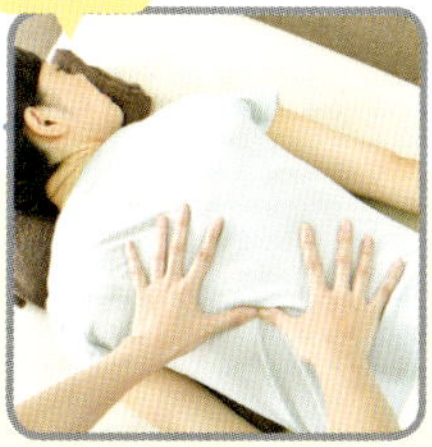

肋骨があるので、
あまり体重をかけすぎないように注意！

手の形はコレ！

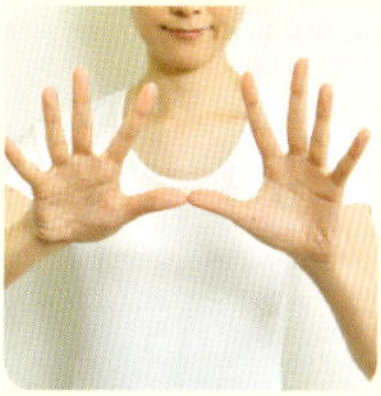

親指を合わせ、
ポイントをずらしながら
エリア全体に圧を！

プロの技教えます！

施術のやり方

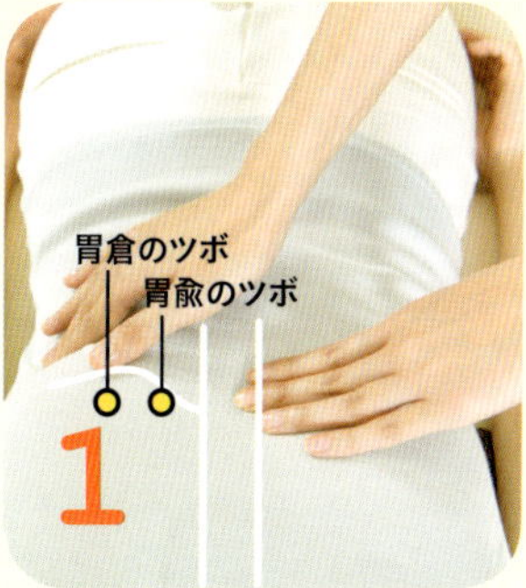

背骨と肋骨の位置を確認する。

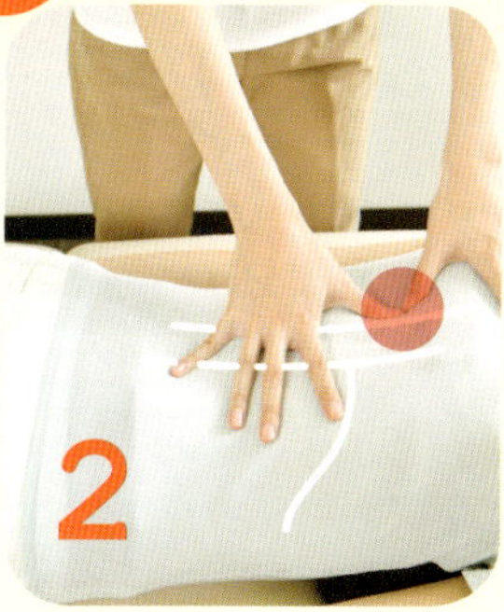

肋骨の下ラインの少し上から圧をかける。

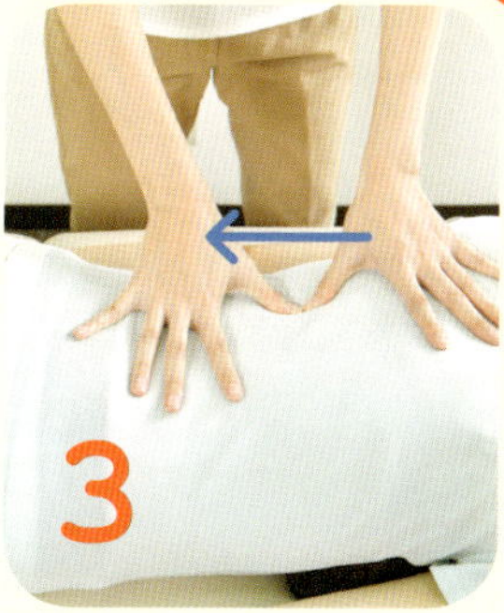

背骨沿いに、ポイントを少しずつスライド。

お尻～足の不調

足のつけ根痛の原因とマッサージ

どこをもむ？

原因

- 歩行動作の問題
- 足首の関節機能の問題
- お尻の筋肉（殿筋群）のコリ・緊張
- 股関節の筋肉（腸腰筋）の緊張
- 急な動きやケガ
- ホルモンバランスの乱れ
- 内臓の機能低下

※先天性股関節脱臼やペルテス病などの既往がある場合、変形性股関節症なども考えられるため、痛みが続く場合は医師の診断を受けましょう。特に女性は股関節の構造上、注意が必要です。

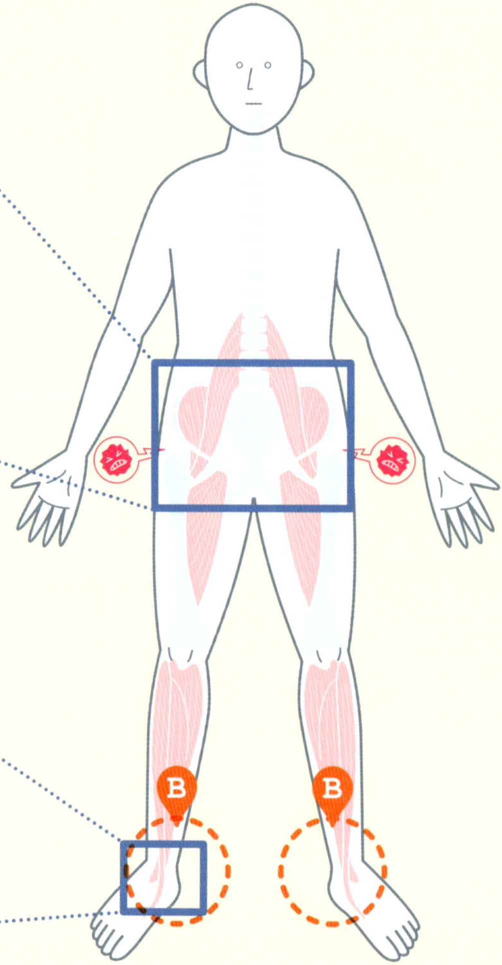

A 足の付け根（腸腰筋《ちょうようきん》）を押す

足のつけ根（鼠径部）を通る筋肉の代表が腸腰筋。歩行動作の乱れや骨盤内の内臓不調の影響で緊張しやすい。**股関節の硬さを改善し、痛みを和らげる。**

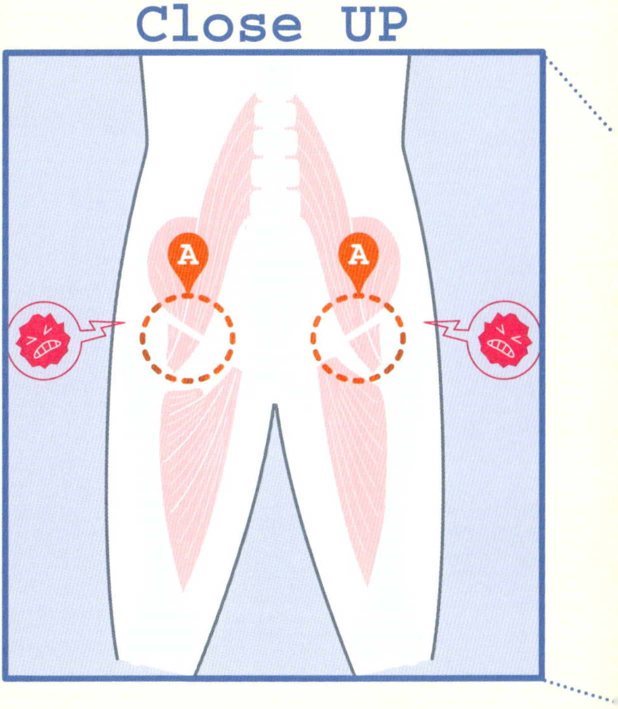

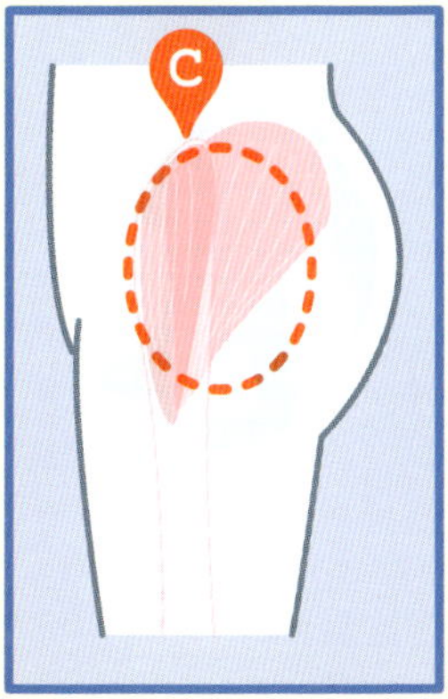

C お尻の横（大腿筋膜張筋《だいたいきんまくちょうきん》～中《ちゅう》・小殿筋《しょうでんきん》）を押す

お尻の横側にある大腿筋膜張筋、中・小殿筋。この部位は大腸の反応も表れやすく、緊張でうまく力が入らなくなる。**ゆるめることで、股関節の動きを修正する。**

B 足首前部を押す

足首の関節が連動しないと歩行動作が乱れ、股関節に過剰な負荷がかかる。**また、この部位には「中封《ちゅうほう》」のツボがあり、下腹部の血流をうながす効果が期待できる。**

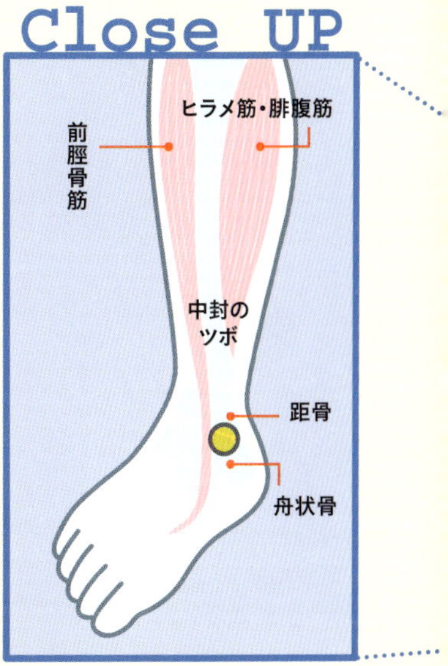

マッサージ

A 足の付け根（腸腰筋《ちょうようきん》）を押す

セルフ 1

強さ LEVEL3　手の形 テニスボール　方法 押す（持続圧10秒）

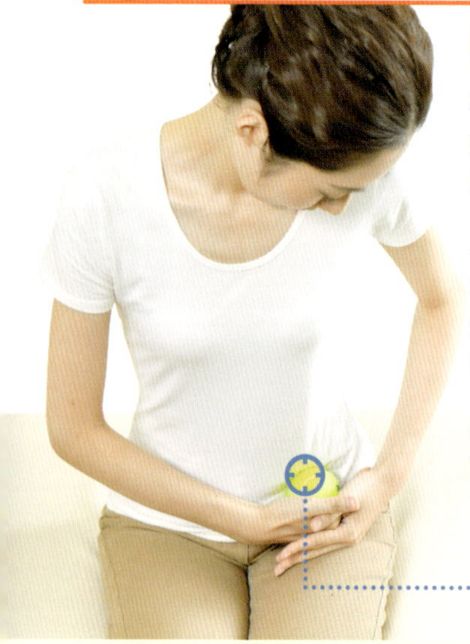

なぜココ？

股関節の硬さを改善

腸腰筋は、鼠径部《そけいぶ》を通る腸骨筋と大腰筋の総称で、日常生活のクセや歩行動作の乱れ、骨盤内の内臓不調の影響を受けやすい部位です。足のつけ根の前面に位置し、緊張で硬くなると、股関節（つけ根）の痛みにつながります。

ココがターゲット

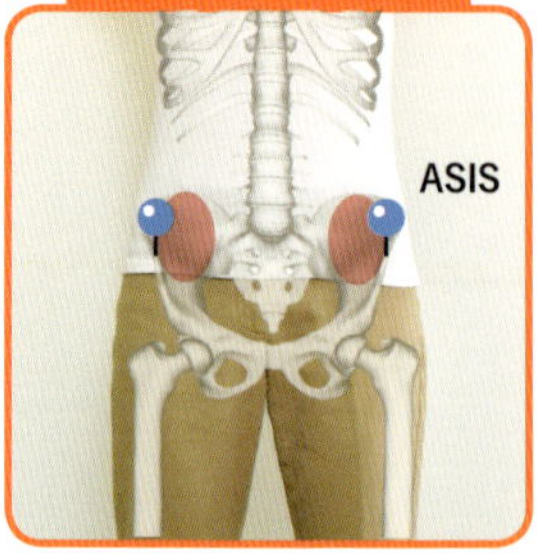
ASIS

足のつけ根の前面
ほぼ中央を狙う

POINT スコープ

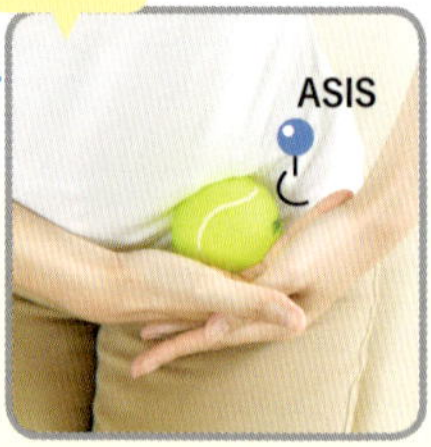
ASIS

足のつけ根（鼠径部）には
動脈があるので注意！
骨盤前面の突起（ASIS）の
内側にボールを当てる

手の形はコレ！

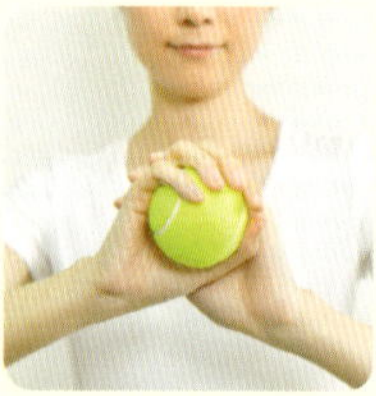

硬式テニスボールで
圧をかけながら
上体を前に倒す！

施術のやり方

プロの技教えます！

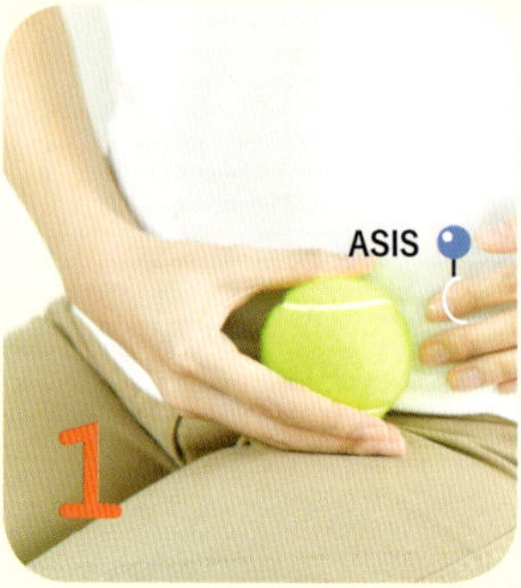
ASIS
1

足のつけ根の中央やや外側に、テニスボールを当てる。

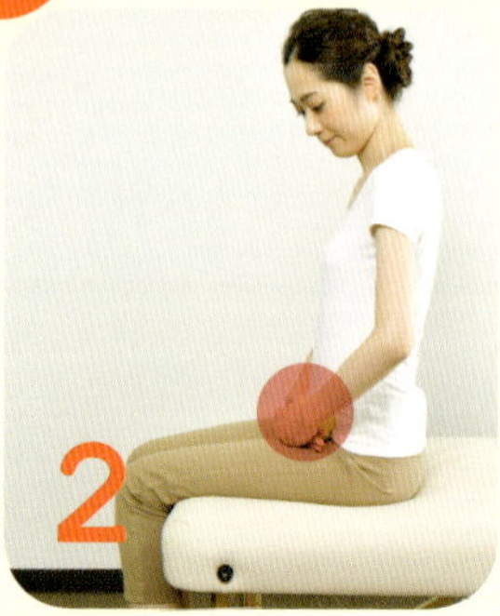
2

両手で後方に向けて押しながら圧をかける。

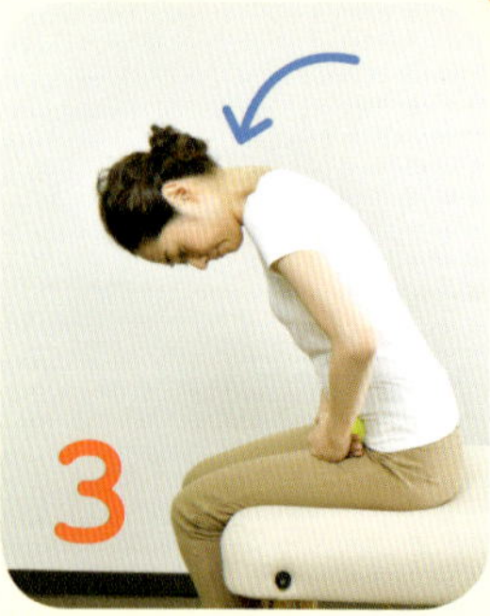
3

そのまま上体を前に倒して10秒。

マッサージ

B 足首前部を押す

セルフ 2

強さ LEVEL2　手の形 かかと　方法 押す

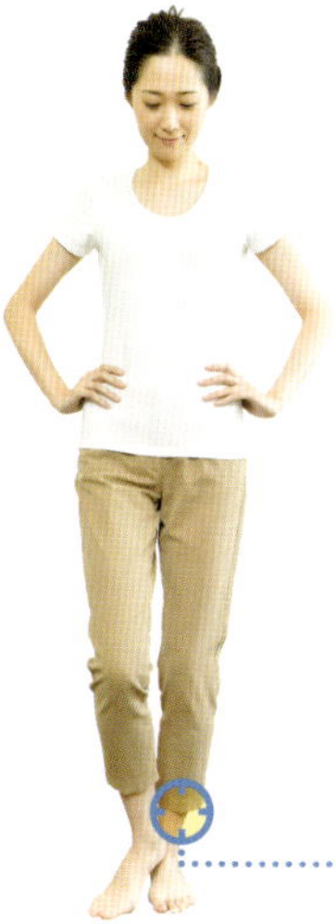

なぜココ？

歩行動作を修正し 股関節の負荷を軽減

足首の前部には、「中封《ちゅうほう》」という下腹部の血流と関わるツボがあり、腰痛とも関わりがあるところ。また、この部位の硬さは、関節の連動を妨げるので、股関節への負担が増えます。足の背屈動作がスムーズに正しく行えるようになることで、足のつけ根の痛みを緩和。

ココがターゲット

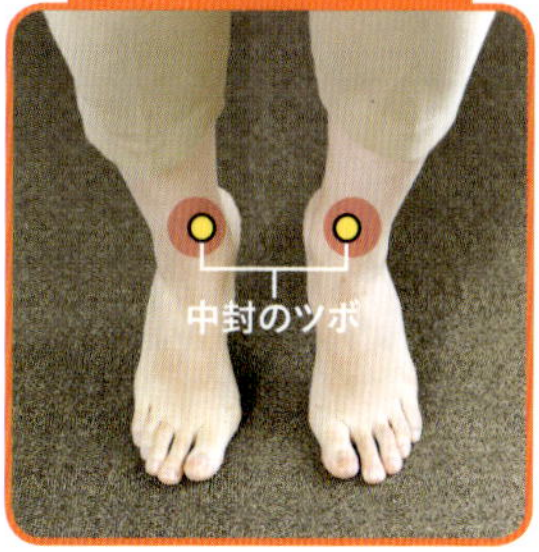

足首の前側を狙う

POINT スコープ

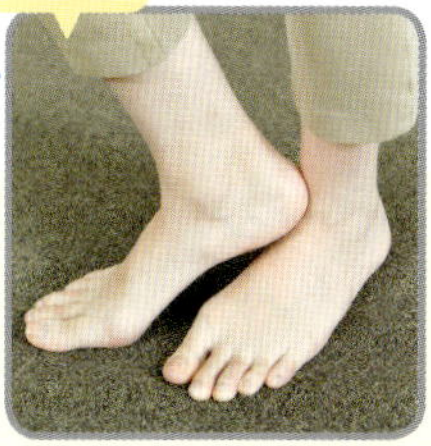

ひざをゆっくり曲げ伸ばして圧をかける！

手の形はコレ！

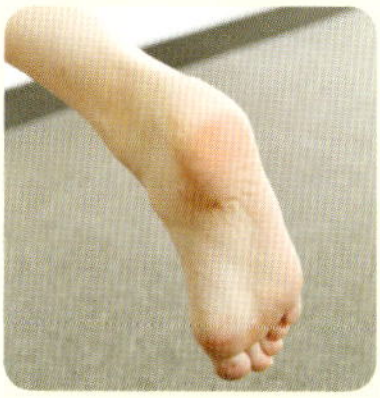

足のかかとで足首の前部を踏んで体重をかける！

プロの技教えます！

施術のやり方

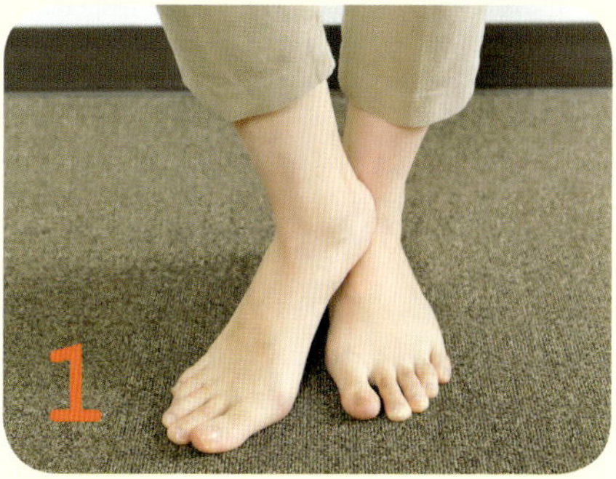

1

立ったまま、足首の前部を反対の足のかかとで踏む。

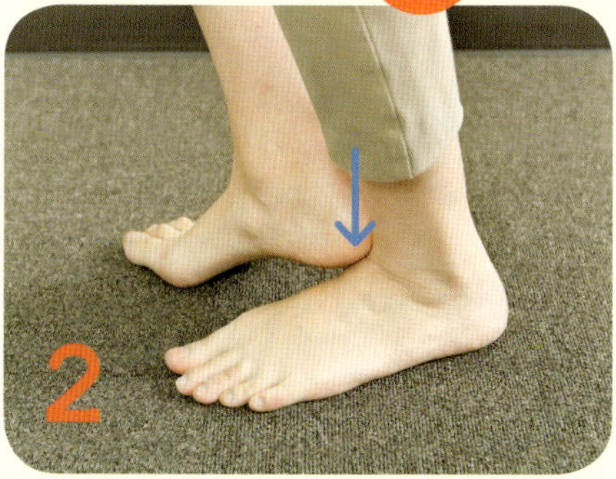

2

ひざをゆっくり3～5回曲げ伸ばし、圧をかける。

マッサージ C

お尻の横（大腿筋膜張筋《だいたいきんまくちょうきん》〜中小殿筋《ちゅうしょうでんきん》）を押す

パートナー 1

強さ LEVEL 3　手の形 前腕部　方法 押す（間欠圧各５秒）

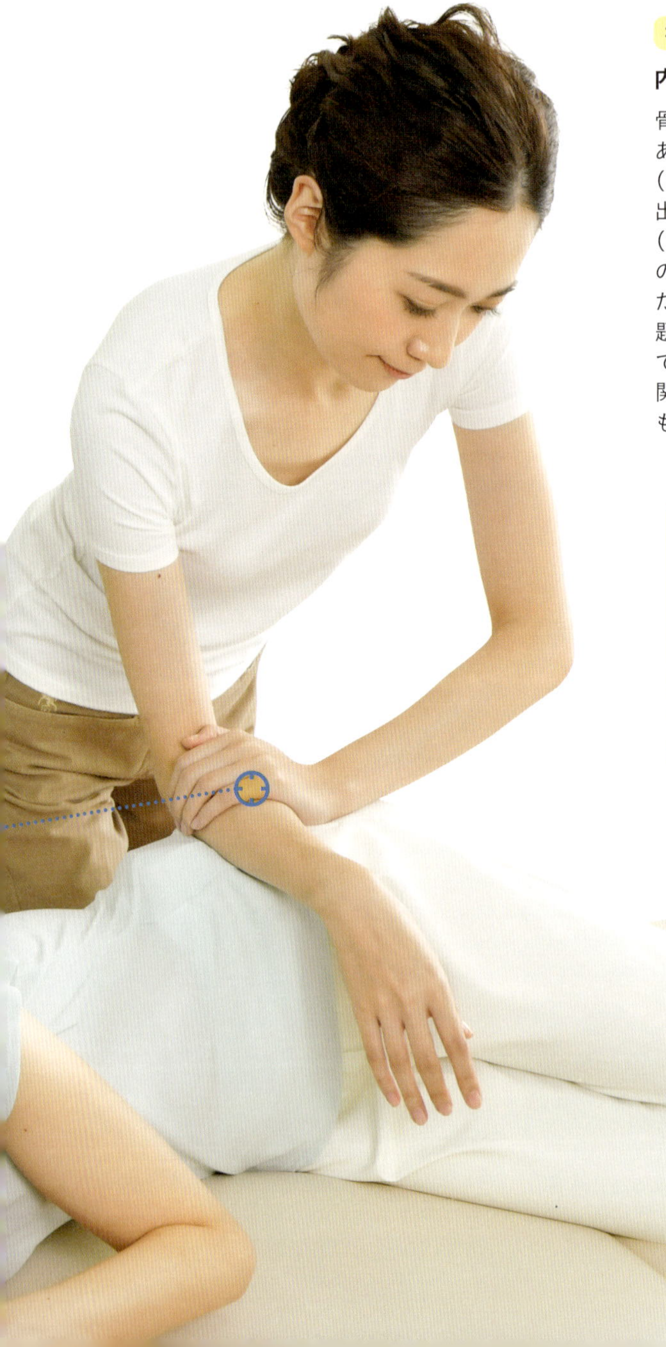

なぜココ？

内臓と股関節の動きを修正

骨盤と仙骨のつなぎ目付近にあるPSISと腰横の出っ張り（大転子）、ASIS（骨盤の前の出っ張り）、骨盤上のライン（腸骨稜）を結ぶ、おしり横側の扇状地帯。カラダの間違った使い方はもちろん、腸の問題やメンタル・ストレスなどで緊張やコリが出やすく、股関節の動きを修正するためにもゆるめておきたい部位です。

ココがターゲット

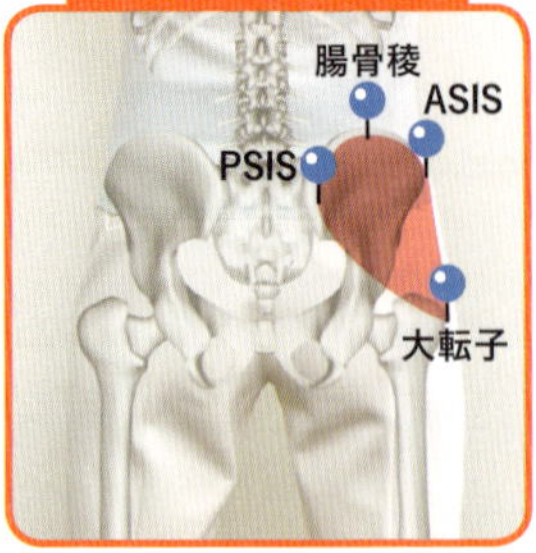
腸骨稜
ASIS
PSIS
大転子

お尻横側の
扇状地帯を狙う

プロの技教えます!

施術のやり方

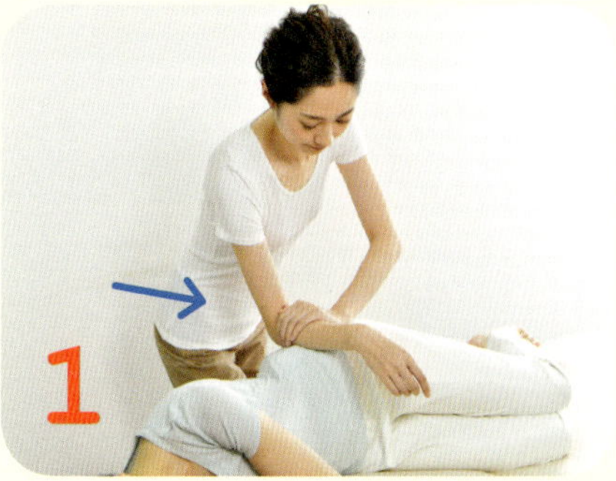

ターゲットにひじ（前腕）を当て、へそを相手に近づける。

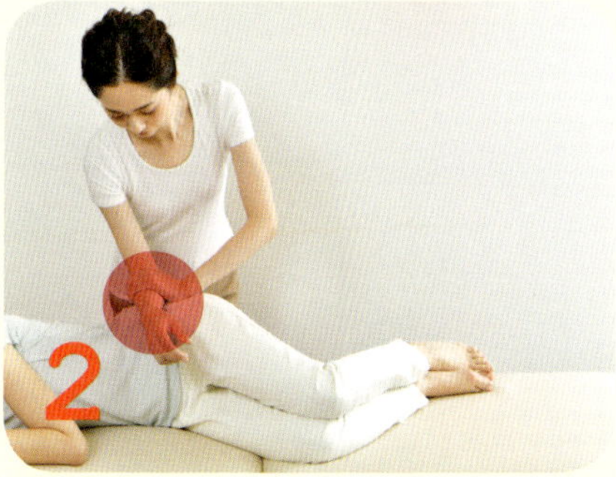

最初は腸骨稜（骨盤の上ライン）の近くに圧をかける。

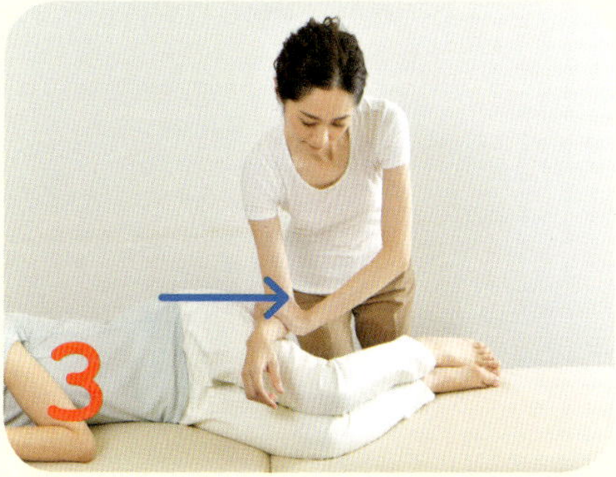

少しずつポイントをずらし、太ももの横側（腸脛じん帯）までスライド。

手の形はコレ！

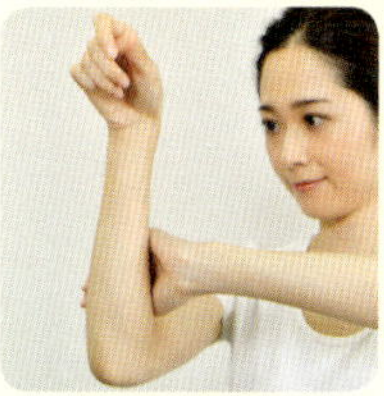

ひじを90度曲げ、ターゲットに前腕を広く当てて体重をかける！

POINT スコープ

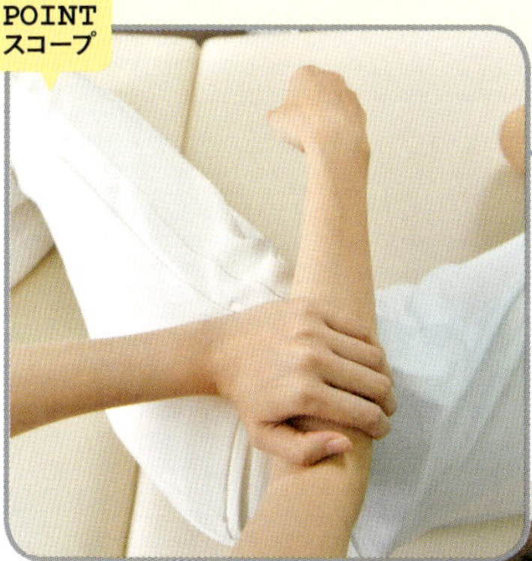

へそを近づけるように体重をかけ、5秒ほど圧をかける！足のだるさ、腰痛にも有効！

！ ひじを立てると痛みやケガにつながるので優しく！

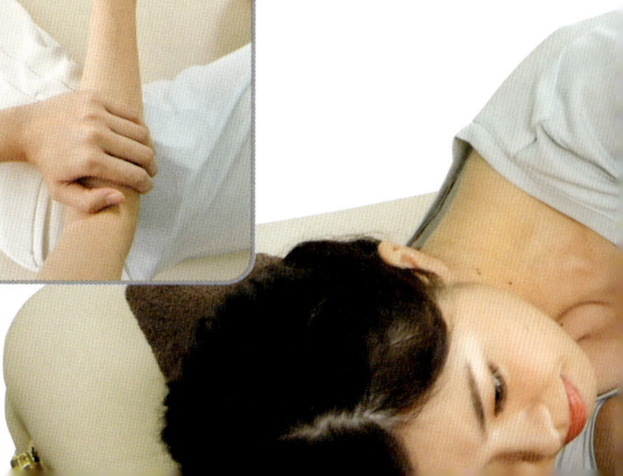

ひざ痛の原因とマッサージ

どこをもむ？

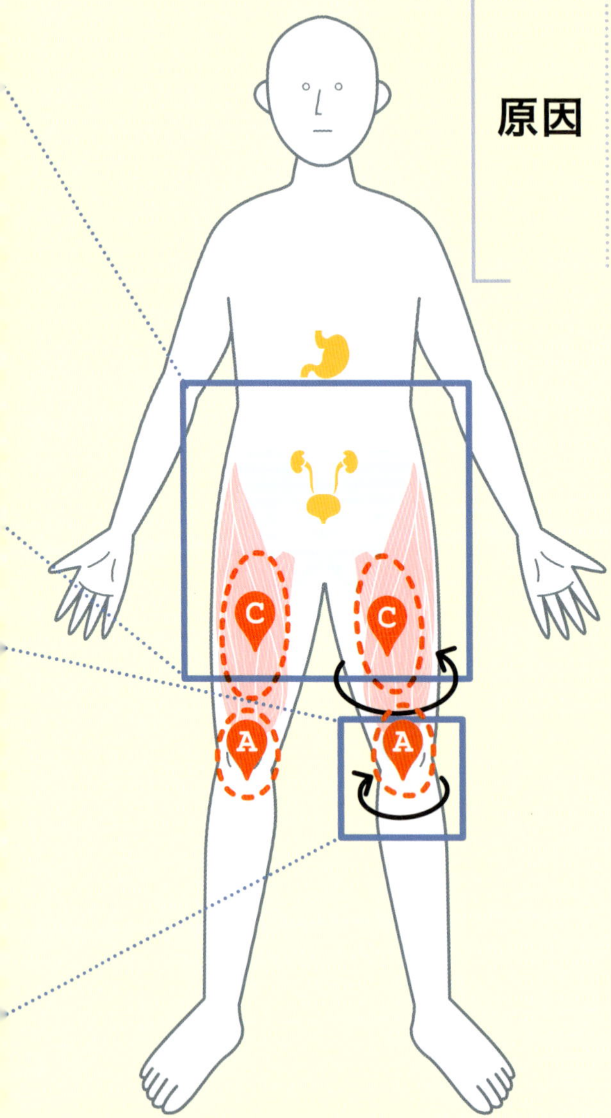

原因

- 心身の疲労
- 生活習慣の乱れ（睡眠・食生活の偏り）
- 肝臓や胃腸の疲労
- 運動不足
- 浅い呼吸
- 歩き方の問題
- ケガや間違った体の使い方
- 骨盤のゆがみ

B 内もも(内転筋《ないてんきん》)を押す

この部位が緊張すると、骨盤から足にかけてアライメントがずれ、ひざにも負担がかかりやすい。**内転筋にアプローチすると、歩行動作が改善し、ひざの痛みの軽減につながる。**

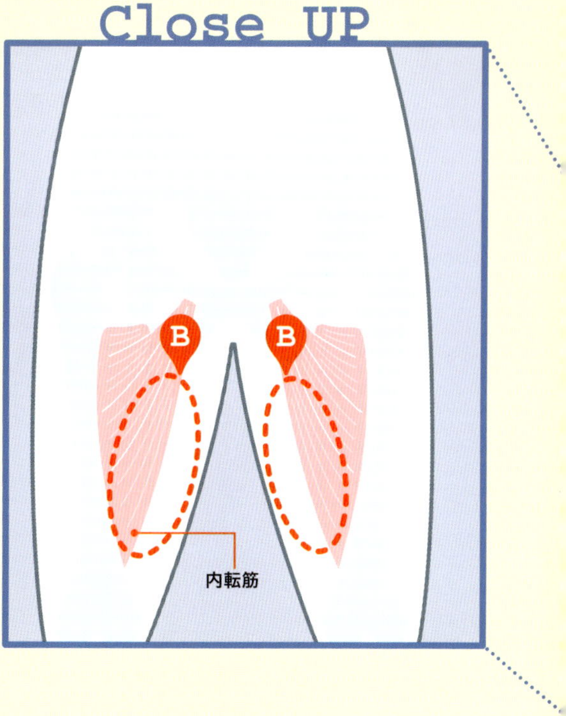

C 前ももを押す

前ももの緊張は、骨盤の前傾をともなうことも多い。胃の状態も前ももの緊張として表れやすく、ひざの痛みにつながっていることも。**硬くなった前ももをゆるめることで、ひざ痛を軽減できる。**

A ひざの皿4点を押す

ひざ皿の上には、内側に「血《けっ》海《かい》」、外側に「梁丘《りょうきゅう》」のツボがあり、下の内側と外側にはそれぞれ「内膝眼《ないしつがん》」「外膝眼《がいしつがん》」のツボがある。**いずれも中医学では消化器系の反応が表れやすいところ。ツボを中心に刺激することでひざとともに内臓の働きも改善する。**

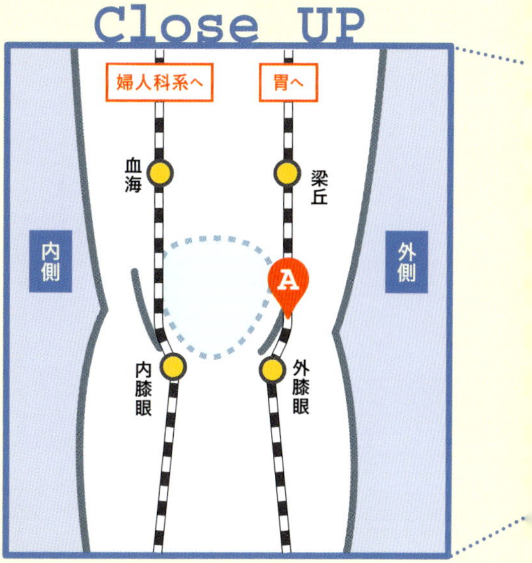

マッサージ A

ひざの皿４点を押す

セルフ 1

強さ LEVEL 2　手の形 親指（V字）　方法 押す（すじ切り）

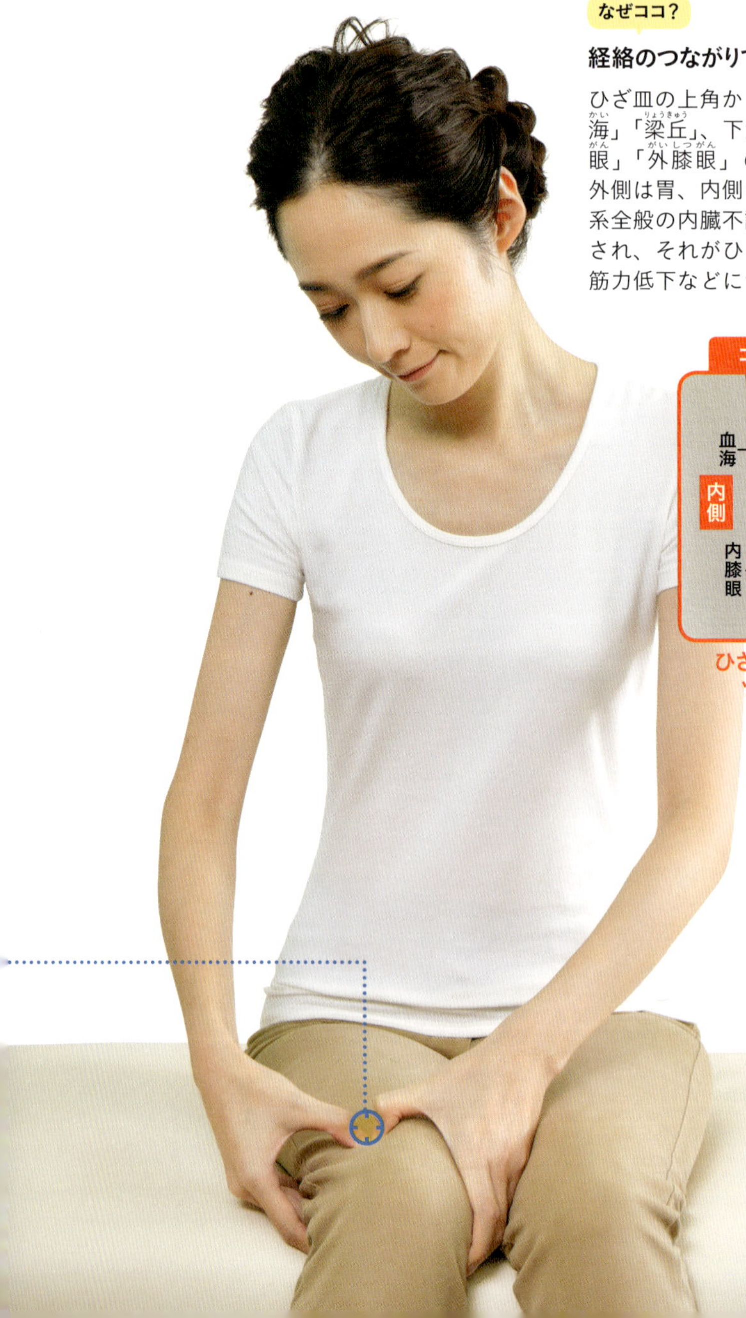

なぜココ？

経絡のつながりで痛みを軽減

ひざ皿の上角から指２本分上に「血《けっ》海《かい》」「梁丘《りょうきゅう》」、下角のくぼみに「内膝《ないしつ》眼《がん》」「外膝眼《がいしつがん》」のツボがあります。外側は胃、内側は婦人科系や消化器系全般の内臓不調と関わりがあるとされ、それがひざ周辺の緊張やコリ、筋力低下などにつながります。

ココがターゲット

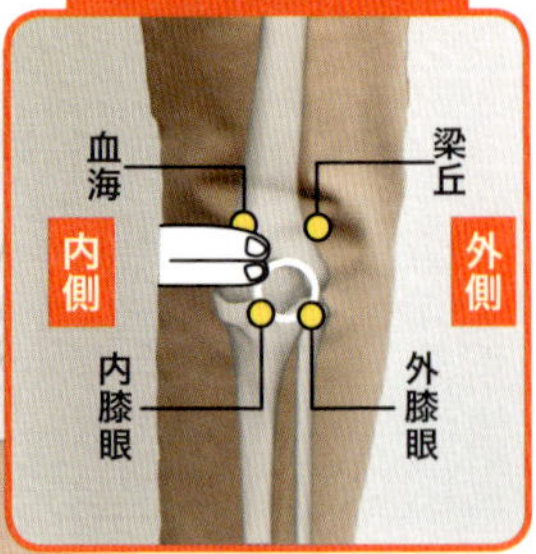

ひざ皿の上下内側の
ツボ４点を狙う

プロの技教えます!

施術のやり方

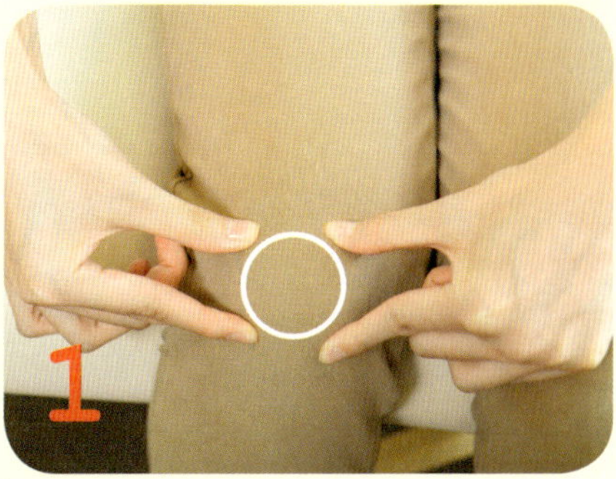

ひざ皿の位置を確認する。

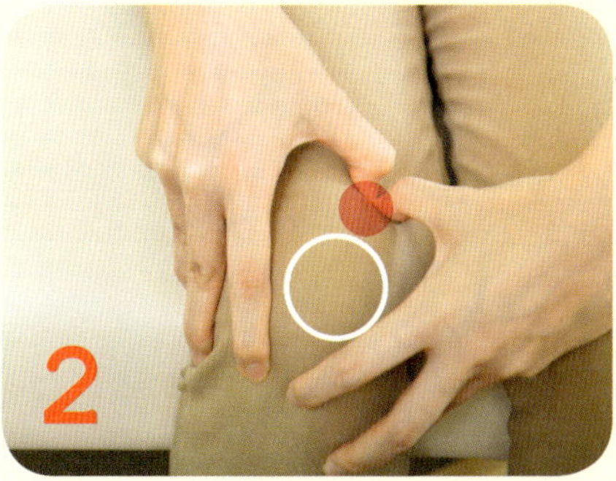

ひざ皿の内外上角から指２本分上に、親指をＶ字で当てる。

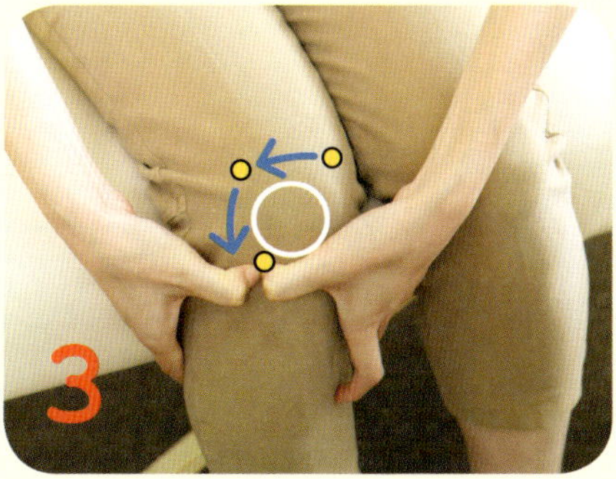

内外下角のくぼみにも同様に圧をかけ、４点にアプローチ。

手の形はコレ！

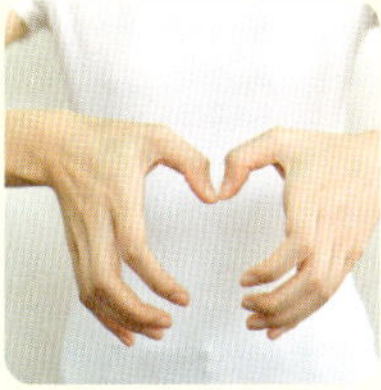

親指を合わせ、
指先をV字にして
圧をかける！

POINT
スコープ

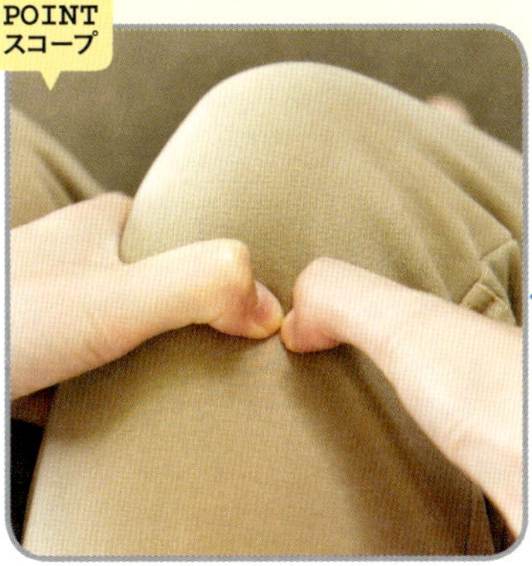

ツボにコリがあるか
左右に動かして
確認してみよう！

マッサージ

B 内もも（内転筋《ないてんきん》）を押す

パートナー 1

強さ LEVEL 3　手の形 手根　方法 押す（持続圧30秒）

なぜココ？

歩行動作のぶれを改善し
ひざの内側の痛みを改善

股関節内側にある内転筋は、歩行動作に深く影響を与える部位。この部位が緊張したり、うまく働かなくなると、安定した歩行ができず、歩幅も狭い状態に。ひざの内側の痛みとして表れやすい。

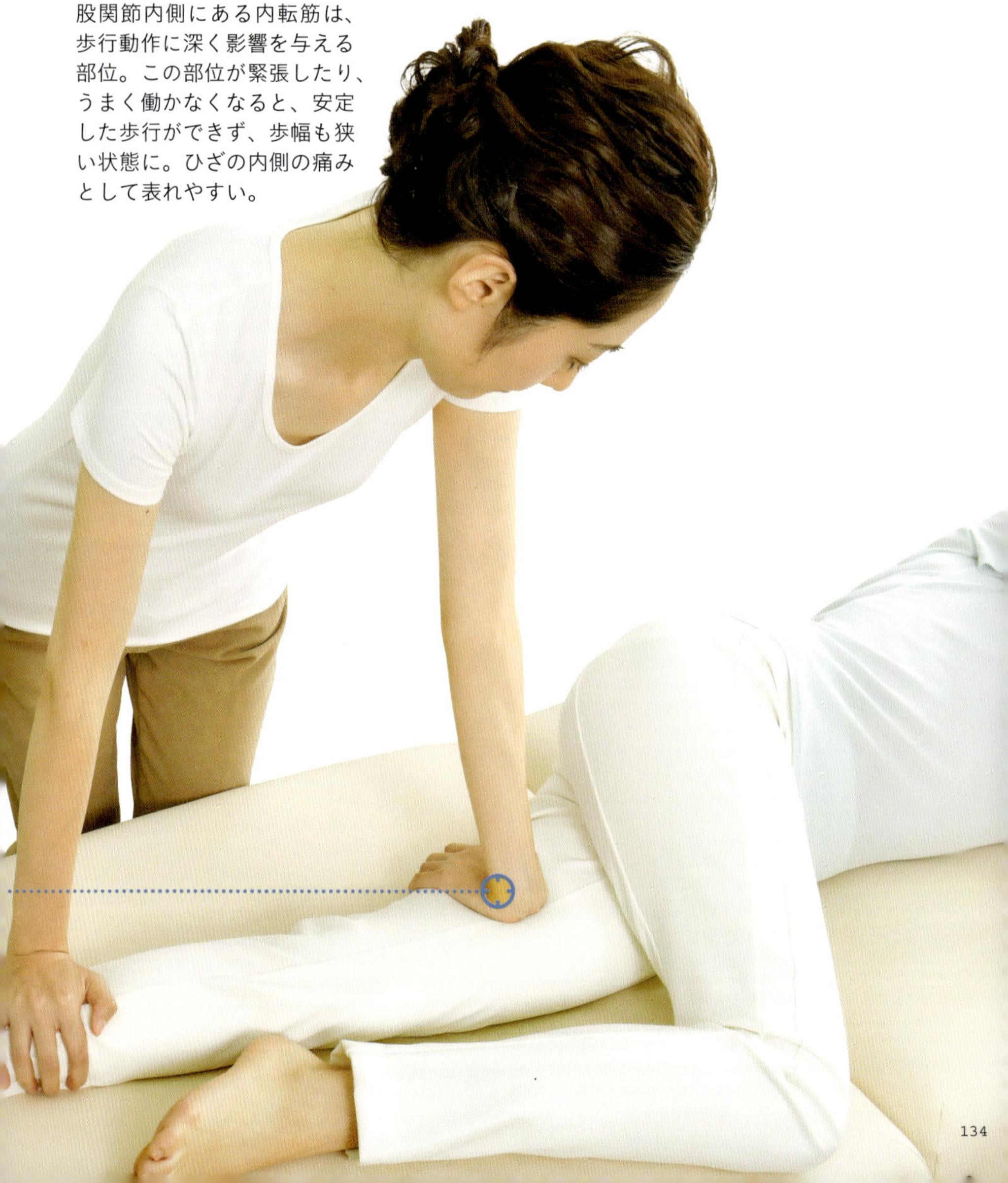

プロの技教えます!

施術のやり方

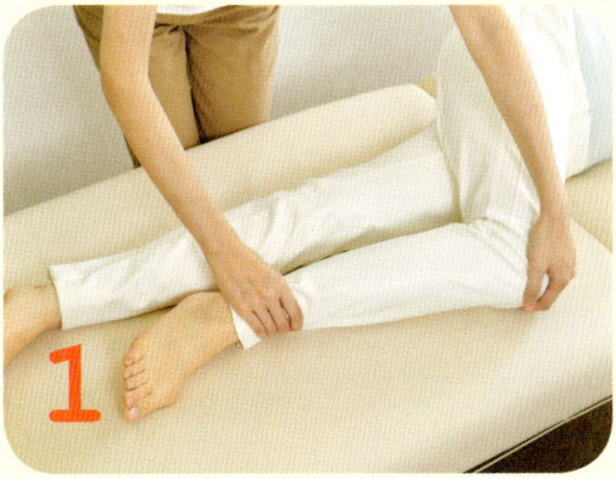

横向きに寝てもらい、上の足を前にずらす。

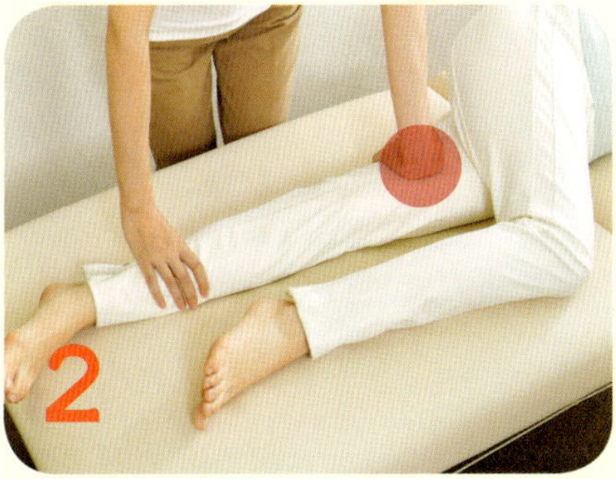

下側の足の太もも付け根の内側に手根で30秒ほど圧をかける。

手の形はコレ!

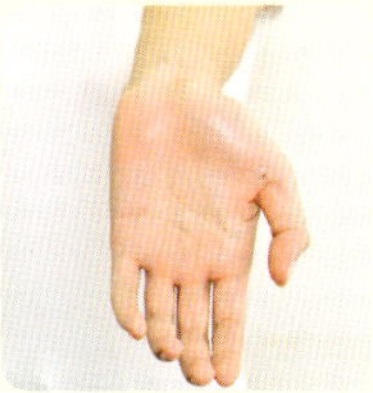

手を逆手に押し当て
体重をかけながら
手根で圧をかける

ココがターゲット

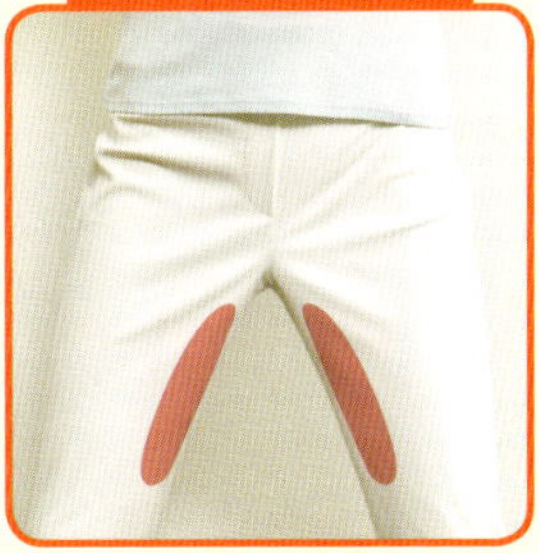

股関節下の
太もも内側を狙う

ひざの関節近くは押さないように!

POINT
スコープ

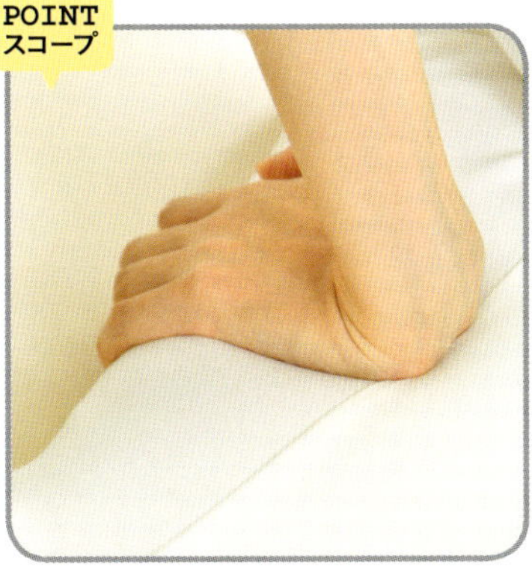

痛みを感じやすい部位なので、
ゆっくり優しく圧をかける!

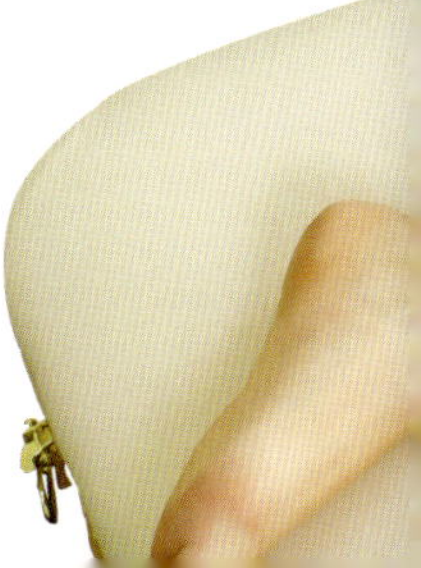

マッサージ

C 前ももを押す

パートナー 2

強さ LEVEL 3　手の形 手根　方法 押す（スライド圧）

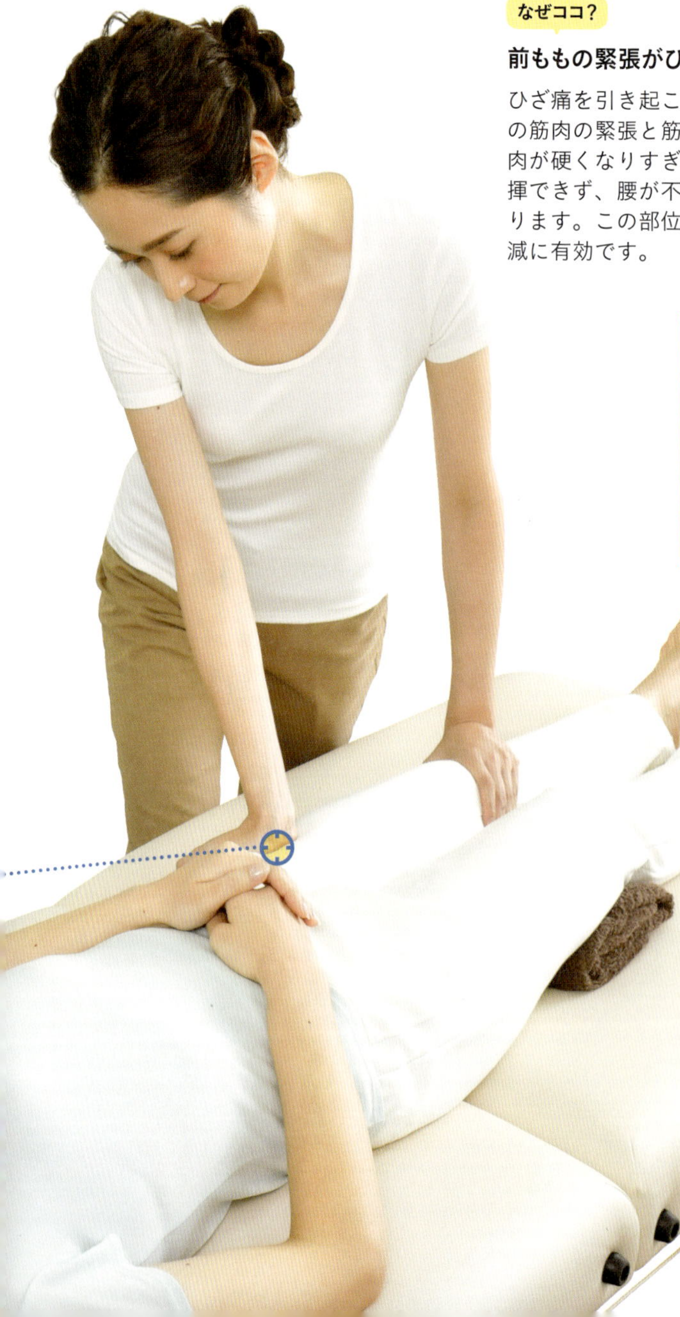

なぜココ？

前ももの緊張がひざ痛に

ひざ痛を引き起こす直接的な原因は、前ももの筋肉の緊張と筋力低下が多い。前ももの筋肉が硬くなりすぎていると、本来の筋力を発揮できず、腰が不安定になり、痛みにつながります。この部位をほぐすことが、痛みの軽減に有効です。

ココがターゲット

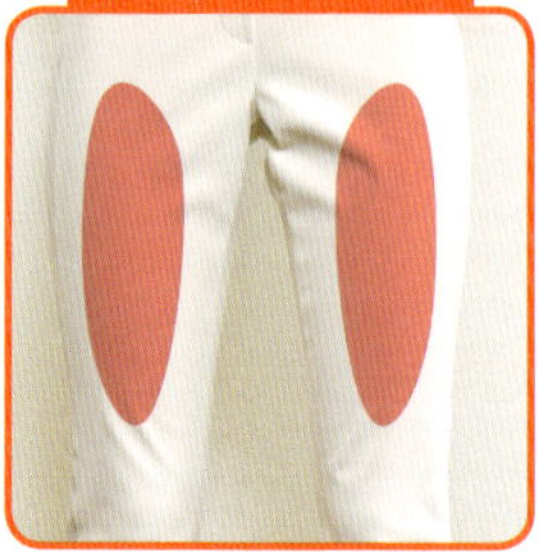

前もも全体を狙う

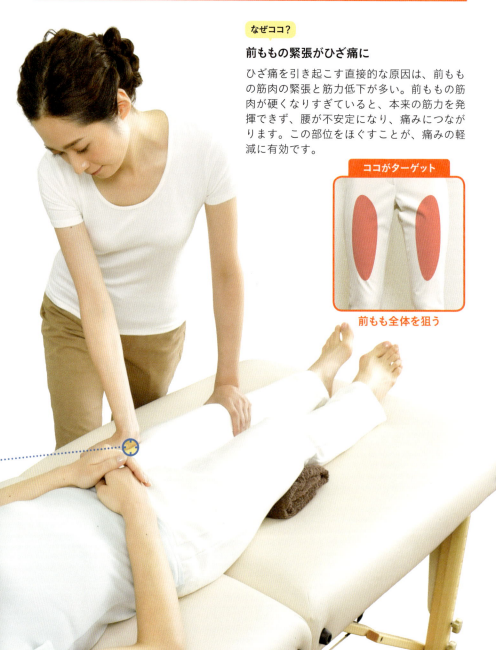

プロの技教えます!

施術のやり方

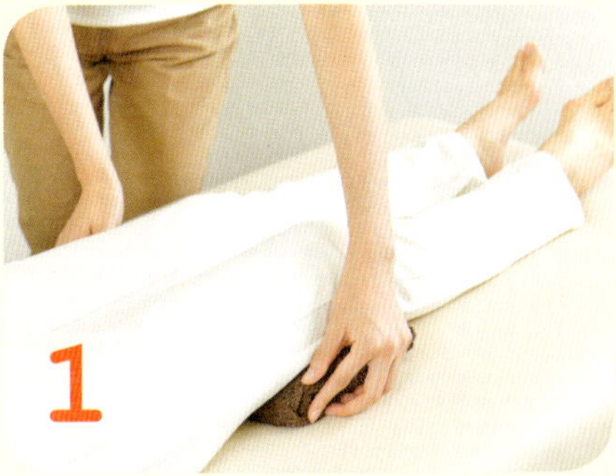

ひざ裏にタオルを敷いて、ひざ関節を守る。

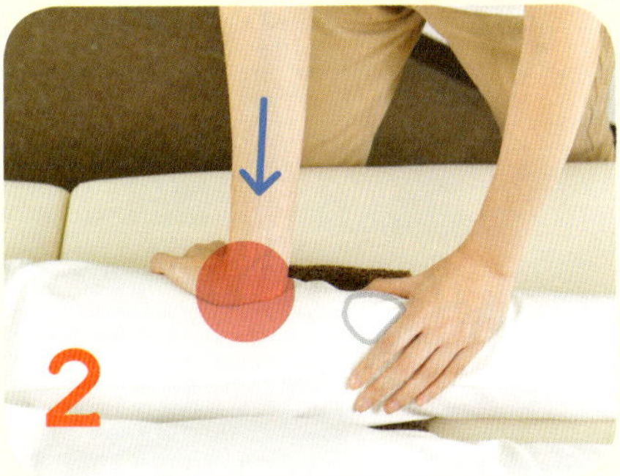

ひざ皿の位置を確認し、ポイントに手根を優しく当てる。

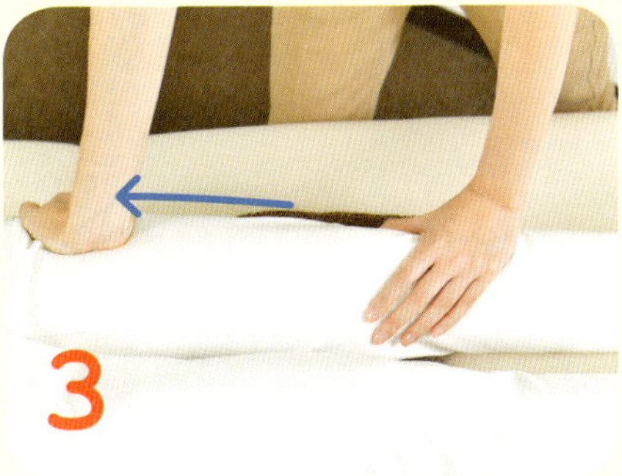

足の付け根くらいまで、ポイントをずらして全体に圧をかける。

手の形はコレ!

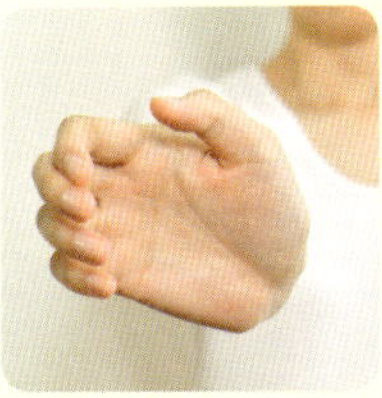

手を逆手に押し当て体重をかけながら手根で圧をかける

POINT
スコープ

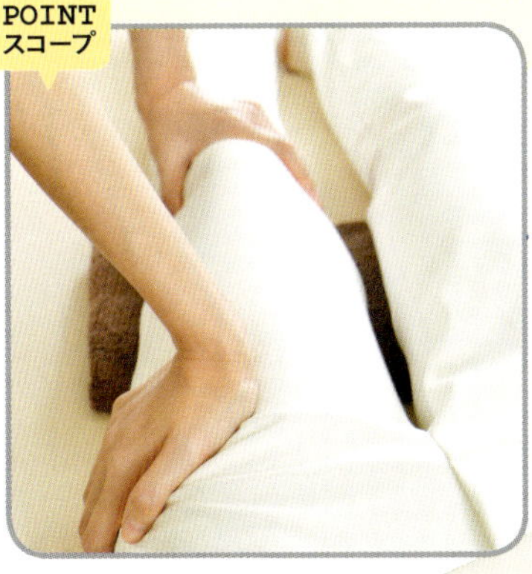

手根から手のひら全体を利用すると、痛すぎない!

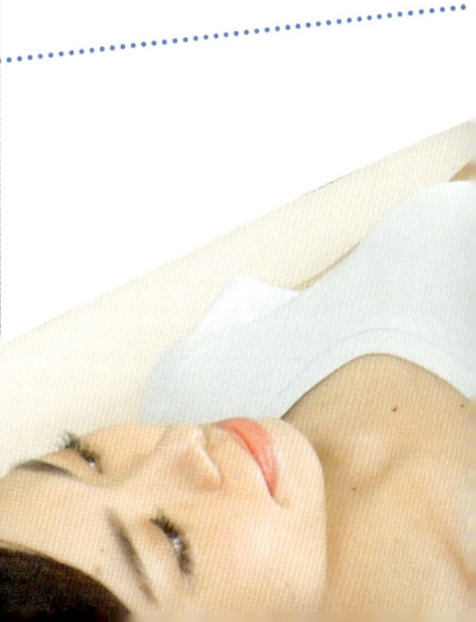

痔の原因とマッサージ

どこをもむ？

原因

- メンタル・ストレス
- 生活習慣の乱れ（睡眠・食生活の偏り）
- 肝臓の疲労
- 運動不足による筋ポンプ機能の低下
- 浅い呼吸

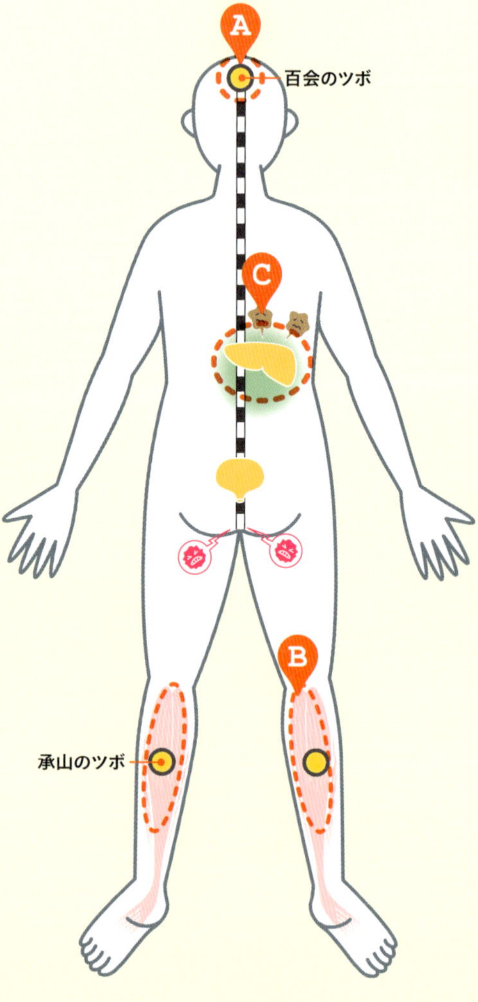

A 百《ひゃく》会《え》を押す

頭頂部の「百会」のツボは、「督《とく》脈《みゃく》」という経絡で肛門につながっている。**ストレスで硬くなりやすく、痛みの緩和に即効性もあり。**

C 肝臓を押す

直腸周辺の血流は、元をただせば肝臓を通る門脈の流れが阻まれていることが原因。**肝臓周辺の緊張をゆるめ、深い呼吸を取り戻すことが肝臓の働きを回復させることに。**

B ふくらはぎをゆする

静脈のポンプ作用を担うふくらはぎ。**その中央にある「承《しょう》山《ざん》」は肛門の血流と関わるツボ。体液循環をうながすアプローチとしても効果が期待できる。**

マッサージ A

百会《ひゃくえ》を押す

セルフ 1

強さ LEVEL2　手の形 M字　方法 押す（持続圧30秒）

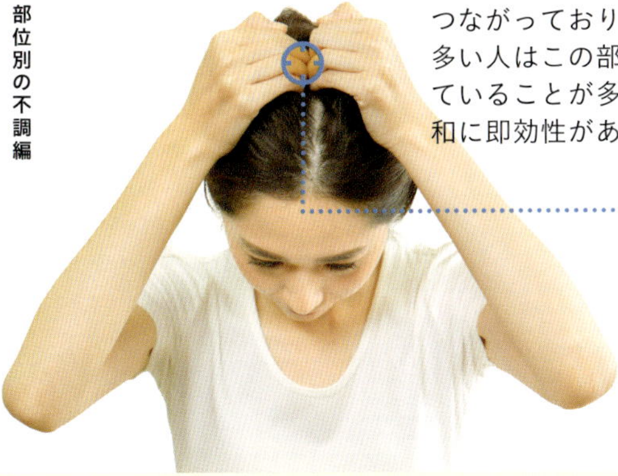

なぜココ？

経絡のつながりで痛み緩和

頭頂部にある「百会《ひゃくえ》」のツボ。「督脈《とくみゃく》」という経絡で肛門とつながっており、ストレスが多い人はこの部位が硬くなっていることが多い。痛みの緩和に即効性があります。

ココがターゲット

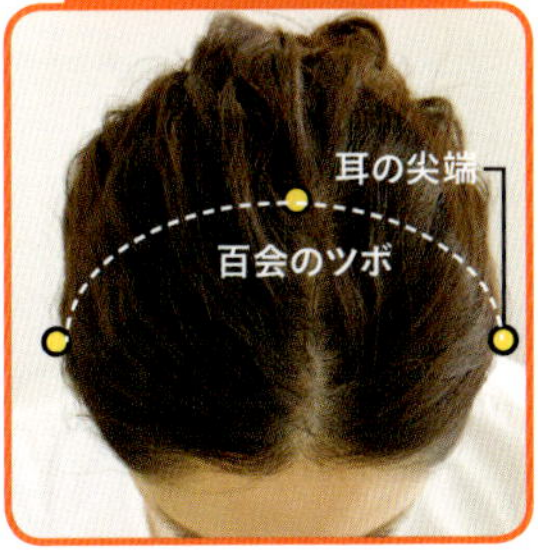

耳の尖端をたどった
頭頂部の中央にツボがある

POINT スコープ

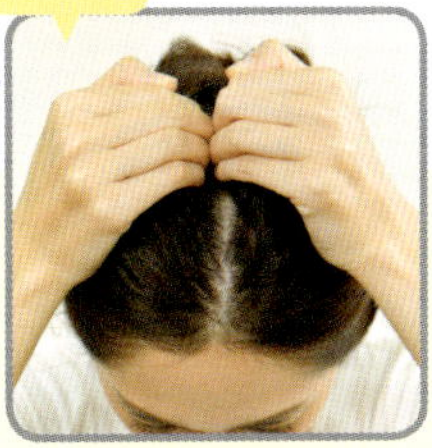

長めに圧をかけると
痛みの緩和に効果がある！

手の形はコレ！

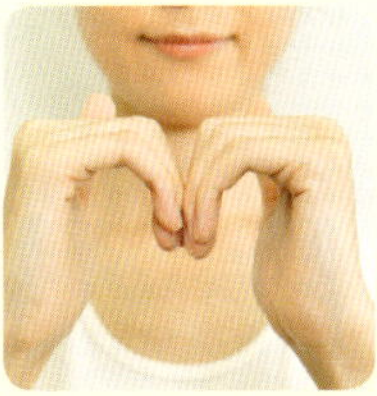

M字の形をつくり
30秒ほど
圧をかける！

プロの技教えます！　施術のやり方

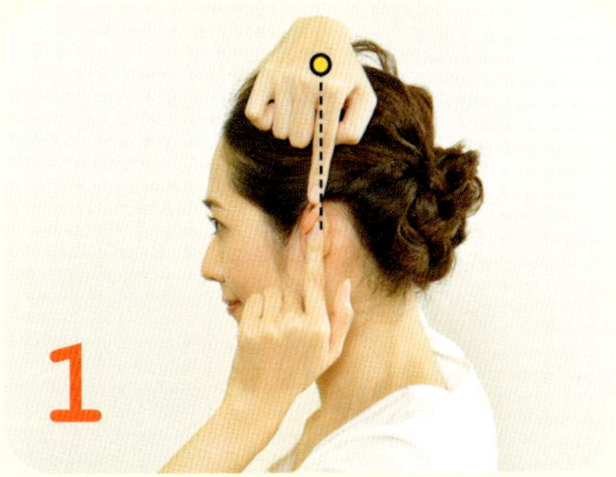

耳の尖端の位置を確認。そこから頭頂部をたどると百会がある。

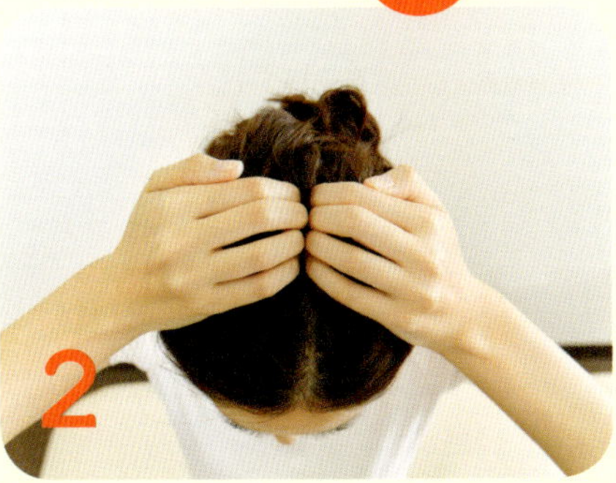

百会にＭ字の先で、30秒ほど圧をかける。

マッサージ

B ふくらはぎをゆする

パートナー 1

強さ LEVEL I　手の形 手根　方法 ゆする

なぜココ？

経絡と筋ポンプで改善

ふくらはぎは静脈のポンプ作用を担い、「承《しょう》山《ざん》」は肛門内の血流に関わるツボ。体液循環をうながすとともに、痛みの緩和に効果が期待できます。

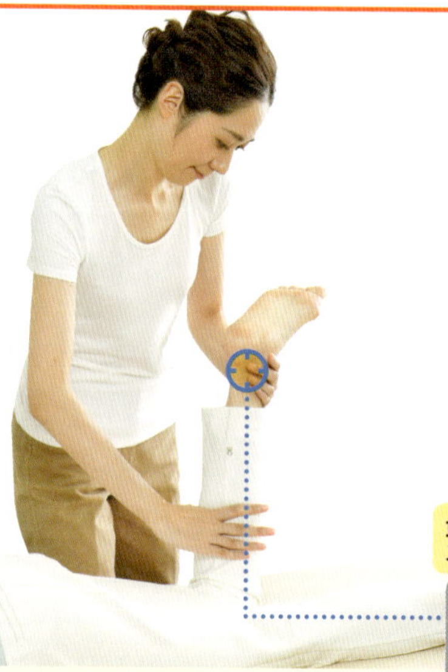

ココがターゲット

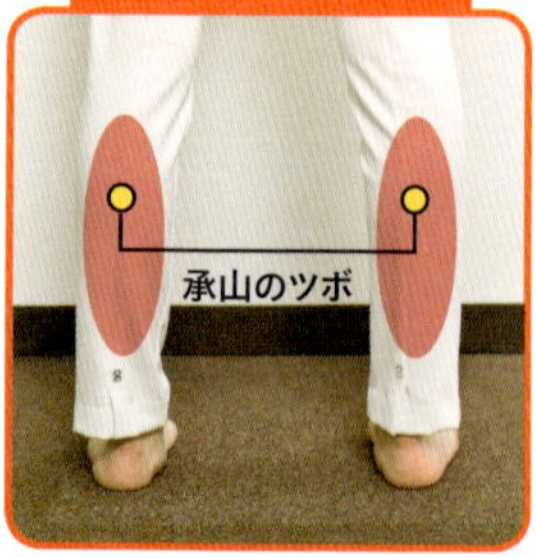

ふくらはぎ全体を狙う

POINT
スコープ

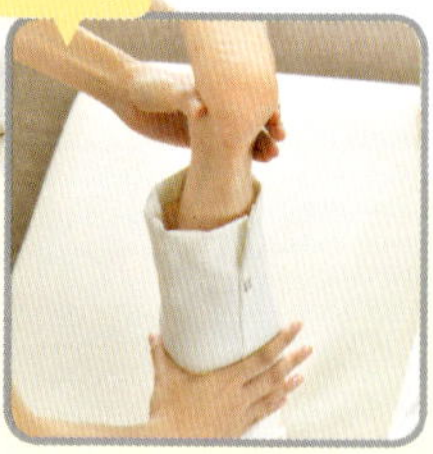

足首を持つ手も
軽くつかむようにして
リラックスを促す！

手の形はコレ！

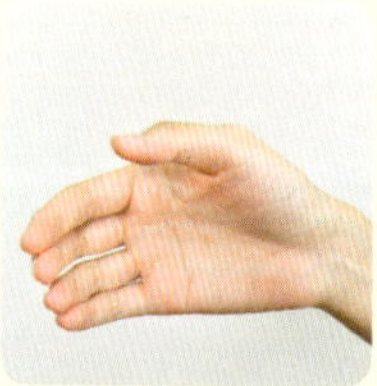

手のひらでつかみ、
ふくらはぎを
ゆする！

施術のやり方

プロの技教えます！

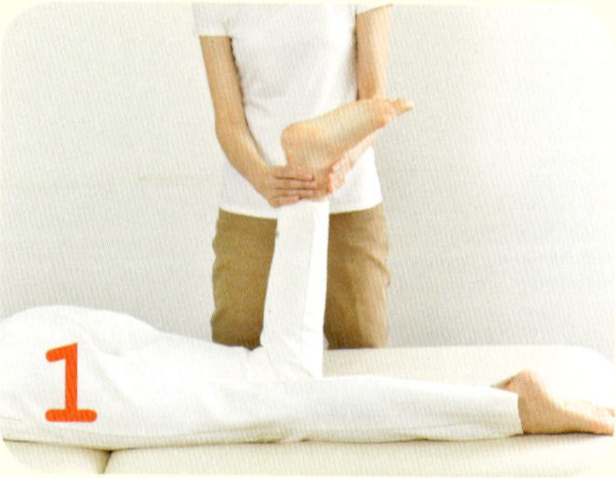

1 うつ伏せに寝かせ、足首を持ってひざを曲げさせる。

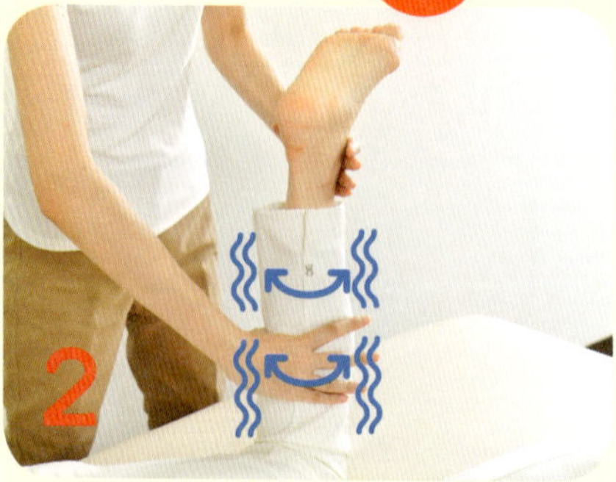

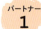

2 ふくらはぎをつかんで、全体をゆする。

C《マッサージ》 肝臓《かんぞう》を押す

パートナー 2

強さ LEVEL2　手の形 3本指　方法 押す（スライド圧）

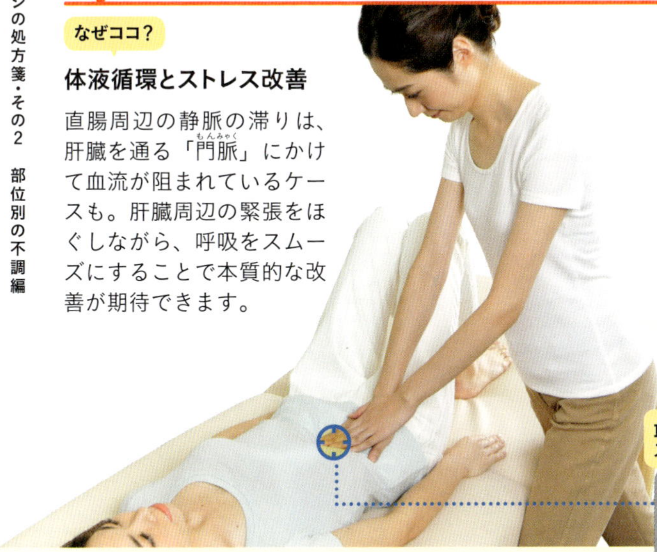

なぜココ？

体液循環とストレス改善

直腸周辺の静脈の滞りは、肝臓を通る「門脈《もんみゃく》」にかけて血流が阻まれているケースも。肝臓周辺の緊張をほぐしながら、呼吸をスムーズにすることで本質的な改善が期待できます。

ココがターゲット

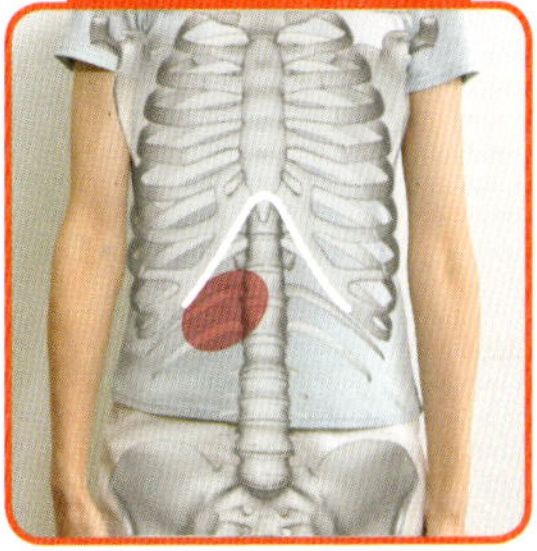

肋骨下のやや（向かって）左側を狙う

POINT スコープ

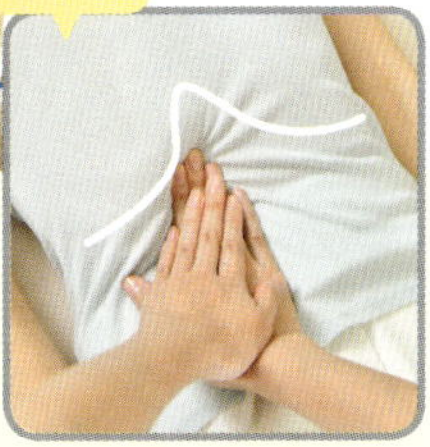

肋骨下ラインの中央からやや向かって左に肝臓がある！

手の形はコレ！

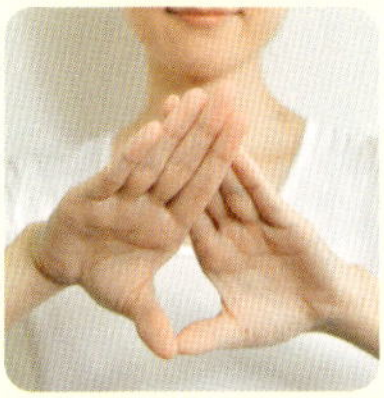

3本指を肋骨の内側に入れて圧をかける！

施術のやり方

プロの技教えます！

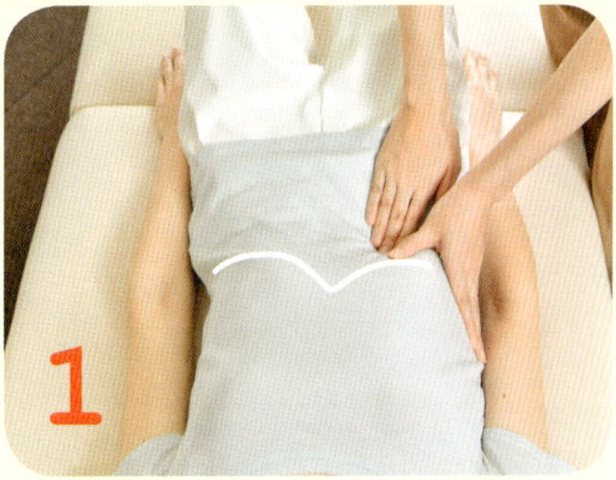

1

肋骨下ラインを確認し、中央やや向かって左側に4本指を当てる。

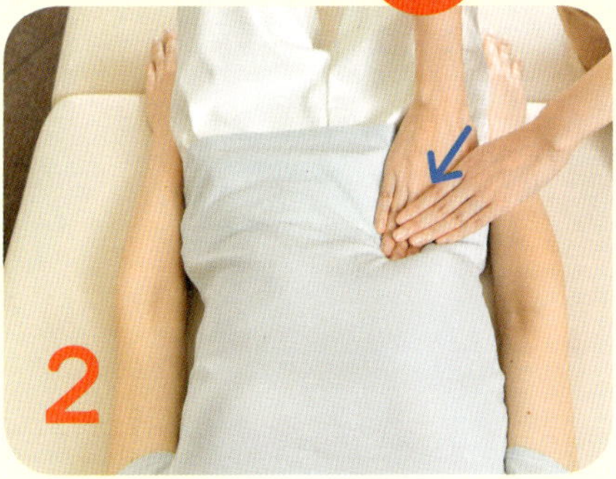

2

両手の指先を肋骨の内側に入れるイメージで圧をかける。

COLUMN 3

マッサージできれいになれるの？

美容におけるマッサージの効果。世間では、顔や頭の骨を力ずくで押すような手法や、コロコロやローラーで小顔効果を狙う芸能人などもテレビで見かけます。果たして、本当に効果はあるのかと疑問に思う方もいるのではないでしょうか？

結論からいえば、マッサージできれいになったり、小顔になることは可能です。とはいえ、ローラーでなぞるだけでは、表情筋がゆるんでリンパなどの体液のめぐりがよくなるくらい。劇的な効果はそこまで期待できないかもしれません。個人差はありますが、見た目の変化をともなう美容効果を得るには、きちんとしたアプローチでマッサージをすることが必要です。

美容と健康には深いつながりがあります。顔を動かす筋肉を支配している神経は、同時に味覚やだ液の分泌などを支配しています。さらに、顔には胃腸の経絡も集中しています。つまり、見た目と消化吸収も機能がリンクしているということ。胃腸が健康であれば肌ツヤはよく、カラダの中を整えれば、顔もきれいになるといえるでしょう。

一方で、表情筋や食べ物を噛みくだくそしゃく筋をマッサージしていくことも有効です。偏った緊張やコリを改善していくことで、顔面のゆがみを整えるのです。あご下ライン（P89・P91）も老廃物がたまりやすい部位なので、美容には効果的。首にある胸鎖乳突筋（P78）は、側頭骨につながっているので、あご下のたるみもスッキリします。普段から顔周辺の筋肉を優しくほぐすだけでもいいですし、ここぞというときは、前日にやっておけば、翌日に効果が出やすいのでおすすめ。「健康美は一日にしてならず」今日から始めてみてくださいね。

PART 4

マッサージの処方箋 その3

～なんとなく不調編～

医学的に問題がないのになぜかカラダの調子が悪いときは……？

この章では、「眠れない」「食欲がない」など、**部位が特定できないものの、なんとなく調子が悪いと感じてしまう種類の不調や痛み**について紹介します。

部位が特定できないといっても、不調や痛みには必ず原因があるものです。それは、内臓の機能低下の影響を受けているのかもしれませんし、メンタル・ストレスの影響かもしれません。姿勢や動きの偏りなど、ほかの部位の痛みが、連鎖反応を起こして不調につながっている可能性もあります。

しかしながら、部位の特定できない不調に関しては、**病気の兆候である可能性もあるので、まずは医師の診断を受けてみてください**。医学的に問題はないと診断されたうえで、**どこも悪くないのに不調を感じるのであれば、マッサージが有効**となるケースがあります。

これらの不調の症状に対し、考えられる原因をカラダの地図として整理・分類しています。カラダに触れながら、さまざまなアプローチの方法を試すことで、効果が感覚的に得られる対処法が見つかるはずです。

部位が特定できない 不調にアプローチ

不調の種類

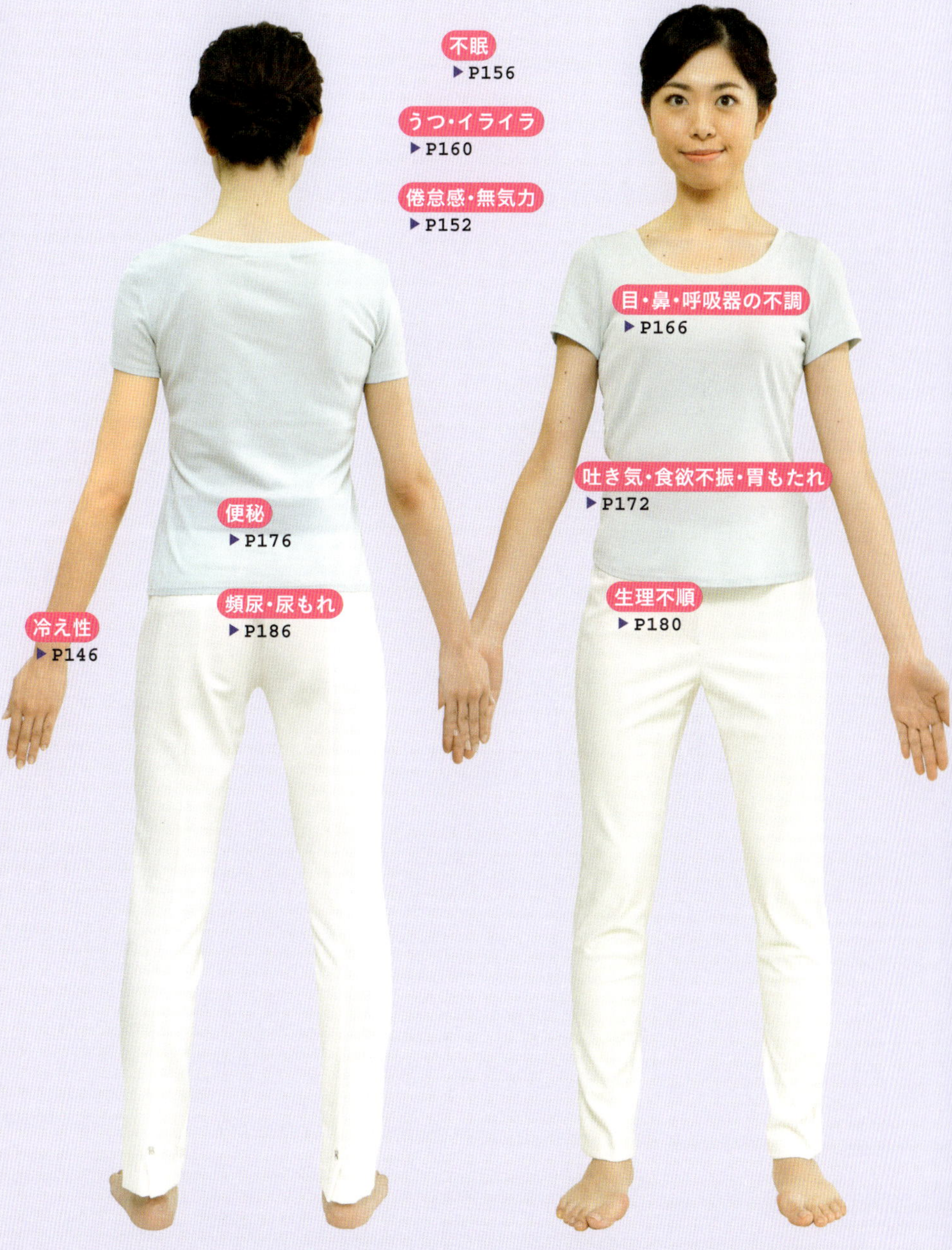
不眠
▶P156
うつ・イライラ
▶P160
倦怠感・無気力
▶P152
目・鼻・呼吸器の不調
▶P166
吐き気・食欲不振・胃もたれ
▶P172
便秘
▶P176
生理不順
▶P180
頻尿・尿もれ
▶P186
冷え性
▶P146

冷え性の原因とマッサージ

どこをもむ？

原因

- 基礎代謝の低下（筋肉量や内臓の働き）
- メンタル・ストレス
- 自律神経の乱れ（浅い呼吸・精神的な緊張・胸郭部の硬さなど）
- 生活習慣の乱れ（運動不足・食生活など）

※女性に冷え性を訴えるケースが多いのは、男性に比べて筋肉量が少ないため上記の代謝機能が低下しやすい傾向にあることが考えられます。

A 鎖骨の裏（斜角筋《しゃかくきん》）を押す

鎖骨裏の斜角筋が緊張すると、その先にある腕の血行が低下。**圧をかけた後にリリースすると、血液が腕に流れやすくなる。**

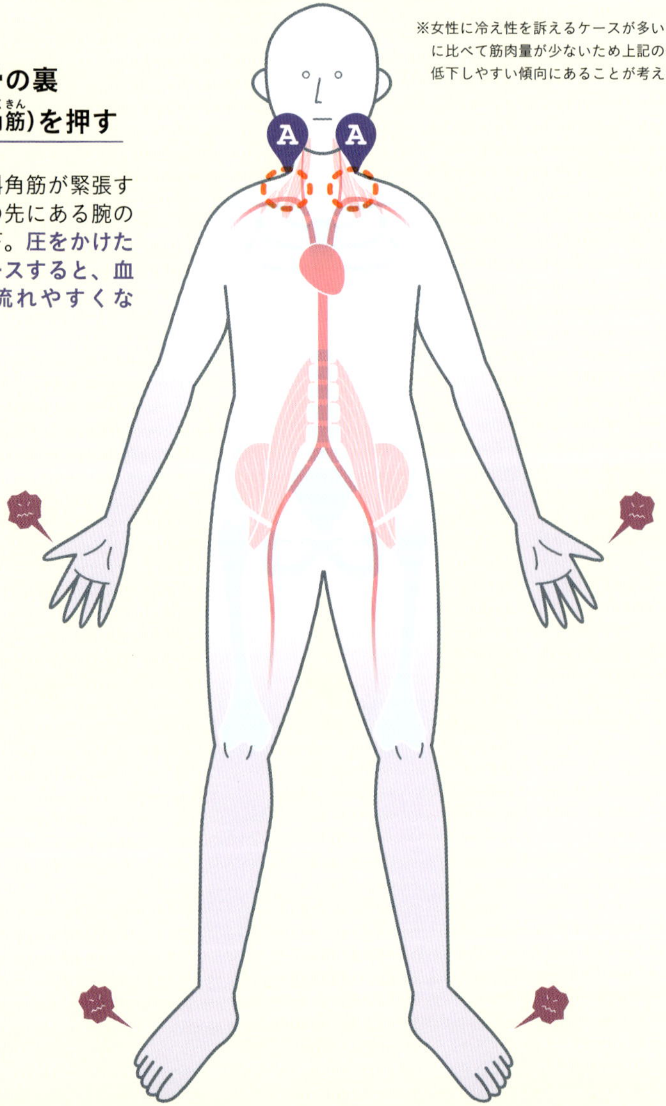

C 肩甲骨（天宗《てんそう》）をさする

肩甲骨周辺が緊張すると、腕の感覚異常が表れやすい。**頑固な肩こりとの併発が多く、自律神経のバランス改善とともにアプローチ。**

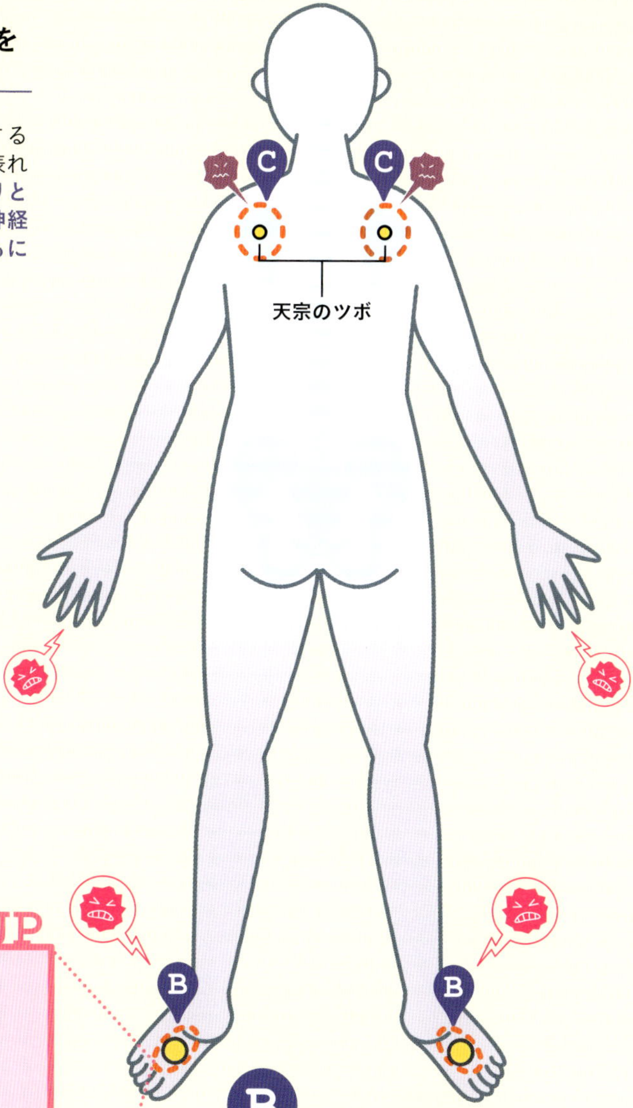

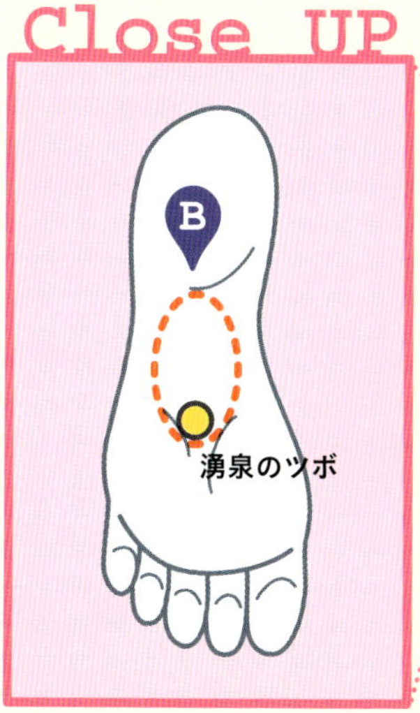

B 足の裏（湧泉《ゆうせん》）をもむ

足裏が硬いと、足の関節も動きに制限があり、歩いてもバネが働かない状態。衝撃を吸収できず、ふくらはぎの緊張を招く。筋ポンプ作用がうまく働かず、血液循環が低下しやすい。**湧泉のツボを含む足裏をほぐせば、血液循環が改善され、冷えやむくみに効果が期待できる。**

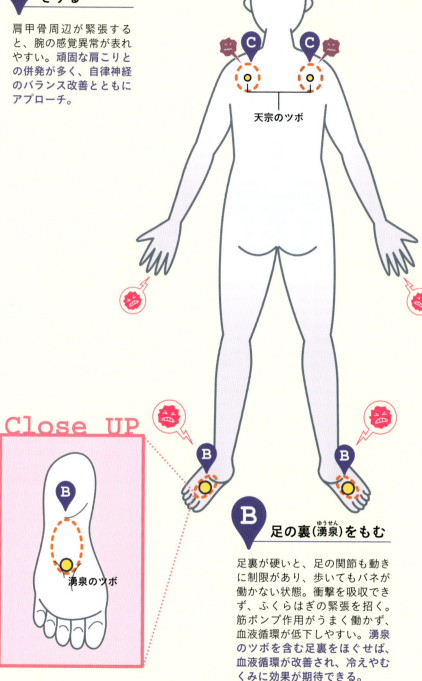

マッサージ

A 鎖骨の裏（斜角筋《しゃかくきん》）を押す

セルフ 1

強さ LEVEL I　手の形 3本指　方法 押す（間欠圧各3〜5秒）

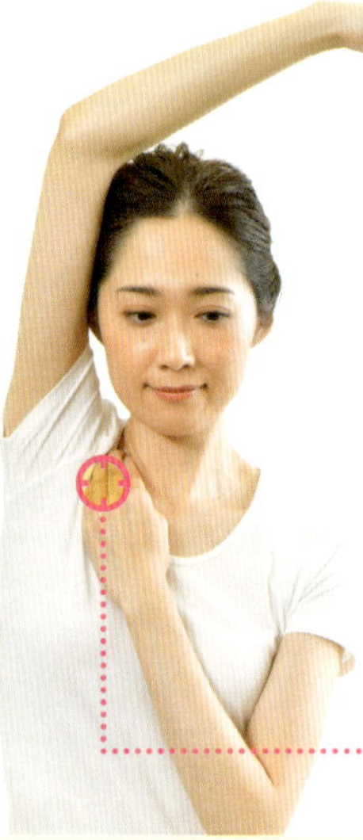

なぜココ?

腕に血液が流れていく

斜角筋は鎖骨の裏の肋骨に付着しています。この部位にコリがあると、腕の血液循環がスムーズにいかなくなり、手先の冷えにつながることがあります。セルフマッサージのポイントは、圧をかけながら腕を上に動かすこと。血液の流れをいったん抑えてからリリースすることで腕に血液がふわっと流れていくのを感じます。

ココがターゲット

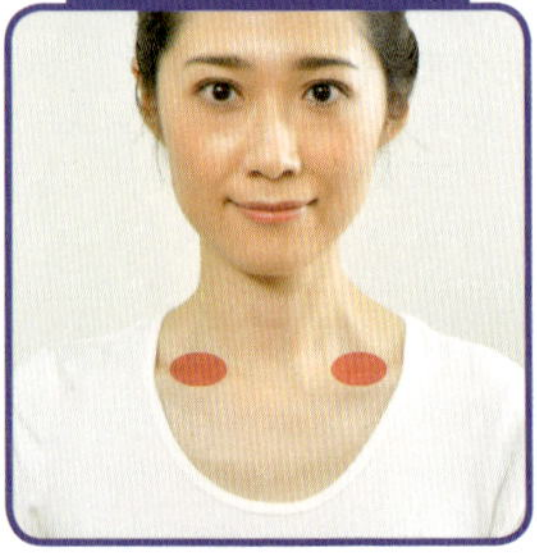

鎖骨裏の首の付け根を狙う

POINT スコープ

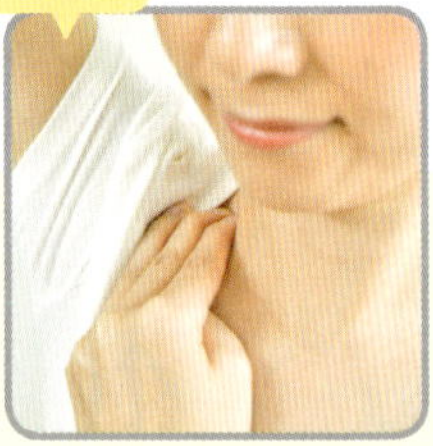

リンパ節や動脈、神経が密集するデリケートな部位。押すだけにとどめ、もみほぐさない！

手の形はコレ！

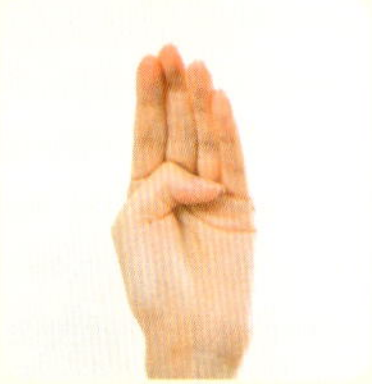

3本指をターゲットに押し当て、反対の手を大きく動かす！

プロの技教えます！

施術のやり方

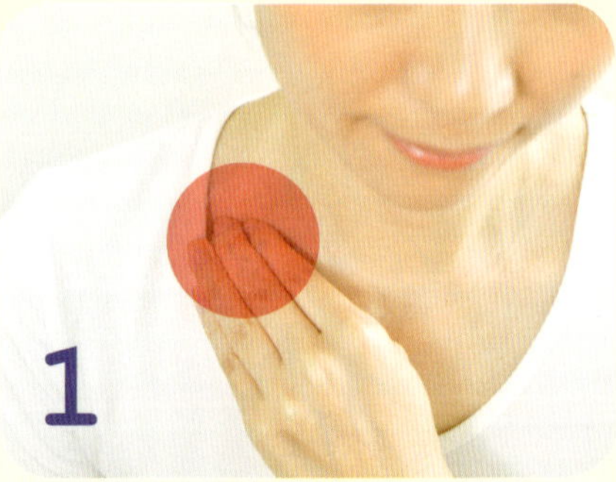

1

鎖骨裏のくぼみに３本指を入れ、圧をかける。

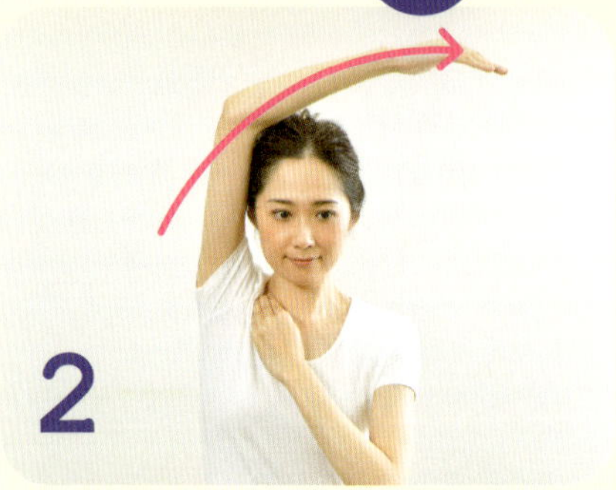

2

圧をかけたまま、反対の手を耳につけるようにゆっくりと大きく上げる。

マッサージ

A 鎖骨の裏（斜角筋《しゃかくきん》）を押す

パートナー 1

強さ LEVEL2　手の形 2本指　方法 押す（間欠圧各3〜5秒）

なぜココ？

腕の血流促進に効果

鎖骨裏にある斜角筋が硬くなると、その先の腕への血液循環が滞ってしまい。手先の冷えにつながります。この部位に圧をかけ、リリースすると、腕に血液が流れていく感覚が得られます。

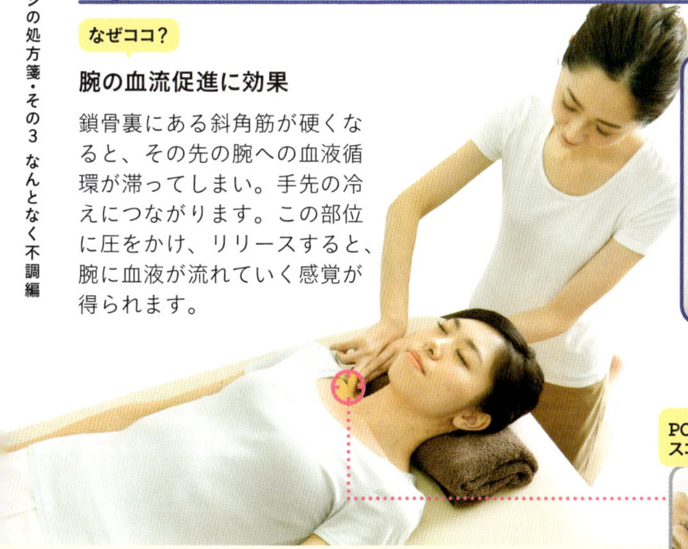

ココがターゲット

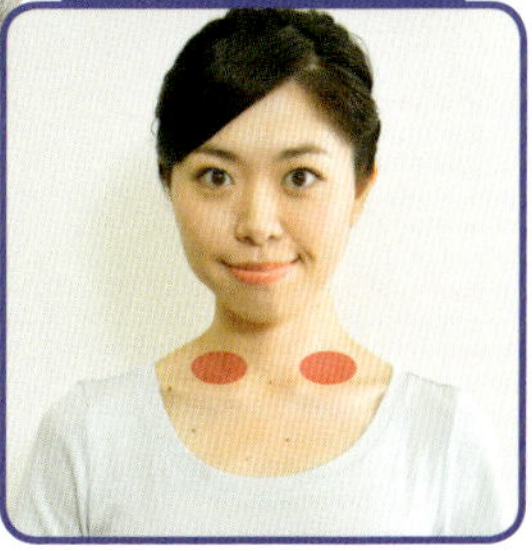

鎖骨裏のくぼみの奥を狙う

POINT スコープ

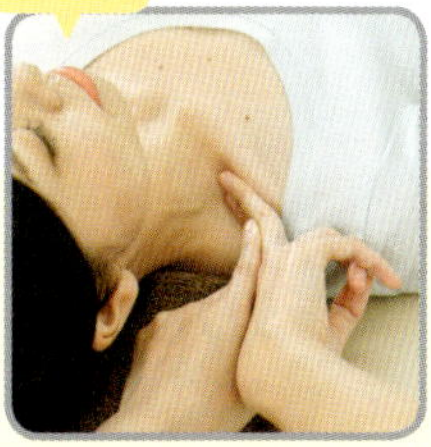

鎖骨裏のくぼみに
2本指を差し入れ
優しくしっかりと足のほうに
向けて圧をかける！

手の形はコレ！

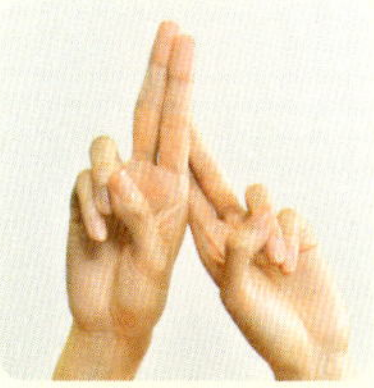

手の形はコレ
2本指の腹で圧をかけ、
反対の指は添える
イメージで支える！

施術のやり方

プロの技教えます！

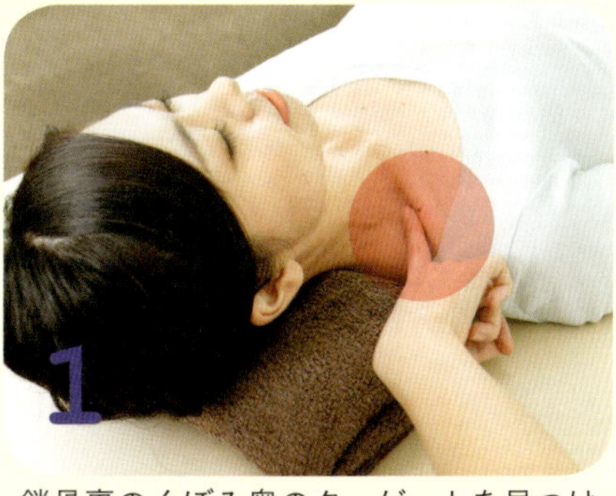

鎖骨裏のくぼみ奥のターゲットを見つける。

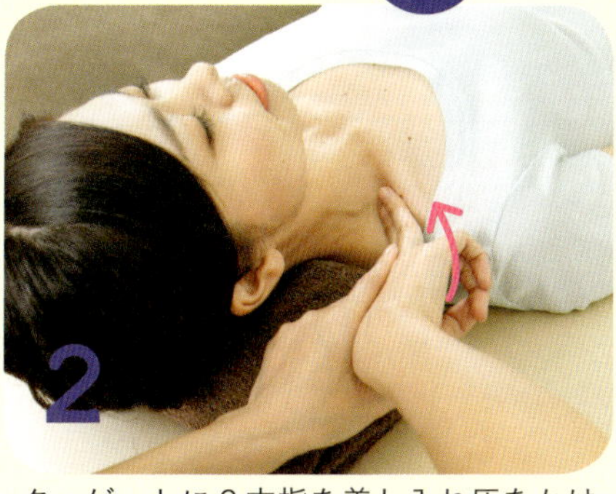

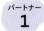

ターゲットに2本指を差し入れ圧をかける。リンパ節や動脈に注意。

※神経も近くにあるので優しく圧をかける！

マッサージ

B 足の裏(湧泉《ゆうせん》)をもむ

パートナー 2

強さ LEVEL 2　手の形 テコ(両手)　方法 もむ(間欠圧各5秒)

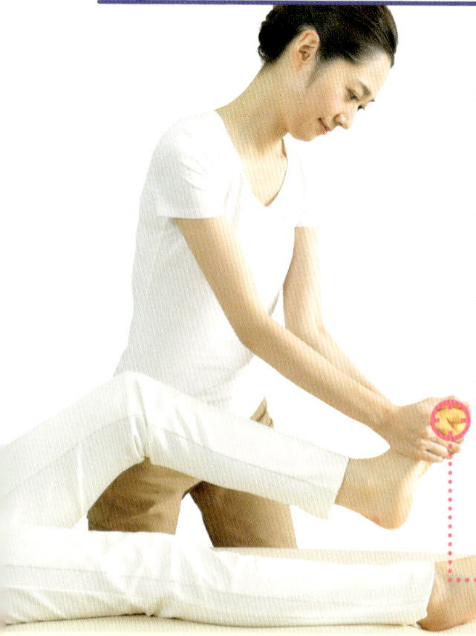

なぜココ?

筋ポンプ作用を改善

足裏の筋肉が硬いと、ふくらはぎを含む筋ポンプ作用が低下。その結果、足先の血液循環が滞り、冷えにつながります。さらに冷えに関係の深い湧泉のツボがあるので、足裏周辺をほぐします。

ココがターゲット

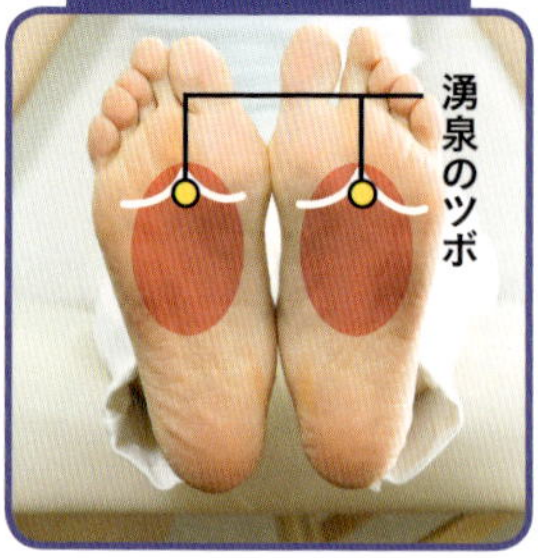

足裏のくぼみ全体を狙う

POINT スコープ

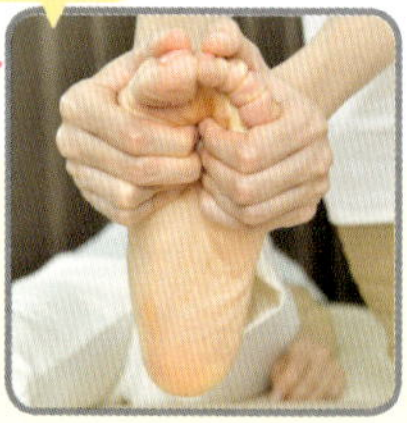

両中指の先が湧泉のツボに当たるイメージで!

手の形はコレ!

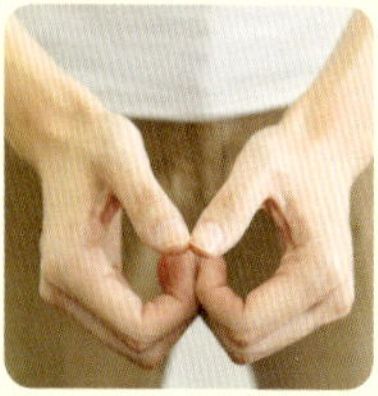

4本指の先を足裏に当て、せんべいを割るようなイメージで圧をかける!

施術のやり方

プロの技教えます!

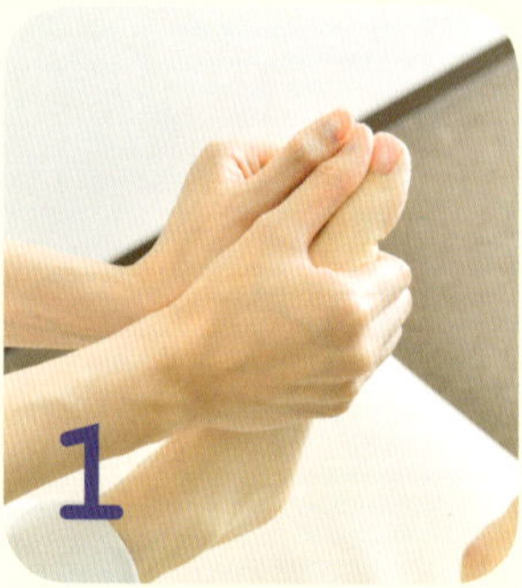

両手で足を包み込むようにつかむ。

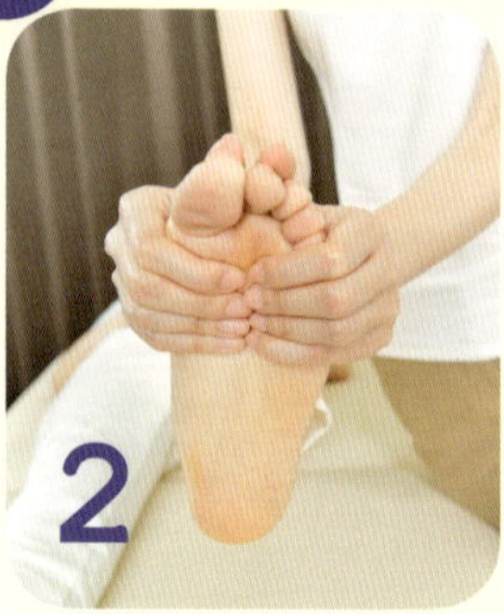

4本指の先をターゲットに当てる。

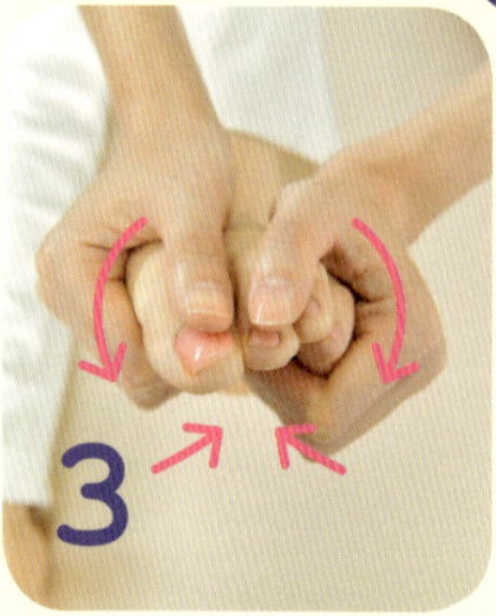

せんべいを割るようにし、4本指の先を押し上げる。

マッサージ C

肩甲骨(天宗《てんそう》)をさする

パートナー 3

強さ LEVEL2　手の形 手根　方法 さする

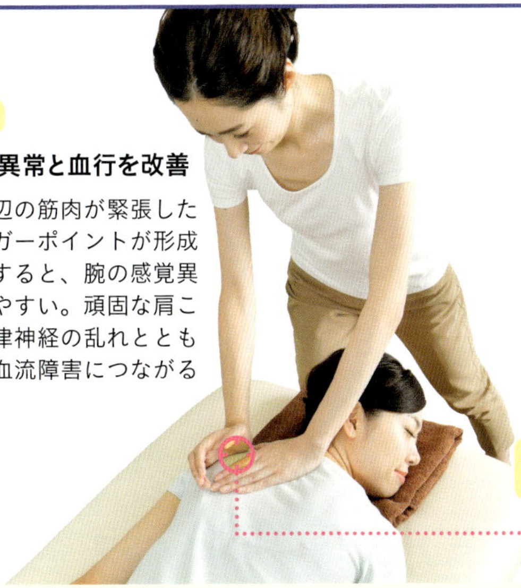

なぜココ?

腕の感覚異常と血行を改善

肩甲骨周辺の筋肉が緊張したり、トリガーポイントが形成されたりすると、腕の感覚異常を生じやすい。頑固な肩こりは、自律神経の乱れとともに、腕の血流障害につながることも。

ココがターゲット

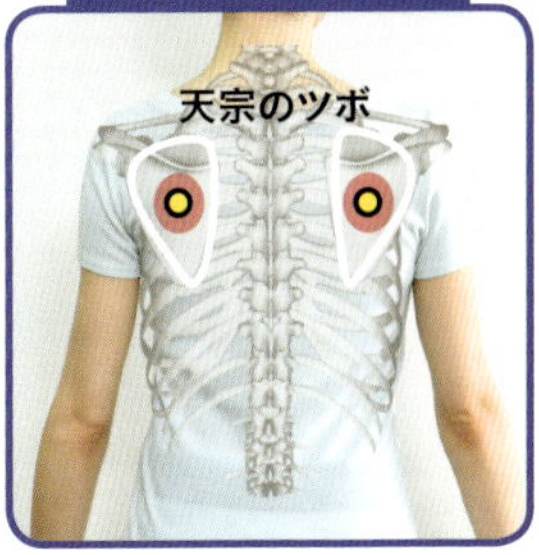

肩甲骨の中央を
中心に狙う

POINT
スコープ

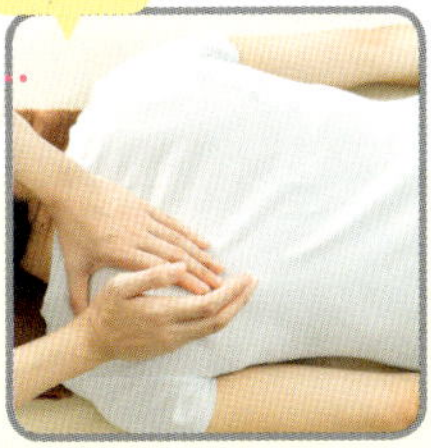

この部位がほぐれると、
肩の力が抜け
リラックス効果も!

手の形はコレ!

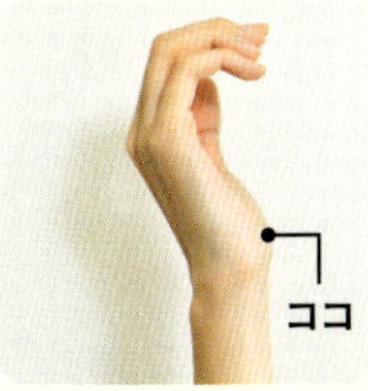

手根でサークル状に
動かしながら
さすって圧をかける!

プロの技教えます!

施術のやり方

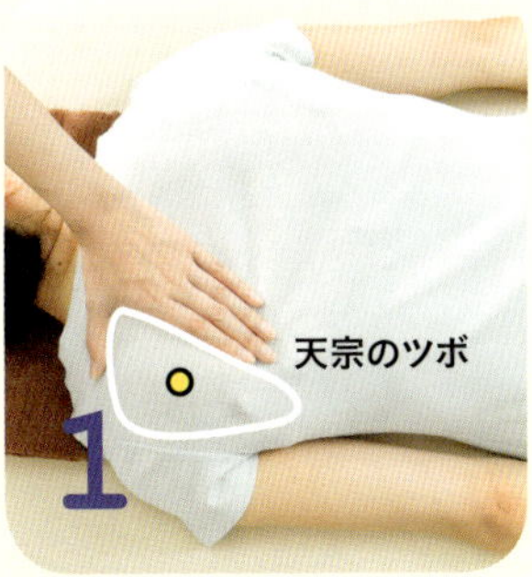

肩甲骨の形を確認、だいたい真ん中をイメージ。

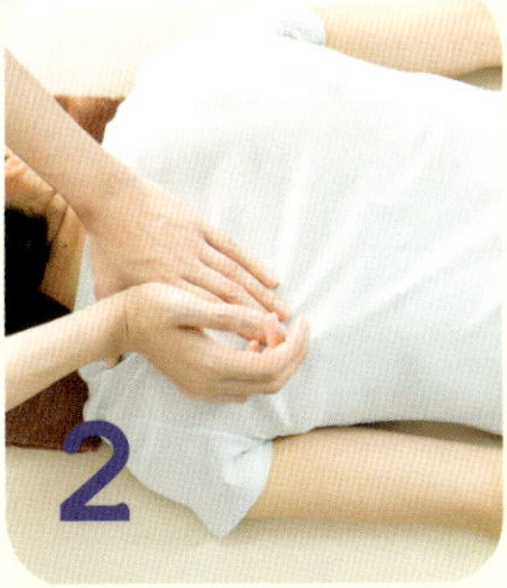

手根をつくり、さすりながらポイントを確認する。

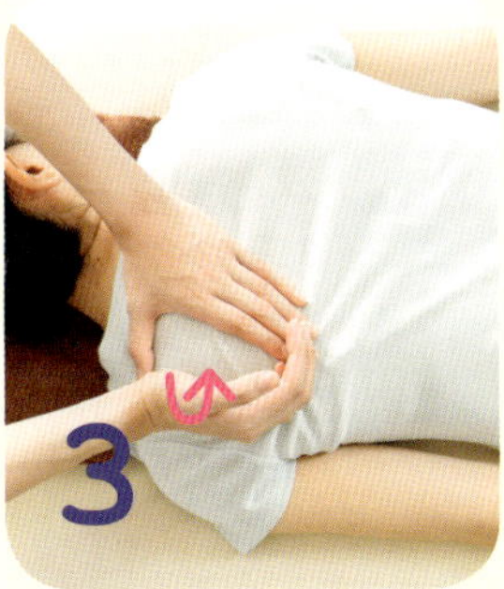

肩甲骨に対して垂直に圧をかけながら全体をさする。

倦怠感・無気力の原因とマッサージ

どこをもむ？

原因

- 自律神経の乱れ（背骨周辺に緊張が表れることが多い）
- 肉体的な疲労
- 栄養不良
- ホルモンバランスの乱れ
- 内臓の機能低下

※睡眠等でリフレッシュしても回復しない場合、一度は医師の診断を受けましょう。
医学的に問題がない場合に、マッサージが有効となるケースがあります。

B ぼんのくぼ外側を押す

脳の硬膜は、後頭骨や頸椎の２番と強くつながっており、ゆがみや緊張があると自律神経に影響しやすい。また、そこに付着する筋肉には多数のセンサーがあるため、**この部位をゆるめると、リラックスでき、頭の位置も整う。**

A 首(頸椎《けいつい》の際)を押す

首が緊張すると疲労がたまりやすい。**首をゆるめることで、内臓の働きを含め、自律神経を整えることも。**

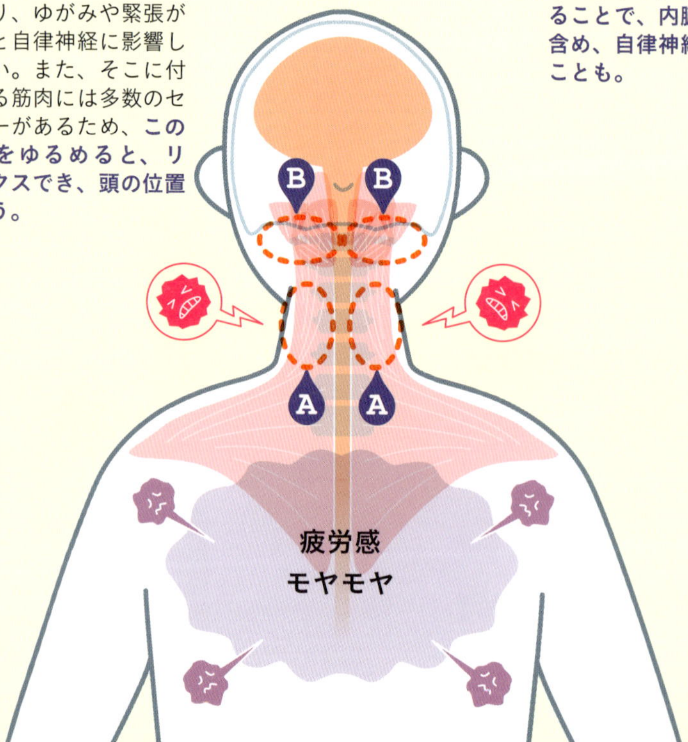

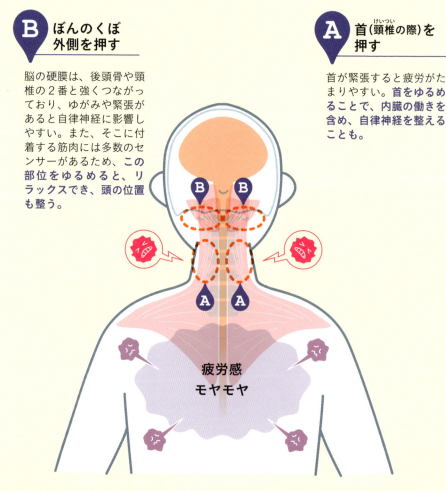

マッサージ A

首（頸椎《けいつい》の際）を押す

セルフ 1

強さ LEVEL I　手の形 M字　方法 押す（スライド圧）

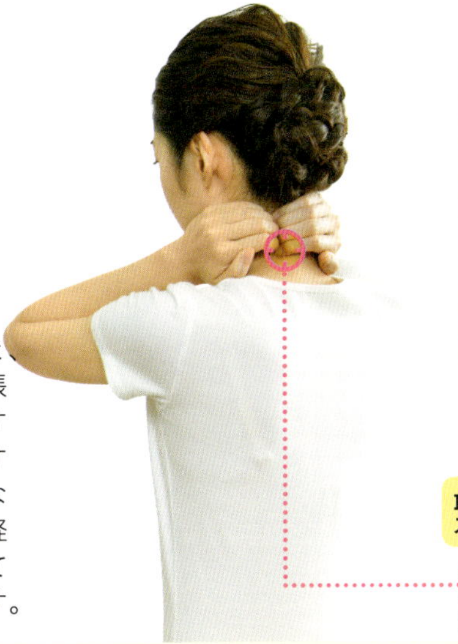

なぜココ？

自律神経を整えてリラックス

首の筋肉が緊張すると、自律神経が乱れ、緊張状態に。それが継続すると疲労がたまりやすくなります。精神的なリラックスと自律神経へのアプローチとしてこの部分をほぐします。

ココがターゲット

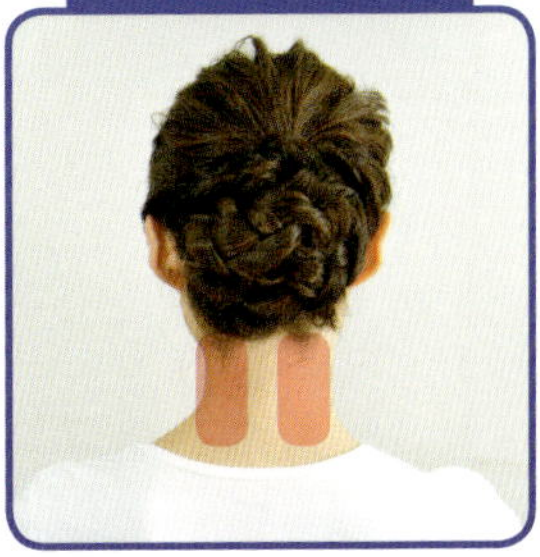

首のじん帯の土手下の際を狙う

POINT スコープ

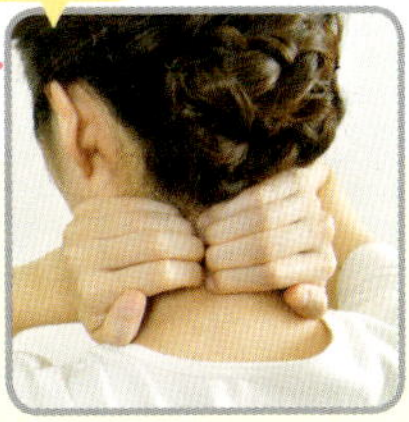

左右を必ず行い、バランスをとるように！

手の形はコレ！

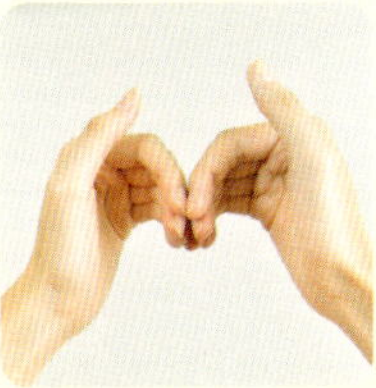

M字をつくり、土手下の外側際をかき分けるイメージで！

施術のやり方

プロの技教えます！

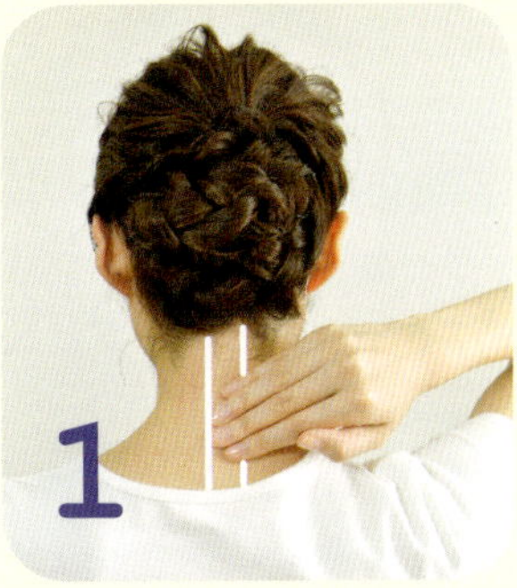

背骨（首）のじん帯の盛り上がりを確認する。

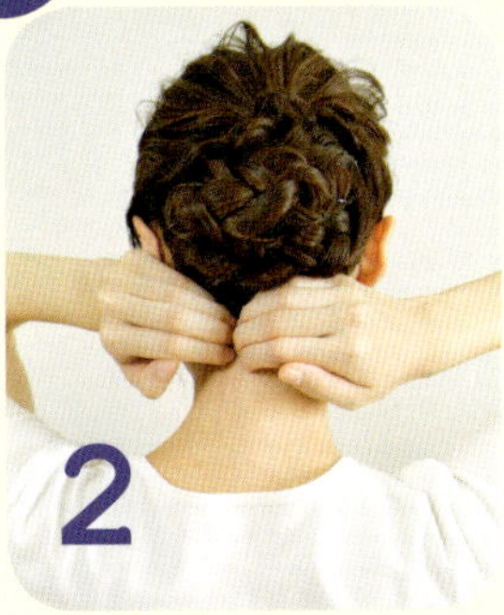

じん帯の土手下外側の際にM字を当てる。

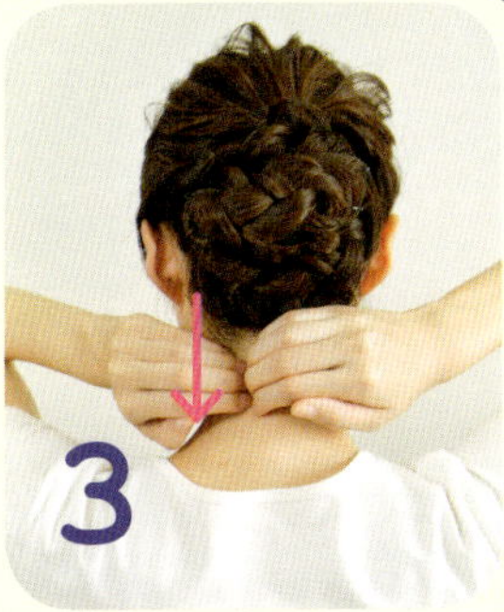

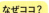

上から下まで、ターゲット全体にスライドさせる。

マッサージ B

ぼんのくぼ外側を押す

パートナー 1

強さ LEVEL I　手の形 3本指　方法 押す（サークル状）

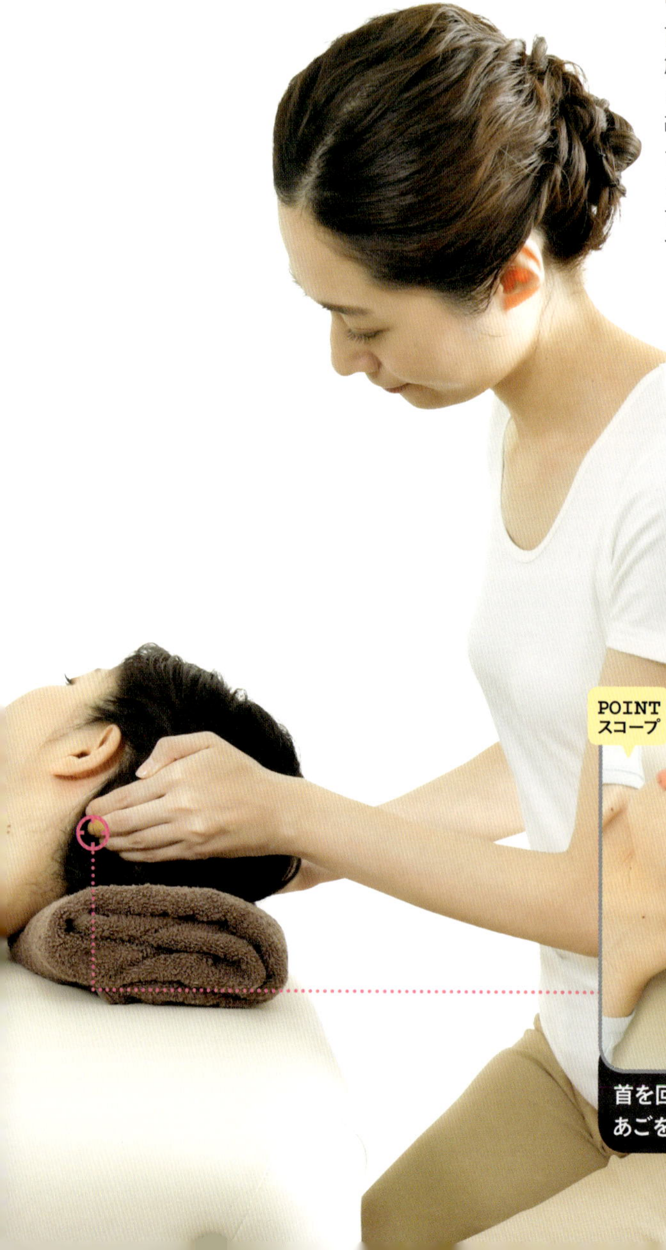

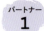

なぜココ？

自律神経の乱れを改善

首から背中につながる筋肉・筋膜の緊張をゆるめ、リラックス効果で自律神経の乱れを改善するアプローチ。パートナー・マッサージの場合、あごを上げすぎると、めまいがすることもあるので、枕などで支えてあげましょう。

ココがターゲット

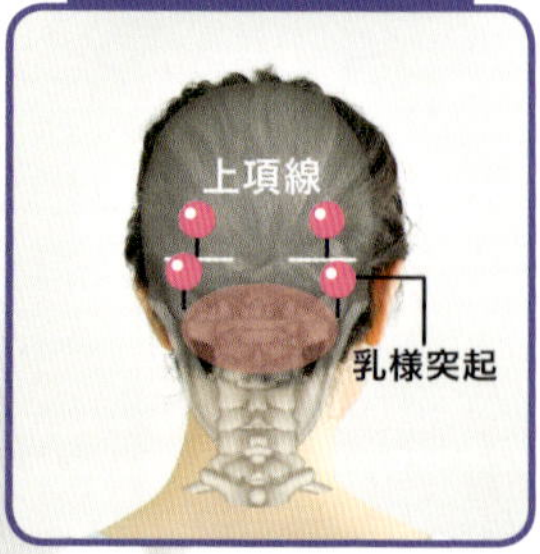

上項線ラインの外側やや下の周辺を狙う

POINT スコープ

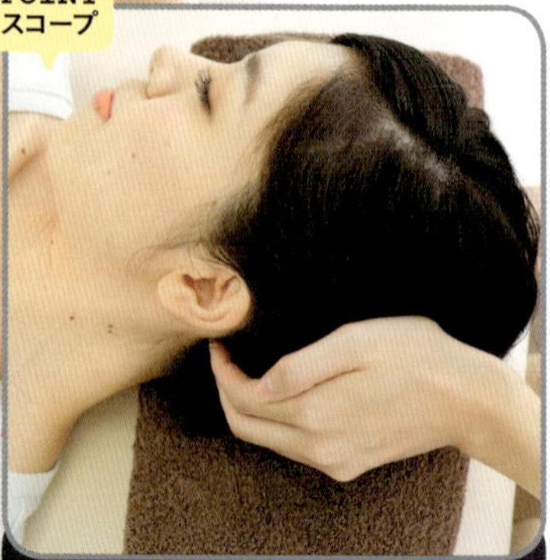

首を回しすぎず、
あごを上げすぎないように！

プロの技教えます！　施術のやり方

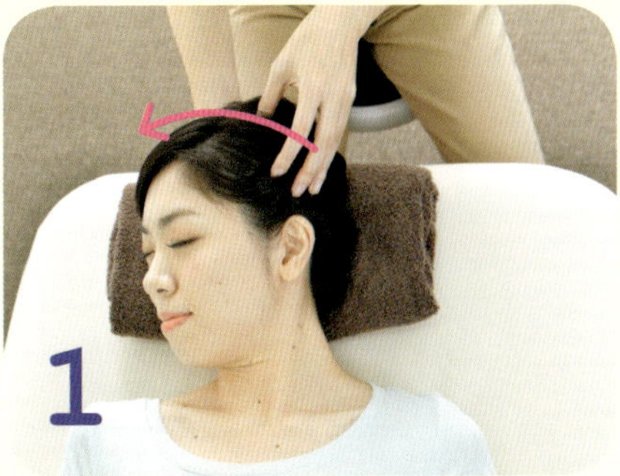

相手の頭の下に枕などを敷き、軽く横にまわす。

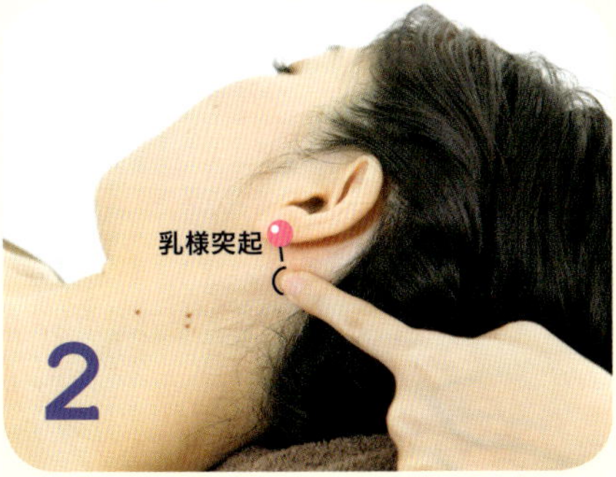

耳の後ろの突起から少し後ろがターゲット。

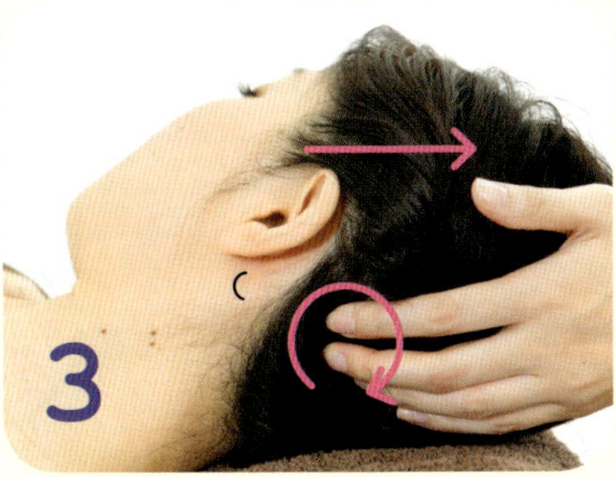

３本指を当て、サークル状にまわして圧をかける。

手の形はコレ！

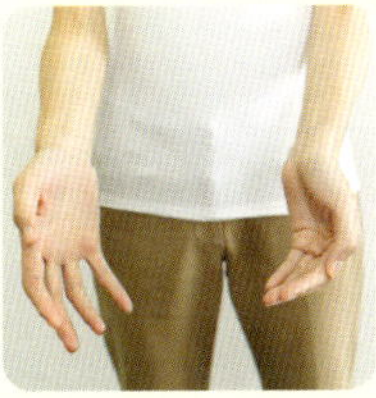

片手で頭を支え、反対の手の３本指でサークル状にまわす！

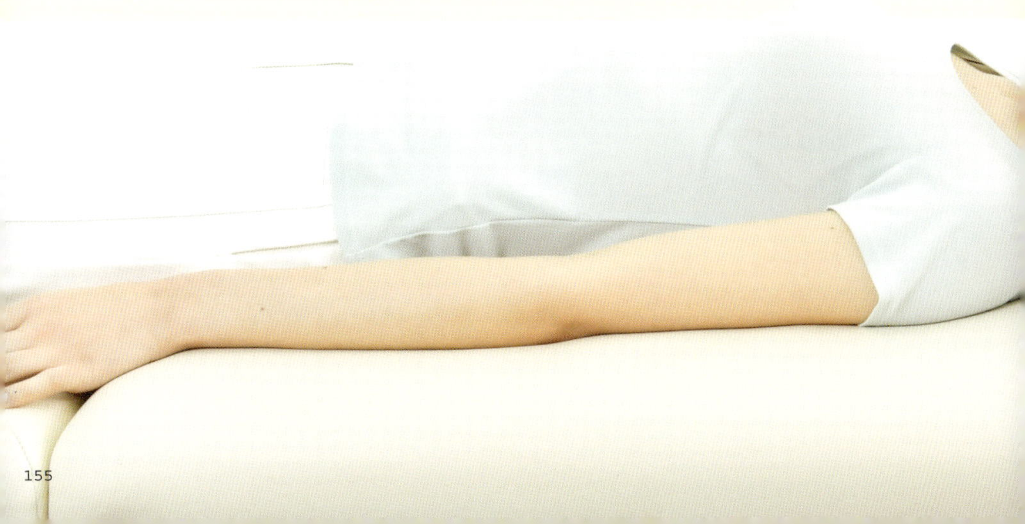

不眠の
原因とマッサージ

どこをもむ？

原因

- メンタル・ストレス（特に心配事・イライラ）
- 自律神経の乱れ
- 生活習慣の乱れ（昼夜逆転・運動不足など）
- 内臓の機能低下

※不眠には入眠障害、中途覚醒、早朝覚醒、熟眠障害などがあります。ここでは､寝つき（入眠）を軽度に改善し、質の良い睡眠をとるためのアプローチを紹介しています。

A 後頭部の外側（安眠《あんみん》）を押す

後頭部の突起下の外側にある安眠のツボは睡眠改善の奇穴。**この周辺には交感神経の中継所や迷走神経などが走っており、自律神経の乱れも調整させる。**

奇穴とは？

経絡のルートに存在しないが、効果が認められているツボ。

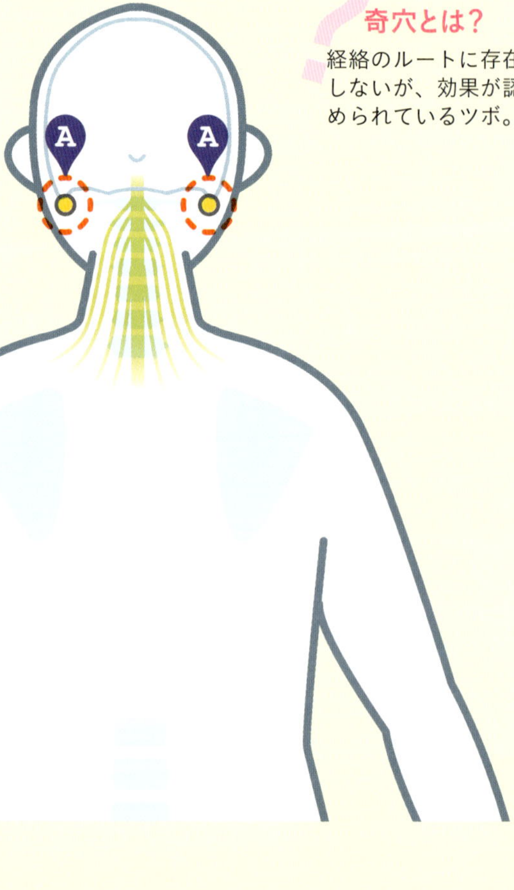

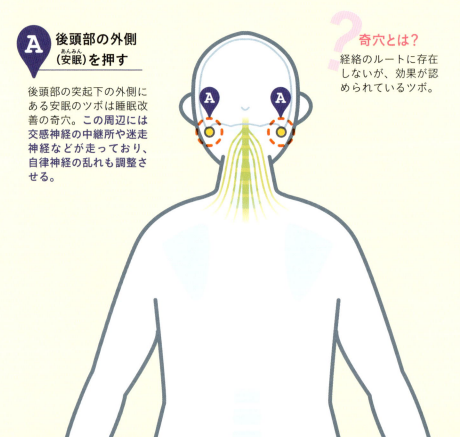

マッサージ

A 後頭部の外側(安眠《あんみん》)を押す

セルフ 1

強さ LEVEL I　手の形 M字　方法 押す(スライド圧)

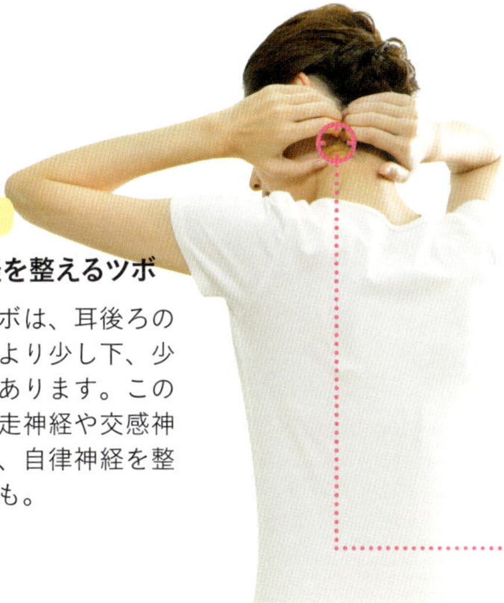

なぜココ?

自律神経を整えるツボ

安眠のツボは、耳後ろの乳様突起より少し下、少し後ろにあります。この奥には迷走神経や交感神経があり、自律神経を整える効果も。

ココがターゲット

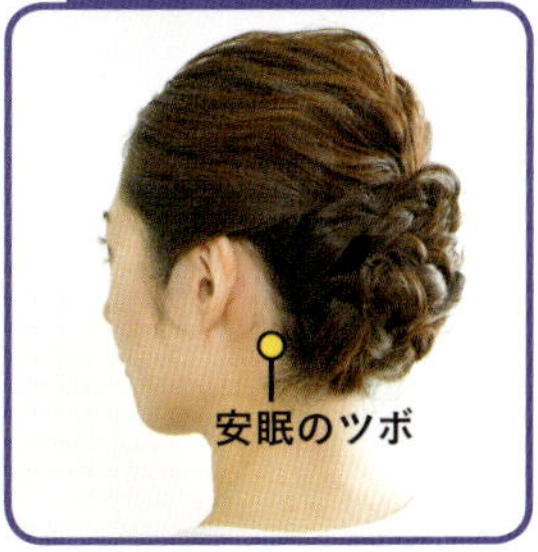

耳後ろの突起より
やや下、後ろ側を狙う

POINT
スコープ

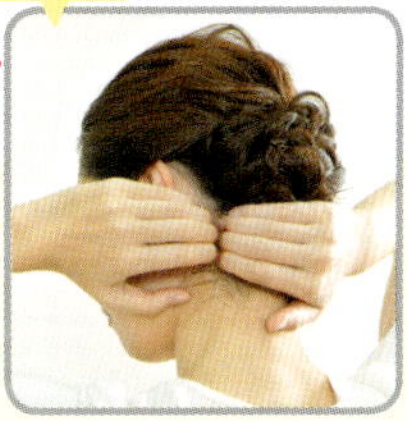

この周囲には不眠などに
効果のある奇穴が
いくつか集まっている!

手の形はコレ!

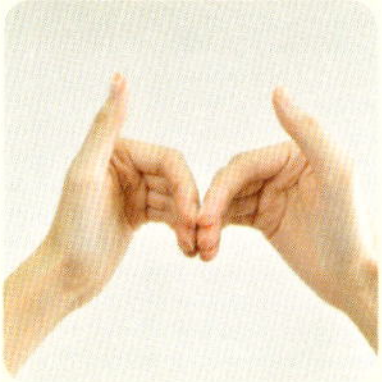

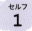

M字をつくり、
ポイントをずらし
ながら3秒ずつ圧を!

プロの技教えます!

施術のやり方

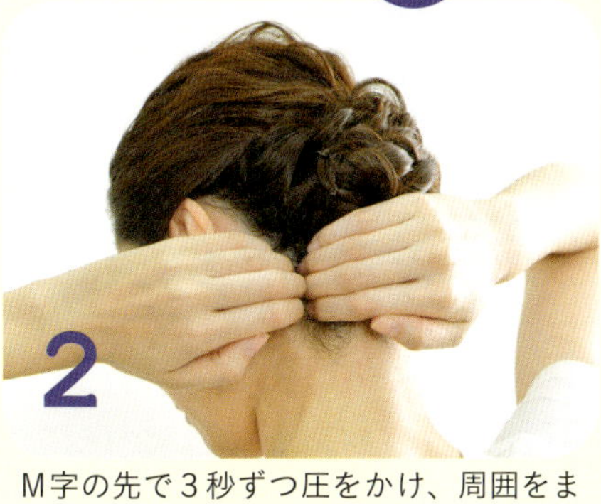

M字の先で3秒ずつ圧をかけ、周囲をまんべんなくほぐす。

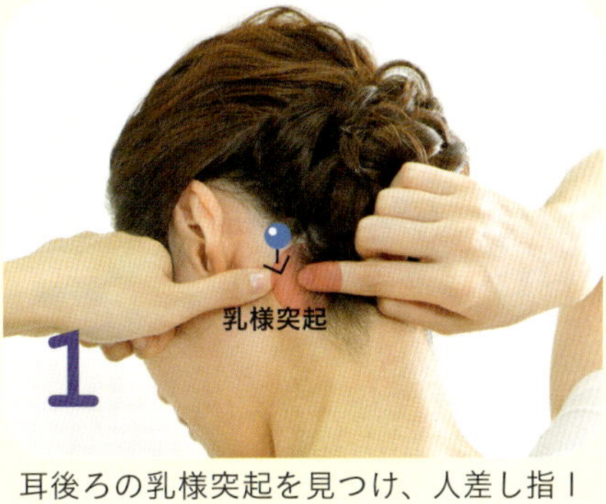

耳後ろの乳様突起を見つけ、人差し指1本分下、後ろ側を狙う。

マッサージ A

後頭部の外側（安眠《あんみん》）を押す

パートナー 1

強さ LEVEL 2　手の形 5本指（中指中心）　方法 押す

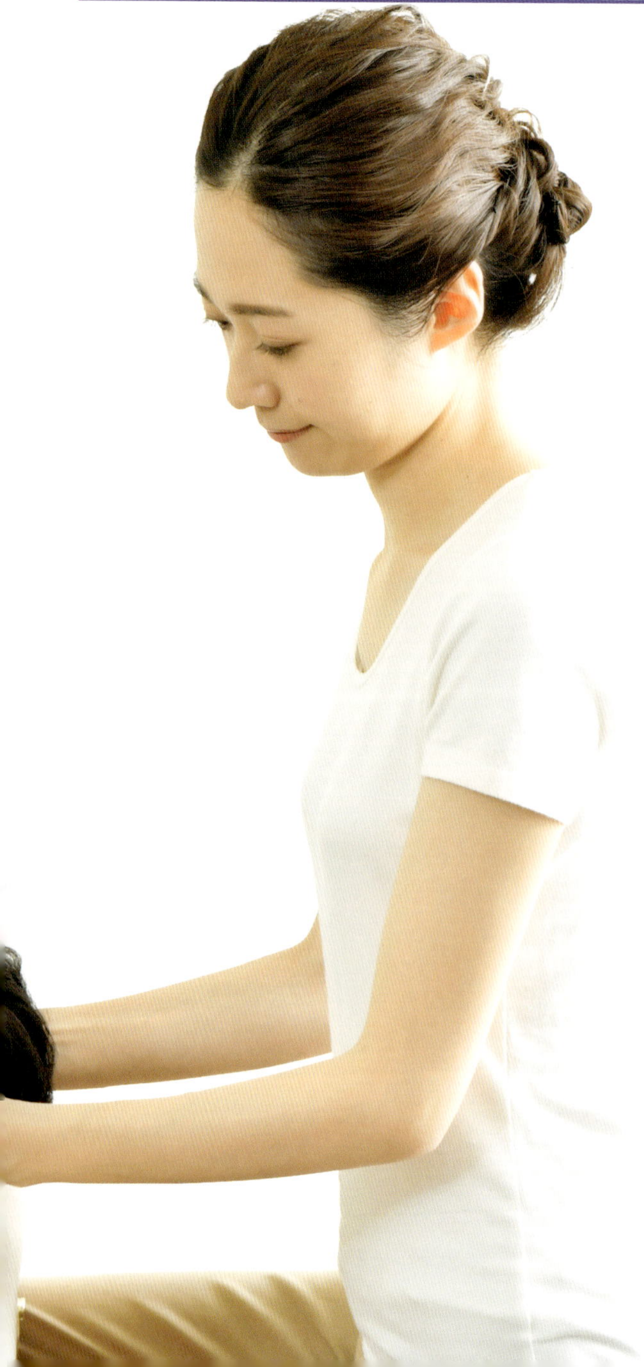

なぜココ？

副交感神経を優位にしてリラックス

頭の位置がずれると、迷走神経や血管などが圧迫されることも。頭蓋骨は首から肩の筋肉につながっているため、ゆるめることで頭の位置修正にも効果が期待でき、副交感神経が優位に。

ココがターゲット

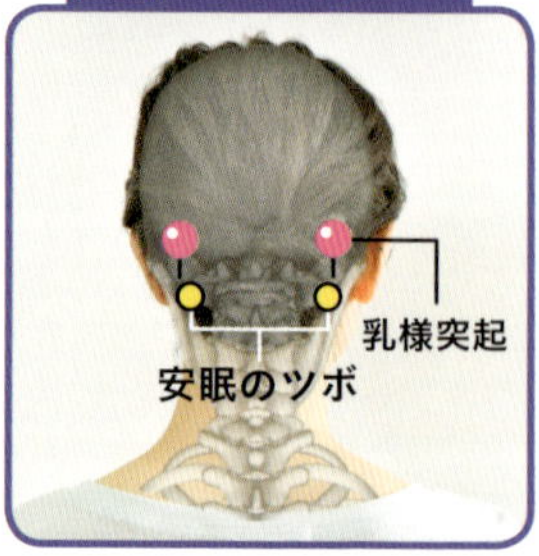

耳後ろの突起より
指1本分下、後ろ側を狙う

プロの技教えます!

施術のやり方

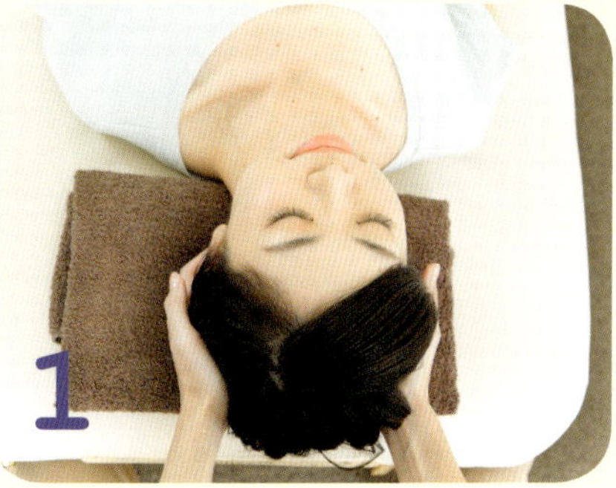

両手のひらで頭を持つ。

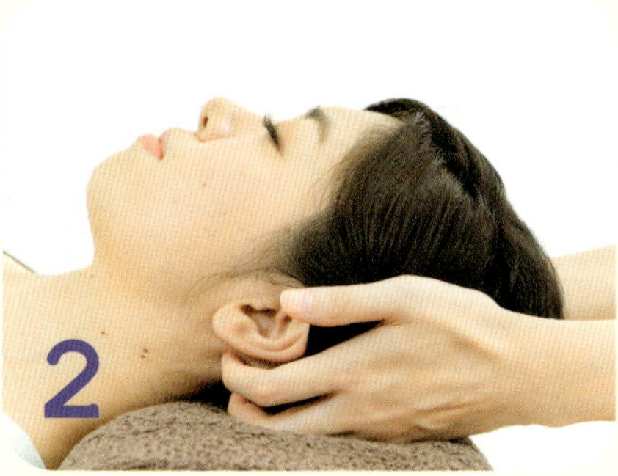

ターゲットに指を当て、中指中心に指先で圧をかける。

手の形はコレ!

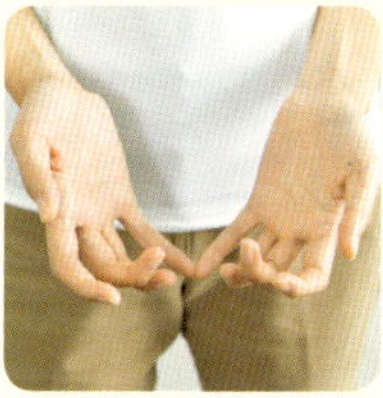

頭を手のひらで持って、ポイントに指を当てて中指で圧をかける!

POINT
スコープ

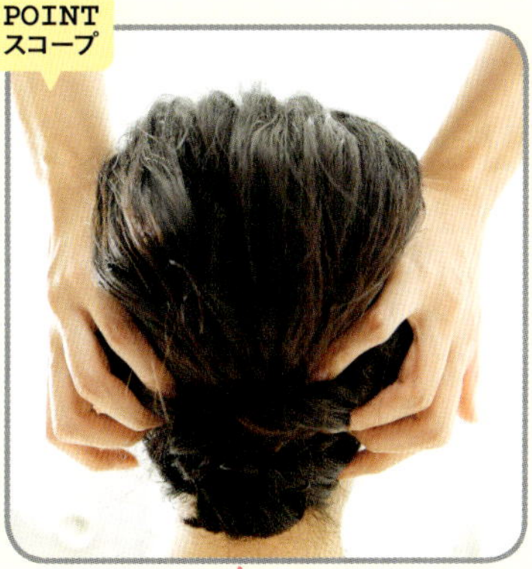

頭の重さを利用し、
中指の先を同側の目に向ける
イメージで!

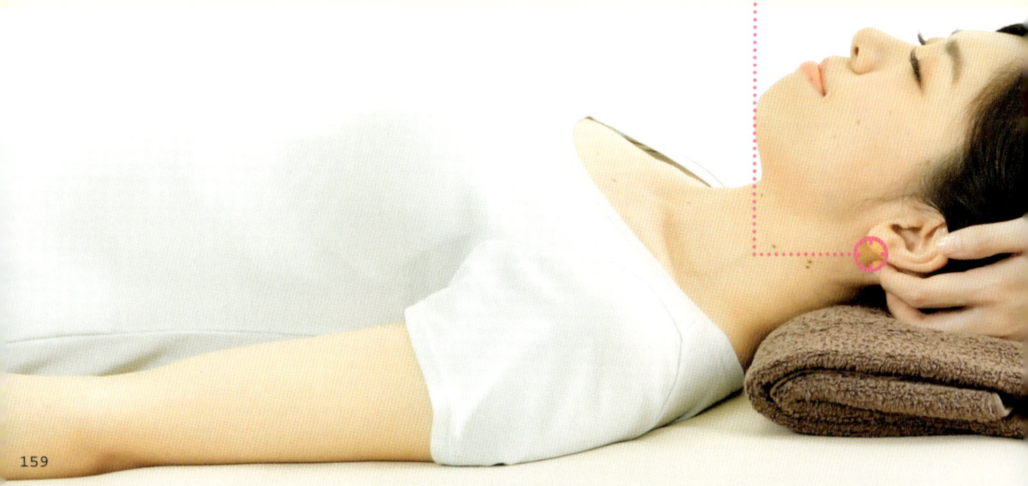

うつ・イライラの原因とマッサージ

どこをもむ？

原因

- 長期的なメンタル・ストレス
- 首から頭にかけての緊張
- 自律神経の乱れ（浅い呼吸による肋骨下の緊張）
- 肉体的な疲労
- 副腎・肝臓疲労
- ホルモンバランスの乱れ

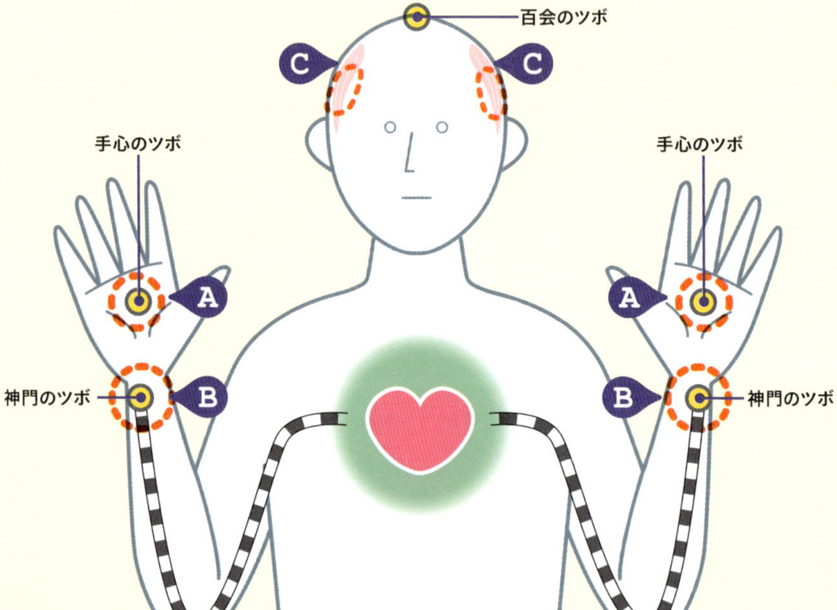

B 手首（神門《しんもん》）を押す

自律神経の乱れに効果があるツボ「神門」。手首のシワの小指側のくぼみにあり、**ここを押すと、気持ちを落ち着かせることができる。**

A 手のひら（手心《しゅしん》）を押す

手のひらの真ん中にあるツボ「手心」。**ここからエネルギーが出ているともいわれ、手心に圧をかけると気持ちが楽になる感覚が。**

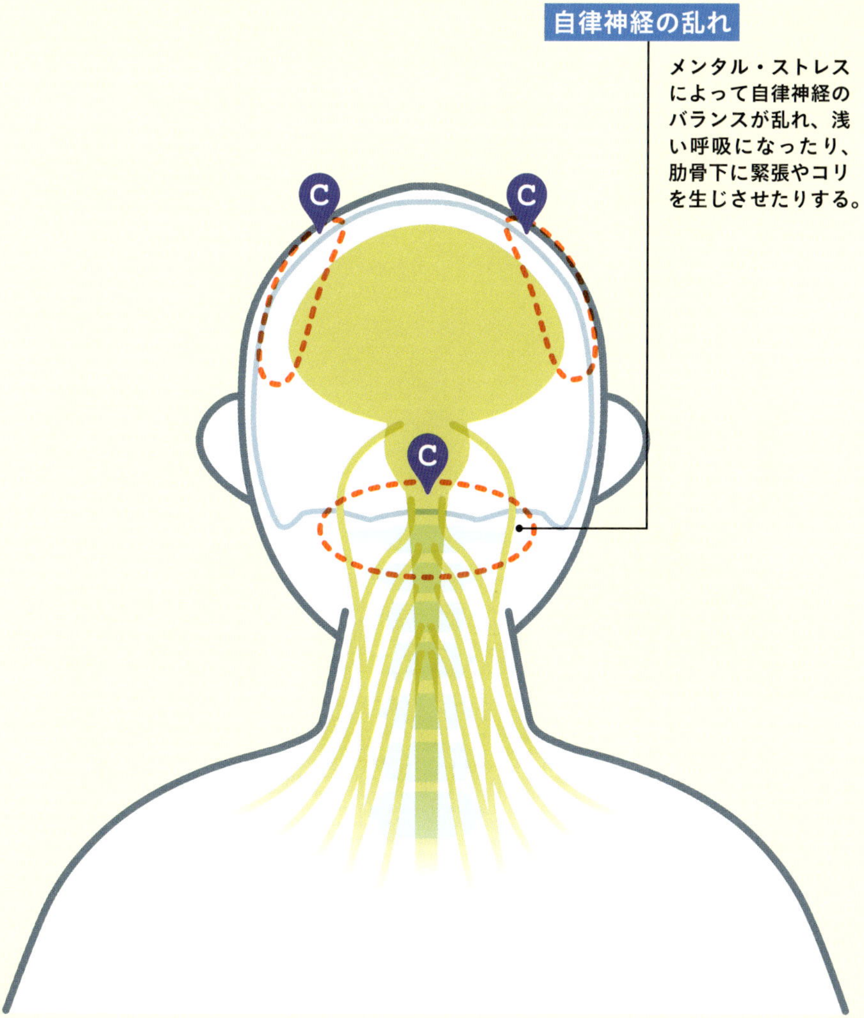
自律神経の乱れ
メンタル・ストレスによって自律神経のバランスが乱れ、浅い呼吸になったり、肋骨下に緊張やコリを生じさせたりする。
C
C
C

C 頭の後ろと横 (後頭《こうとう》部《ぶ》・側頭筋《そくとうきん》)を押す

リラックス効果には、自律神経との関わりが深いこの部位の緊張をゆるめる必要がある。**食欲不振、脳の血流、神経の働きも改善。**

マッサージ A

手のひら(手心《しゅしん》)を押す

セルフ 1

強さ LEVEL 3　手の形 親指(立てる)　方法 押す(持続圧10秒)

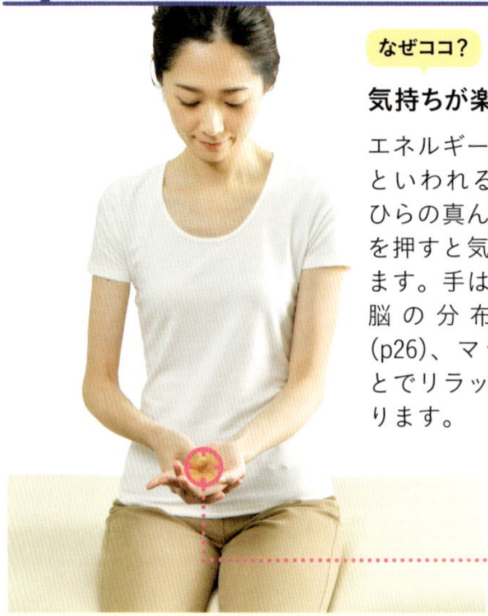

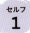

なぜココ？

気持ちが楽になるツボ

エネルギーを放出するツボといわれる「手心」。手のひらの真ん中にあり、ここを押すと気持ちが落ち着きます。手は感覚を受容する脳の分布も多いため(p26)、マッサージすることでリラックスしやすくなります。

ココがターゲット

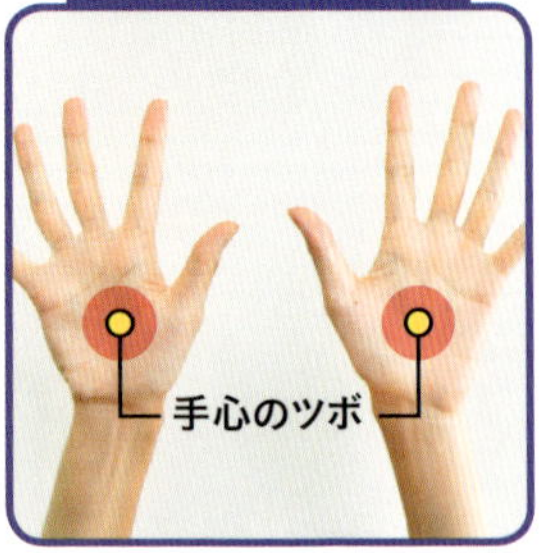

手のひらの真ん中を狙う

POINT スコープ

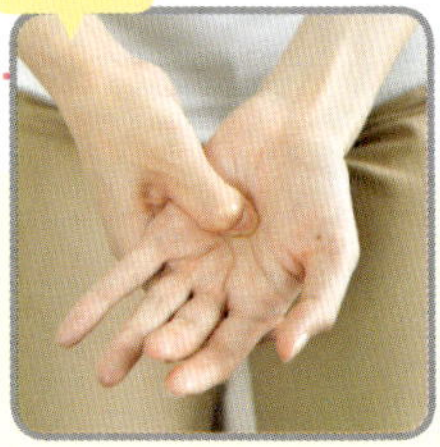

症状が出ている場合、押したときに痛気持ちいいと感じる！

手の形はコレ！

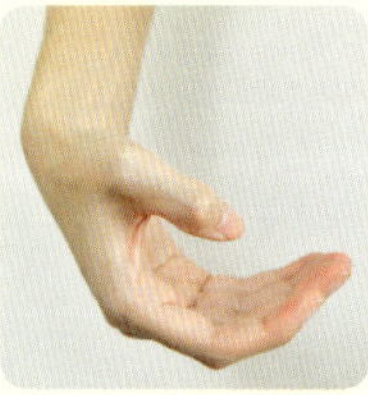

親指の先を立て、10秒ほど強めに圧をかける！

プロの技教えます！

施術のやり方

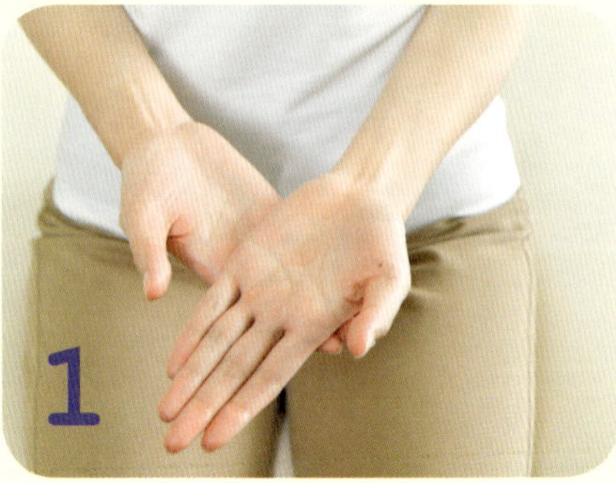

手の甲を反対の手で支える。

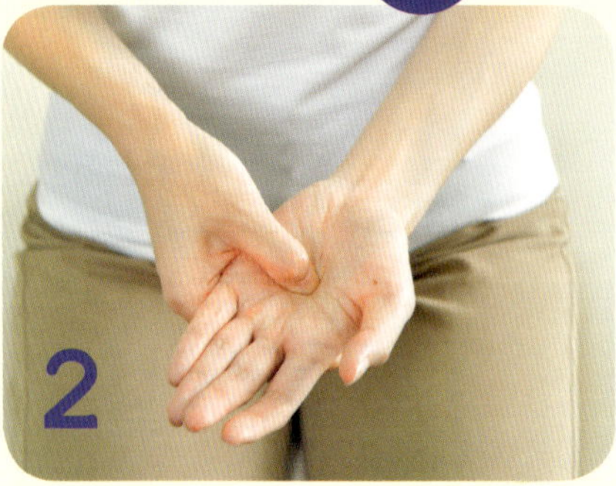

親指を立てて指先をターゲットに当て、10秒ほど強めに圧をかける。

マッサージ

B 手首(神門《しんもん》)を押す

セルフ 2

強さ LEVEL2　手の形 親指(立てる)　方法 押す(持続圧10秒)

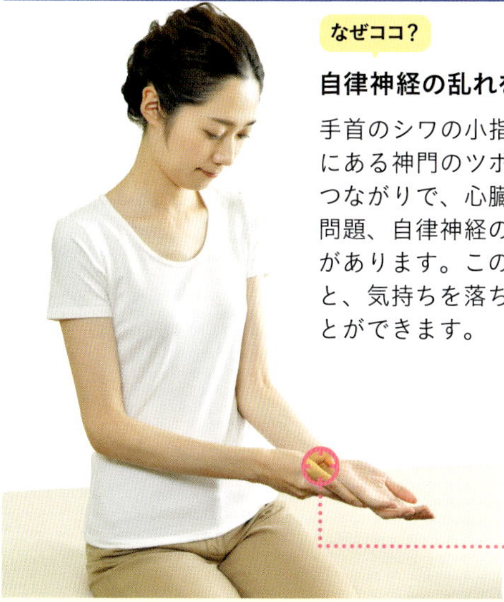

なぜココ?

自律神経の乱れを抑える

手首のシワの小指側のくぼみにある神門のツボは、経絡のつながりで、心臓や血管系の問題、自律神経の乱れに効果があります。このツボを押すと、気持ちを落ち着かせることができます。

ココがターゲット

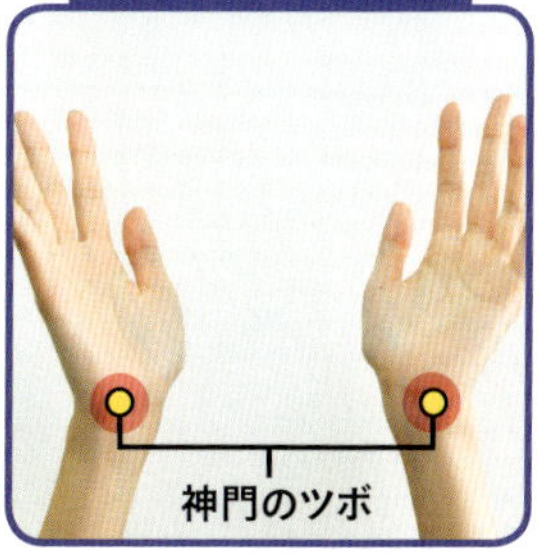

手首のシワの小指側のくぼみを狙う

POINT スコープ

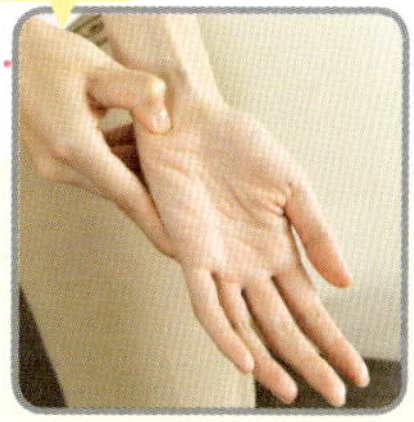

やんわり響くように感じるポイントが神門

手の形はコレ!

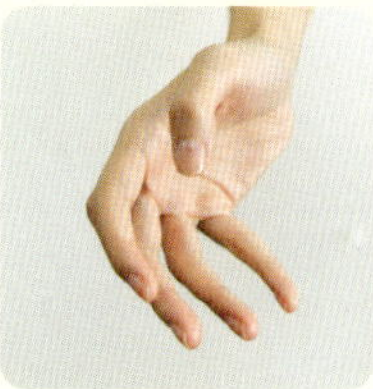

親指を立て、指先で10秒ほど圧をかける!

プロの技教えます! 施術のやり方

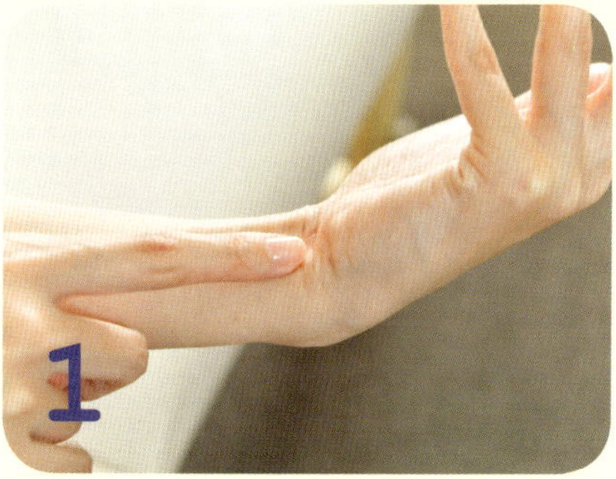

手首のシワの小指側にあるくぼみを見つける。

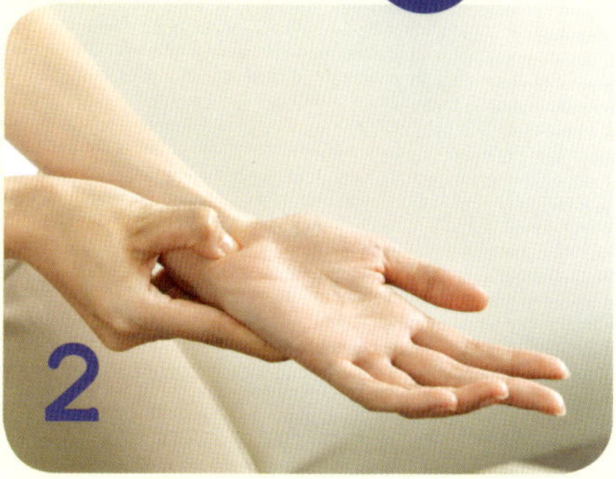

親指を立て、指先で10秒ほど圧をかける。

マッサージ C

頭の後ろと横（後頭部《こうとうぶ》・側頭筋《そくとうきん》）を押す

パートナー 1

強さ LEVEL I　手の形 3本指　方法 押す（サークル状）

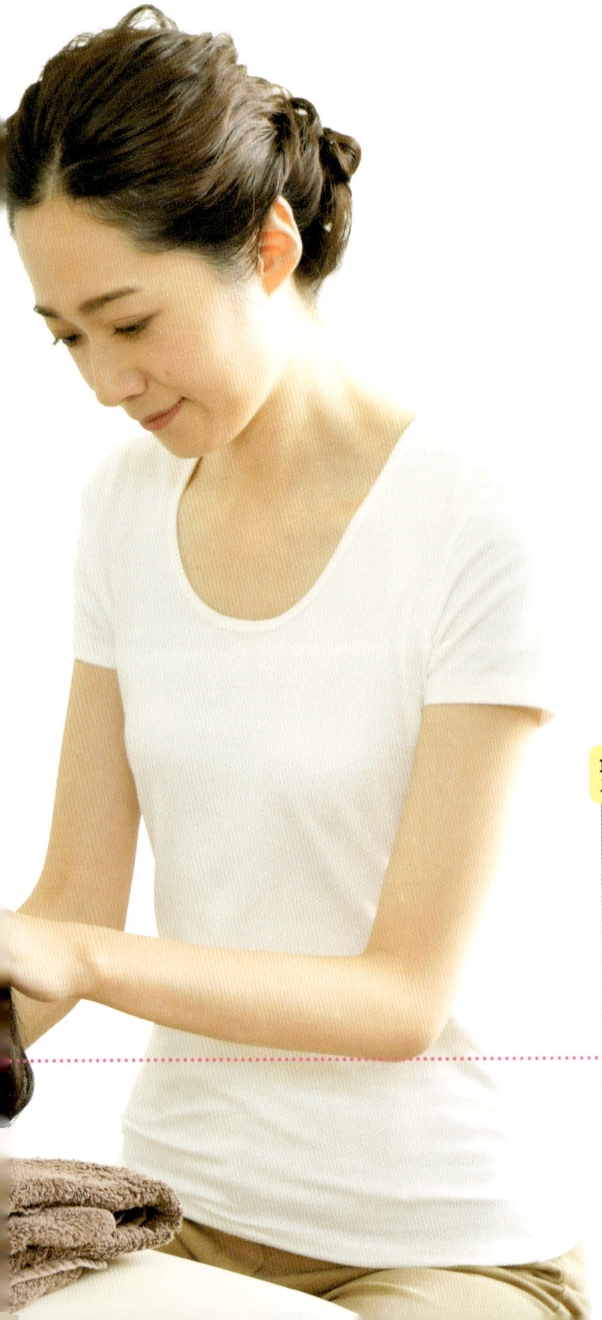

なぜココ？

リラックスに大きな効果

耳後ろの突起（乳様突起）の後ろにあるくぼみ周辺（後頭骨と側頭骨のつなぎ目辺り）は自律神経と関わりが深い部位です。側頭部の筋肉（側頭筋）は歯のくいしばりに影響。緊張をゆるめておきたい部位です。リラックスでき、気持ちが安らぎます。

ココがターゲット

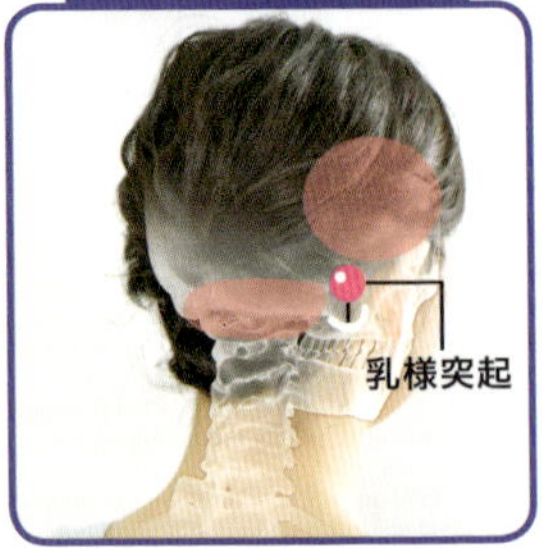

乳様突起後ろのくぼみと側頭部を狙う

POINT スコープ

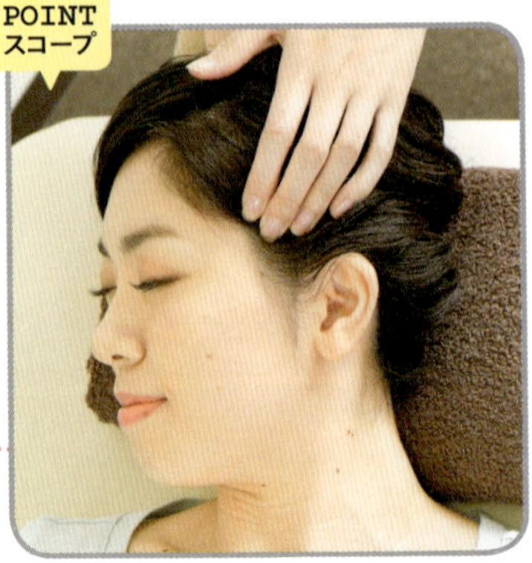

少しずつ圧を強くするなど加減を調整してみよう！

プロの技教えます!

施術のやり方

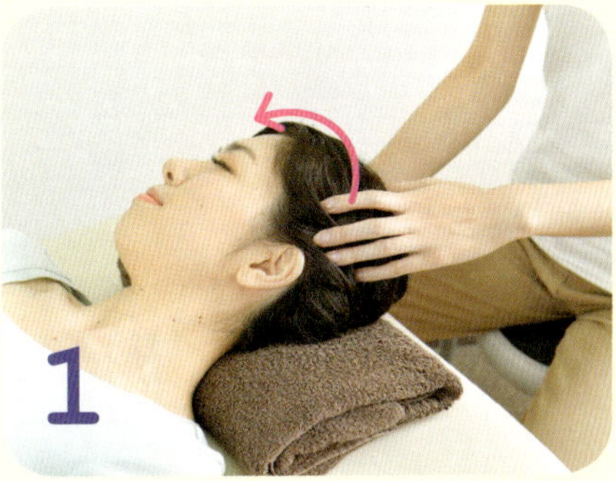

枕などを敷き、相手の頭を軽く横に傾ける。

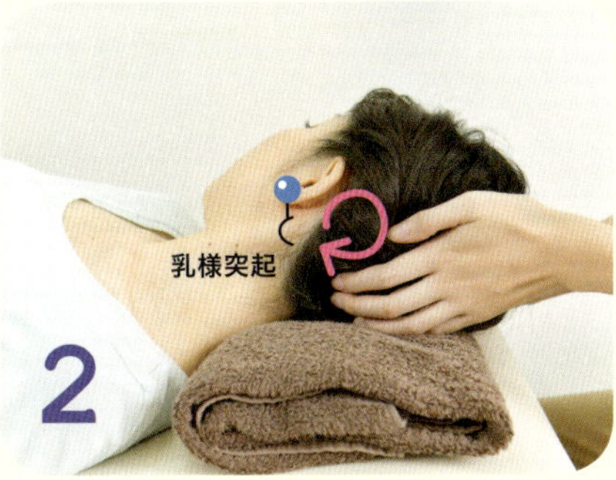

乳様突起後ろのくぼみ周辺を3本指でサークル状に。

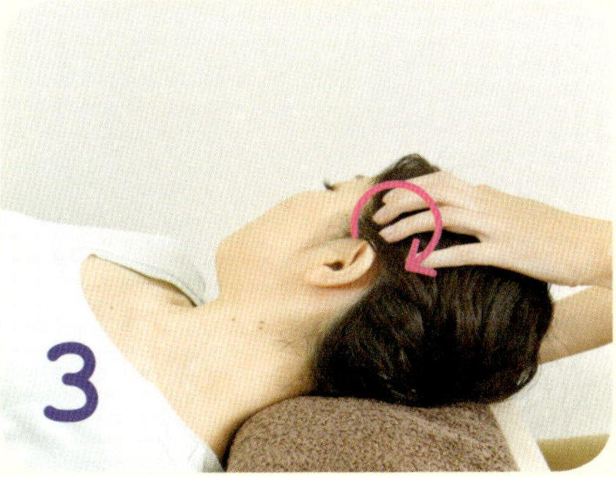

次に、側頭部を3本指でサークル状に押す。

手の形はコレ！

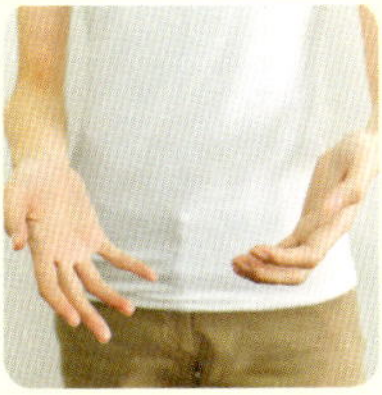

頭を優しく支え、反対の手の3本指でサークル状にまわす！

！ 首をまわしすぎない！

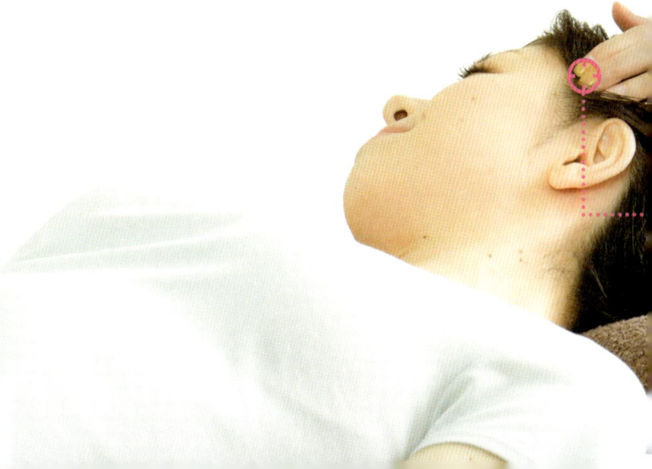

目・鼻・呼吸器の不調の原因とマッサージ

どこをもむ？

原因

- 呼吸に関わる筋肉の緊張・短縮
- 胸郭上部の緊張
- 自律神経の乱れ（浅い呼吸）
- アレルギー

※アレルギー、感染症の可能性がある場合、医療機関を受診するようにしてください。

A 後頭部（風池《ふうち》・天《てん》柱《ちゅう》）を押す

後頭部の下縁の外側周辺にあるのが風池、ぼんのくぼの外側には天柱のツボがある。**ここを押すと、風邪のひき始めなどに効果が期待できる。**

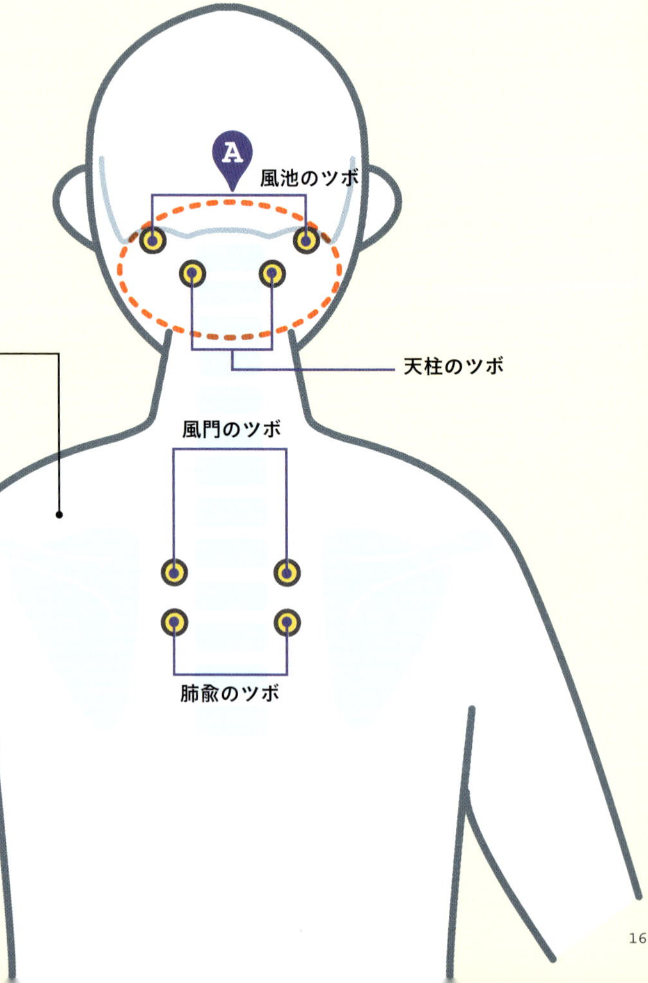

A
風池のツボ
天柱のツボ
風門のツボ
肺兪のツボ

背中の上部も緊張

呼吸器系の症状は背中の上部が硬くなりやすい。風門《ふうもん》や肺兪《はいゆ》といった呼吸改善のツボがある。肩甲骨の間をマッサージするのも有効。**→P112～117（背中の痛み1）**

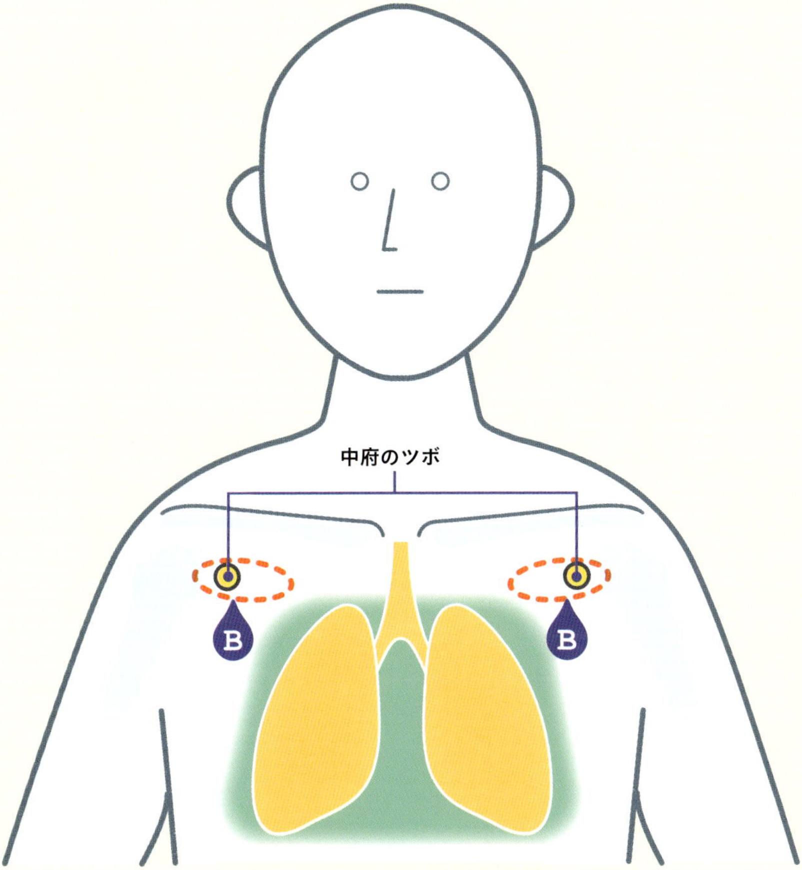

B 鎖骨の下を押す

鎖骨下には呼吸に関わる筋肉が集中。上気道の症状や呼吸と関わりの深いツボ「中府《ちゅうふ》」もあり、**この部位の緊張をゆるめると、呼吸が楽になり、風邪の症状も軽減できる。**

マッサージ

A 後頭部（風池《ふうち》・天柱《てんちゅう》）を押す

セルフ 1

強さ LEVEL 1　手の形 M字　方法 押す（間欠圧各10秒）

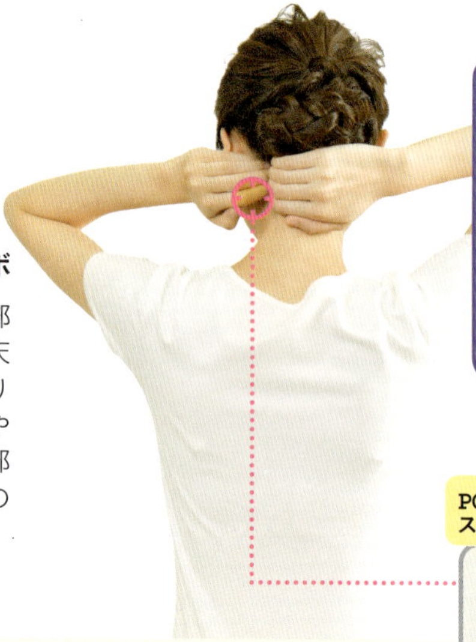

なぜココ？

風邪の初期に効くツボ

風池のツボは、後頭部の下縁のやや外側。天柱のツボは、風池より親指1本分内側のやや下側にあります。風邪の初期や目・鼻などの不調を軽減できます。

ココがターゲット

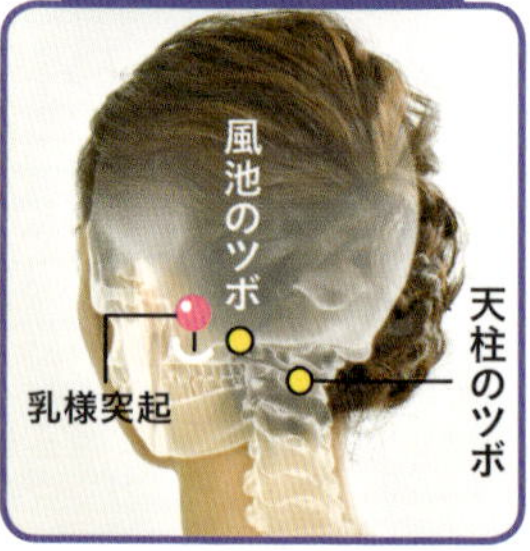

風池と天柱の周辺を狙う

POINT スコープ

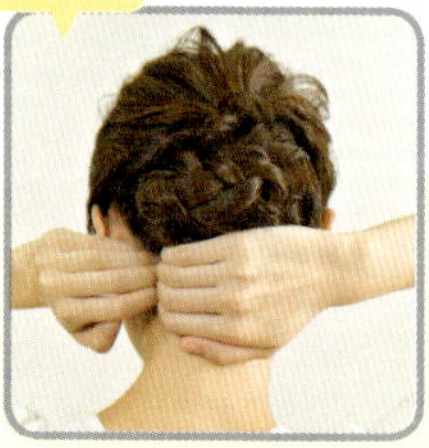

圧をかける側と反対側の目に向けて押すイメージ！

手の形はコレ！

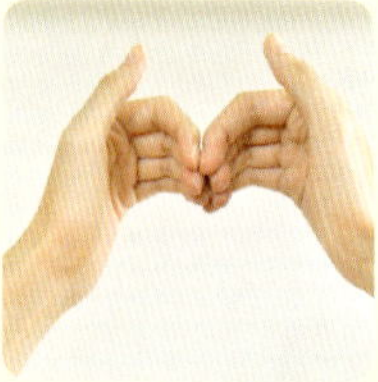

M字の指先でターゲット周辺を10秒ずつ押す！

プロの技教えます！

施術のやり方

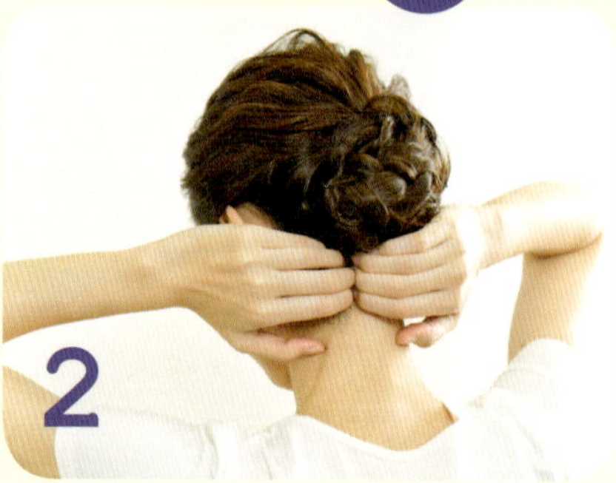

ターゲット周辺をM字の先で10秒ずつ押す。

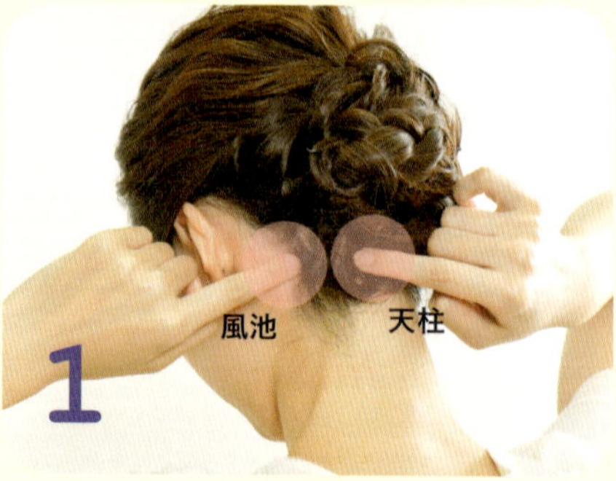

風池と天柱のツボの位置を確認する。

マッサージ A

後頭部(風池《ふうち》・天柱《てんちゅう》)を押す

パートナー 1

強さ LEVEL2　手の形 親指　方法 押す(間欠圧各10秒)

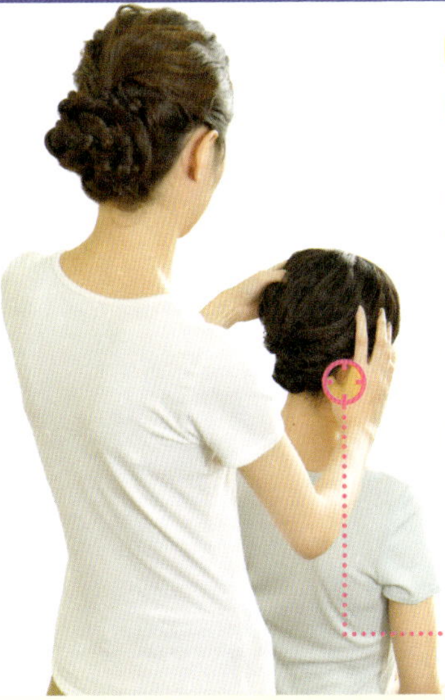

なぜココ?

目や鼻の症状を軽減

風池は、自律神経の乱れのほか、風邪の初期・目・鼻の症状に。天柱は、眼精疲労や蓄膿にも効果があるとされています。パートナーの場合は、親指で目の方向に向かって圧をかけます。

ココがターゲット

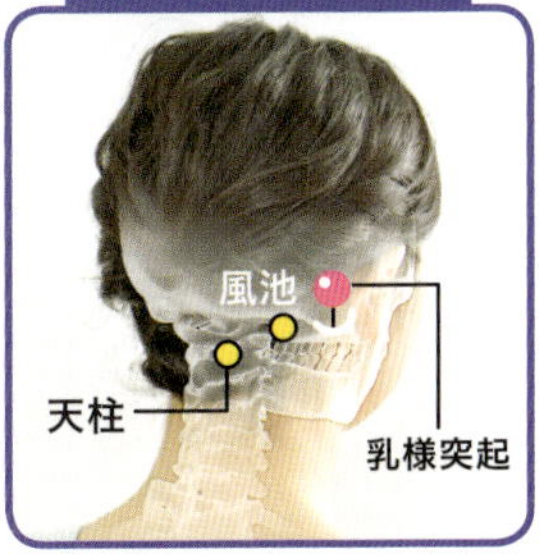

風池と天柱のツボ周辺を狙う

POINT スコープ

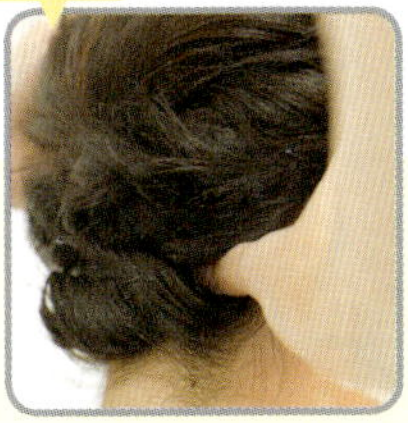

親指で下から
反対の目の方向に
押し上げる感じ!

手の形はコレ!

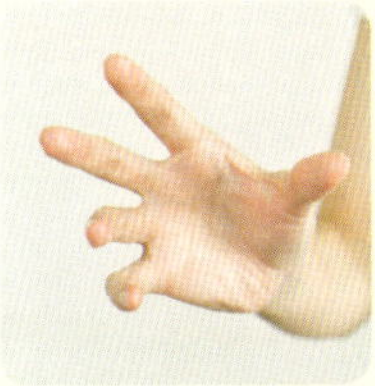

4本指で頭を支え、
親指を
ターゲットに当て
軽く押し上げる

プロの技 教えます!

施術のやり方

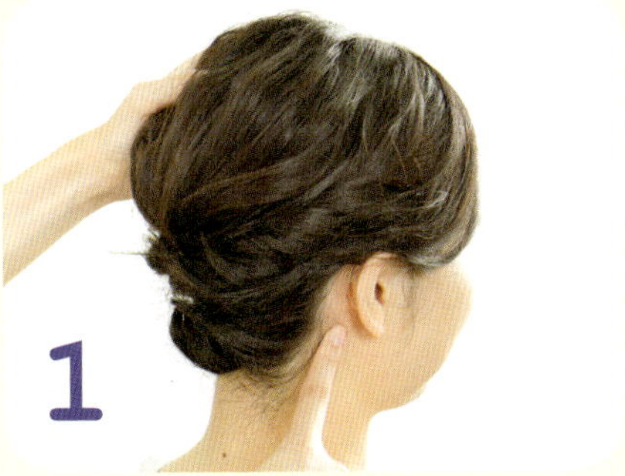

1

耳後ろのくぼみを見つけ、そのやや後ろ側周辺を狙う。

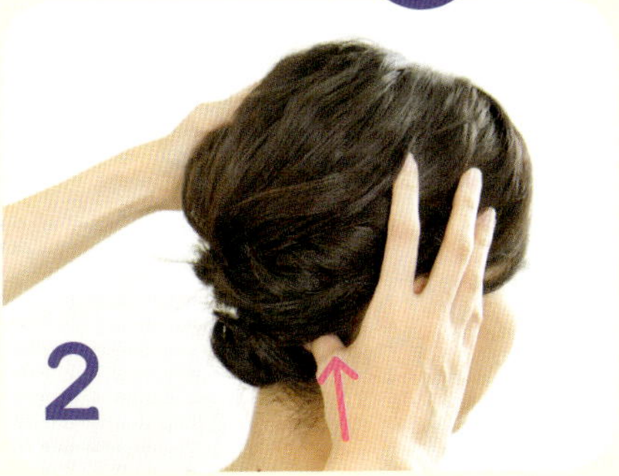

2

ターゲットに親指を当て、反対の目の方向に10秒ずつ押し上げる。

マッサージ B

鎖《さ》骨《こつ》の下を押す

パートナー 2

強さ LEVEL 2　手の形 3本指（中指中心）　方法 押す（サークル状）

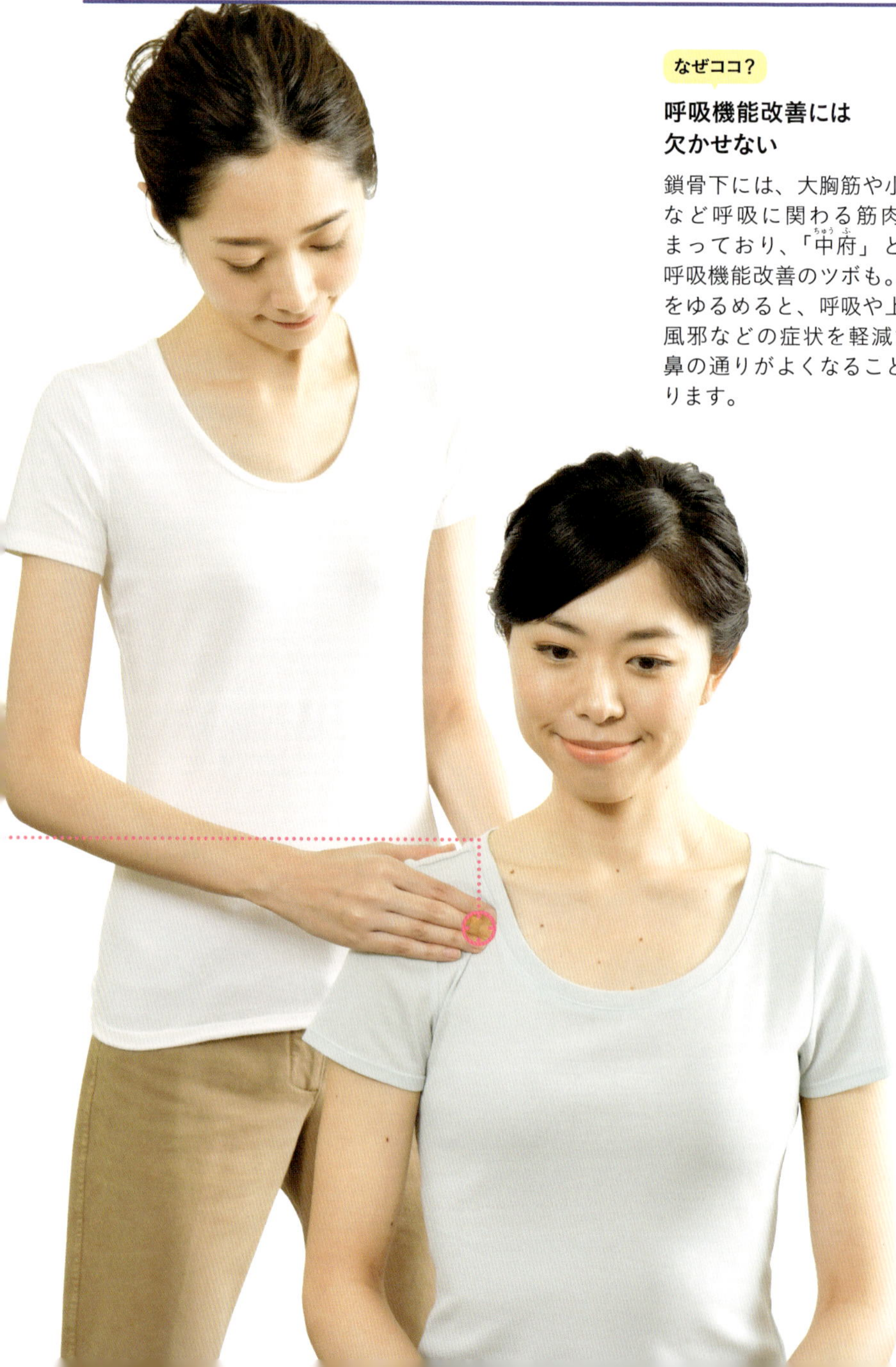

なぜココ？

呼吸機能改善には欠かせない

鎖骨下には、大胸筋や小胸筋など呼吸に関わる筋肉が集まっており、「中《ちゅう》府《ふ》」という呼吸機能改善のツボも。緊張をゆるめると、呼吸や上気道、風邪などの症状を軽減でき、鼻の通りがよくなることもあります。

プロの技教えます!

施術のやり方

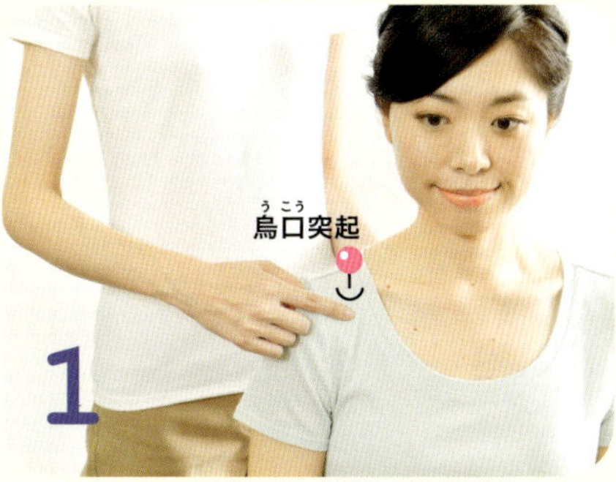

鎖骨下の突起（烏口突起）そばのくぼみを確認する。

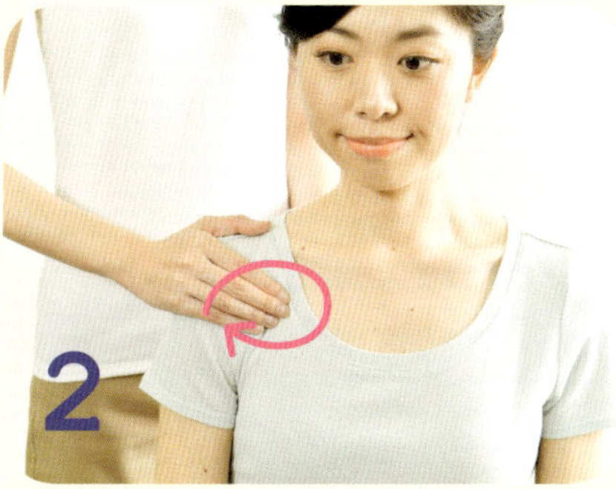

ターゲット周辺を、3本指でサークル状に押す。

手の形はコレ！

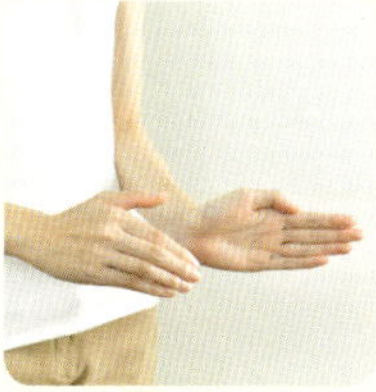

背中を支えつつ、
3本指で
サークル状に押す

POINT
スコープ

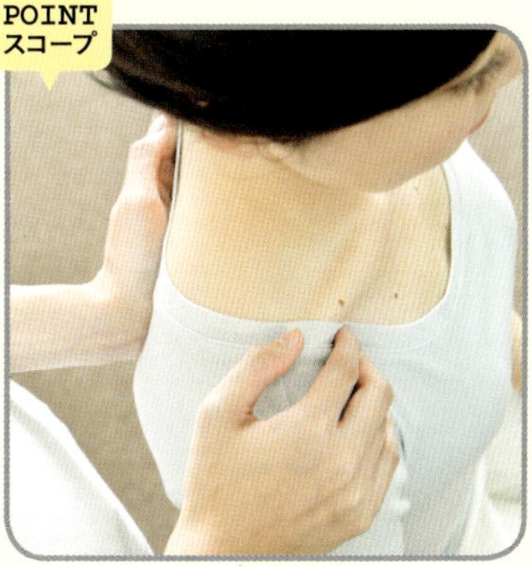

背中を支えながら
鎖骨下周辺を
3本指でまんべんなく！

ココがターゲット

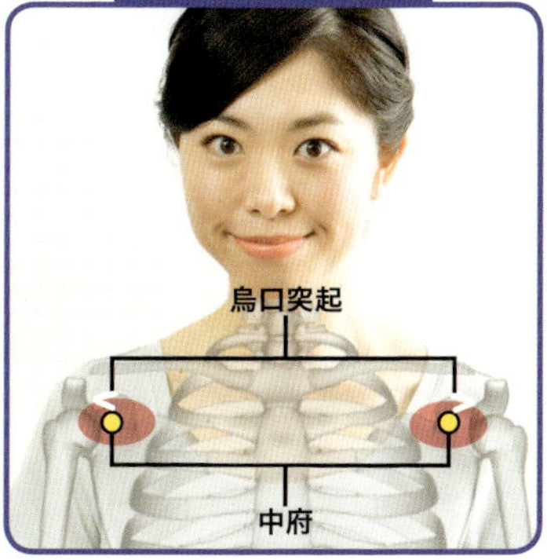

鎖骨下のくぼみ周辺を狙う

吐き気・食欲不振・胃もたれの原因とマッサージ

どこをもむ？

原因

- メンタル・ストレス
- 胃腸や肝臓の機能低下
- 胸郭（心臓や肺などを保護する胸部の外郭をつくる骨格）および横隔膜の可動制限

※食中毒や感染症など医学的に問題があるースもあります。すみやかに医師の診断を受けましょう。

A お腹（肋骨下《ろっこつした》）を押す

急な症状ではなく、少し症状が続くようなときや、慢性的に食欲がないときに、**胃や肝臓など消化器系全般にダイレクトにアプローチする。**

B 前腕（内関《ないかん》）を押す

手首のシワから親指2本分上にあるツボ「内関」。**胸やけや胃もたれ、胃痛などに効果がある。内関からひじの少し下まで前腕を全体的に押すことでも効果が十分期待できる。**

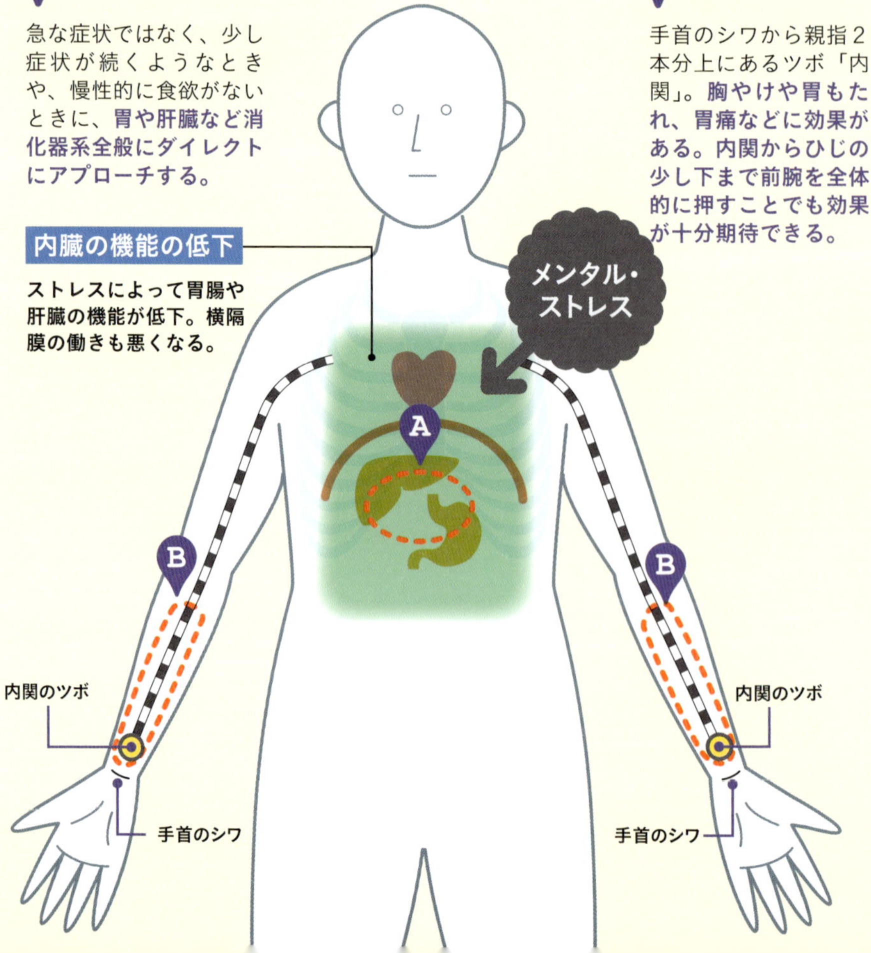

内臓の機能の低下
ストレスによって胃腸や肝臓の機能が低下。横隔膜の働きも悪くなる。
メンタル・ストレス
A
B
B
内関のツボ
内関のツボ
手首のシワ
手首のシワ

マッサージ A

お腹(肋骨下《ろっこつした》)を押す

セルフ 1

強さ LEVEL2　手の形 M字　方法 押す(スライド圧)

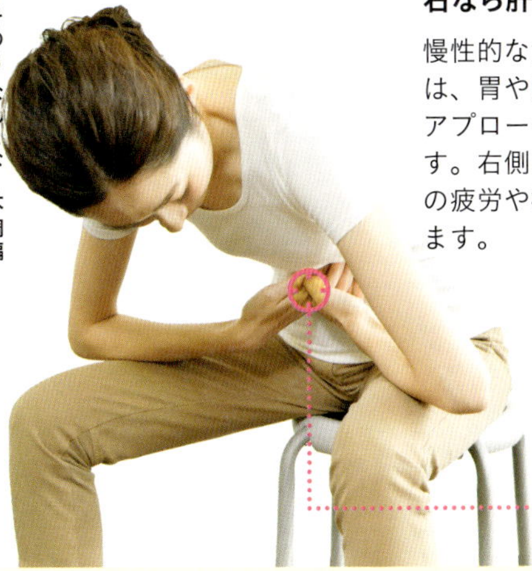

なぜココ?

右なら肝臓、左なら胃に原因

慢性的な食欲不振などの場合は、胃や肝臓にダイレクトにアプローチする方法が有効です。右側は肝臓、左側なら胃の疲労や機能低下が考えられます。

ココがターゲット

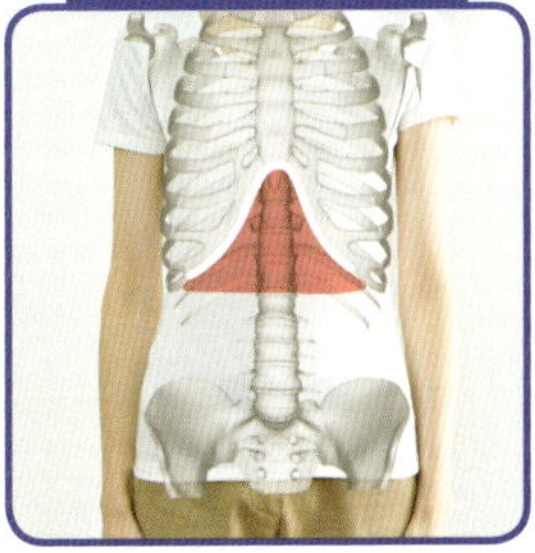

肋骨下のラインを狙う

POINT スコープ

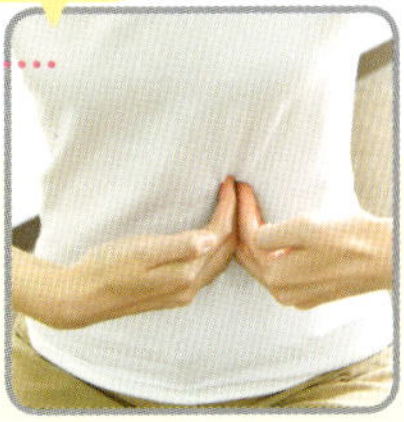

イスに座るか、
あぐらをかいて覆いかぶさると
やりやすい!
痛みが強い場合はやらない!

手の形はコレ!

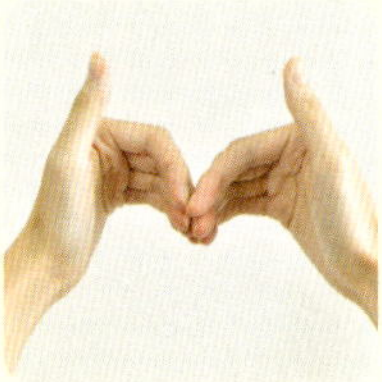

M字の先を
肋骨内部に入れ
5〜10秒ずつ圧をかける!

施術のやり方

プロの技教えます!

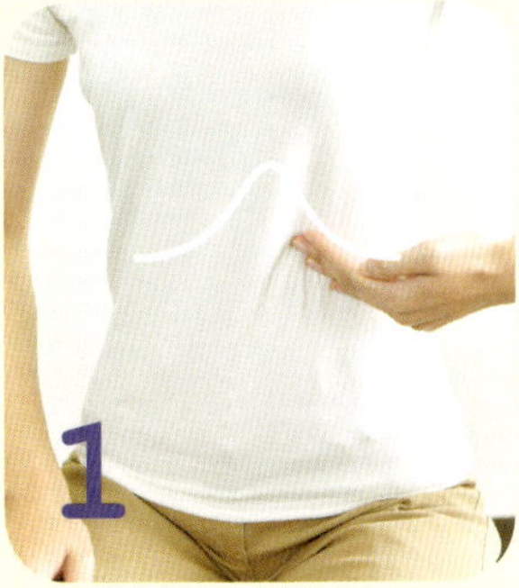

1 肋骨下のラインを確認する。

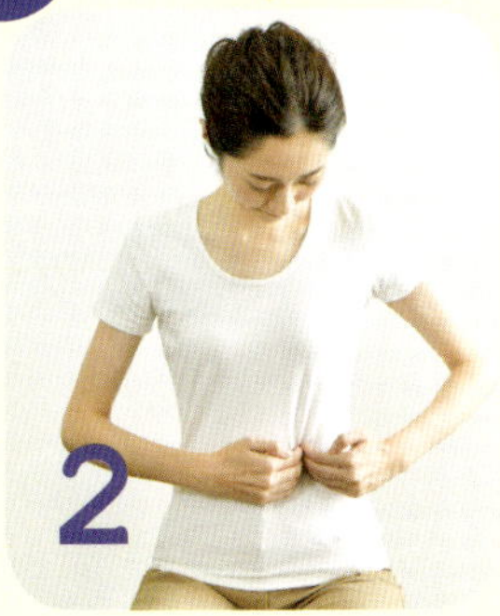

2 M字の先を肋骨の内側に入れる。

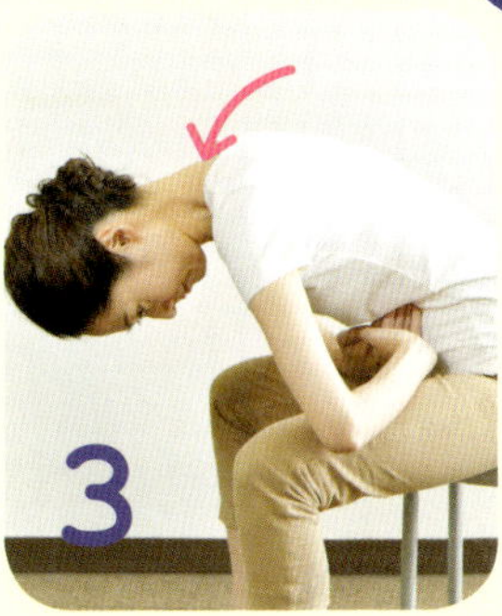

3 上半身を前に倒し、5〜10秒ずつ圧をかける。

マッサージ B

前腕(内関《ないかん》)を押す

パートナー 1

強さ LEVEL 3　手の形 親指　方法 押す(スライド圧)

なぜココ?

経絡のつながりで症状緩和

内関のツボを中心に、経絡に沿って前腕の正中線エリアにアプローチ。経絡のつながりによって、胃もたれや胃痛、胸やけなどに効果があります。つわりなどの症状にも。

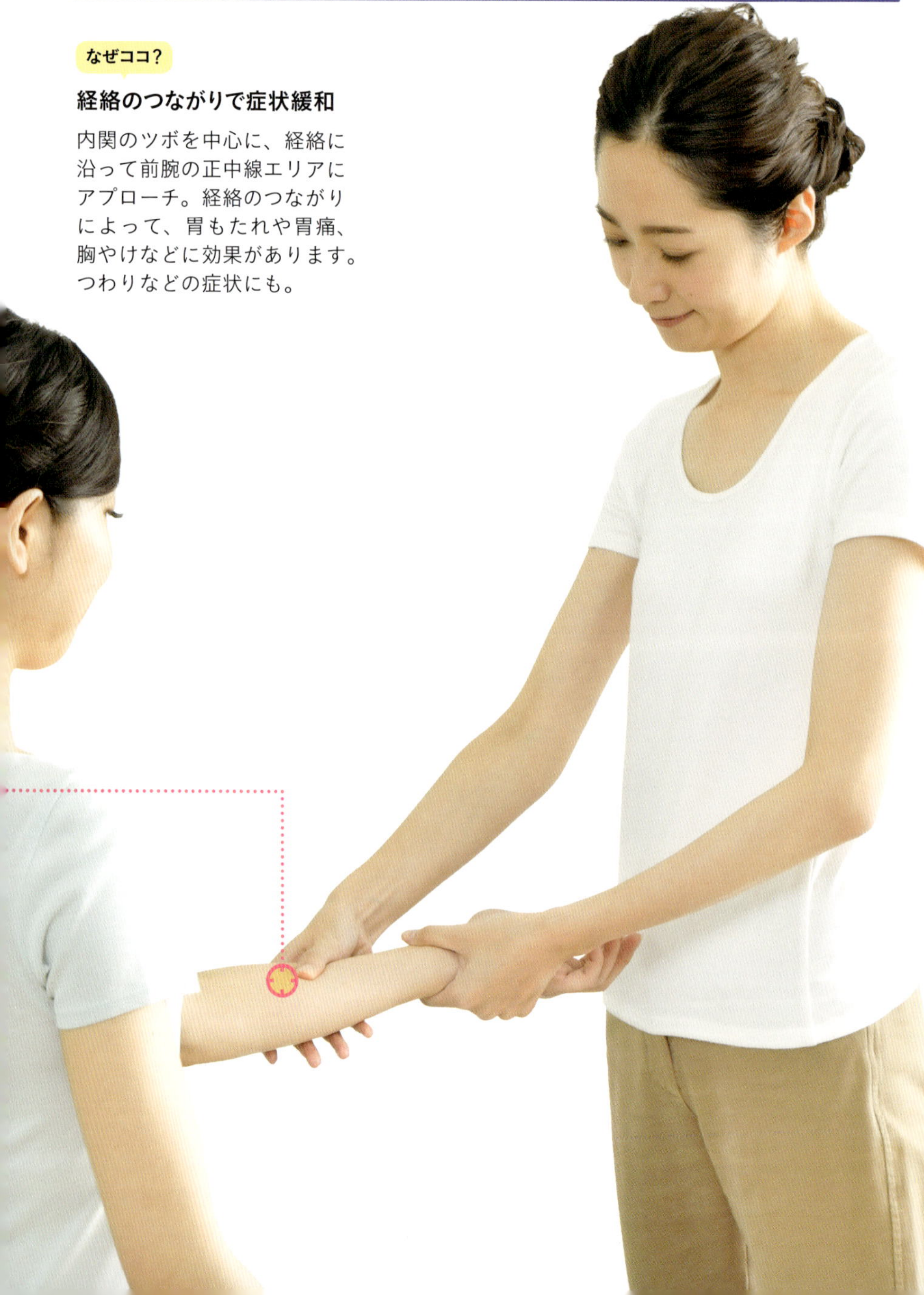

プロの技教えます!

施術のやり方

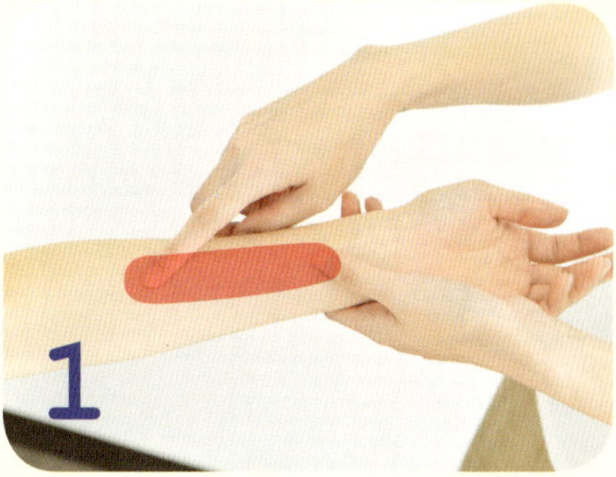

内関の位置と前腕のエリアを確認。

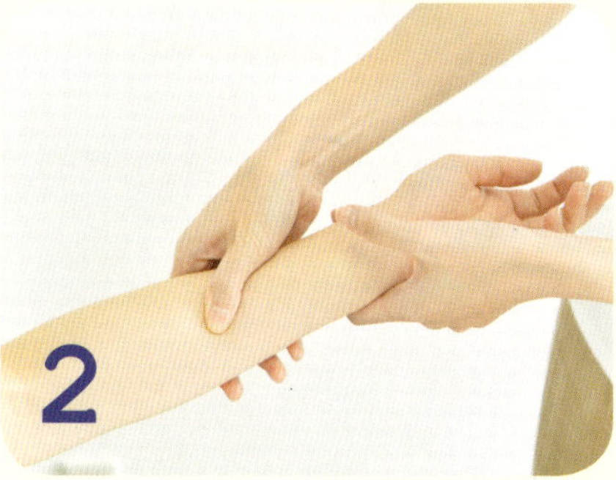

手首を支えながら、反対の親指でターゲットエリアを5秒ずつ圧をかける。

手の形はコレ!

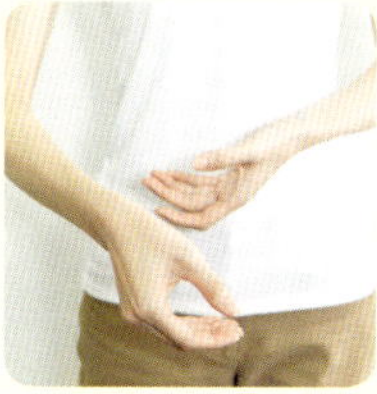

**手首を持ち、
反対の手の親指で
間欠的(5秒押し、離すを
くり返す)に圧をかける!**

POINT
スコープ

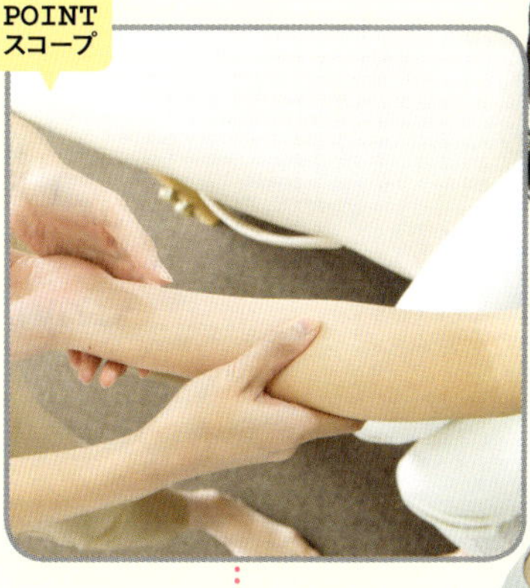

経絡に沿って、
親指をスライドさせ、
全体をまんべんなく!

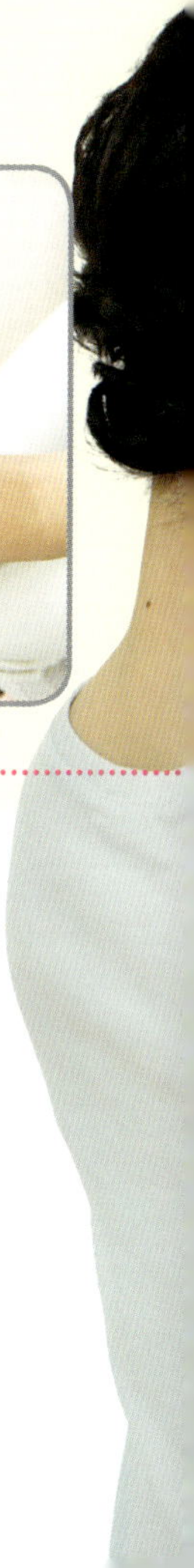

ココがターゲット

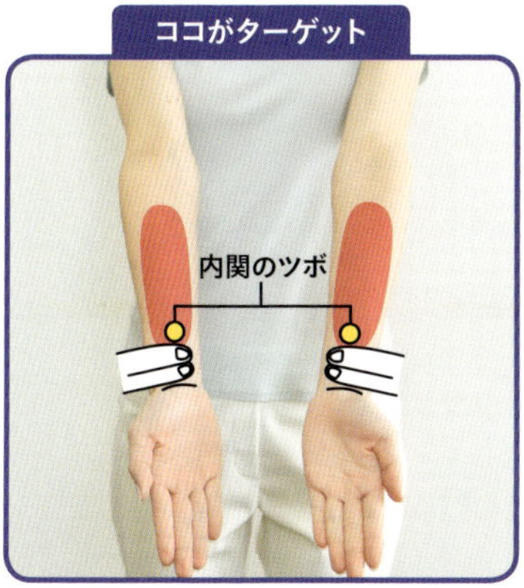

内関のツボから前腕にかけて狙う

手首のシワの親指2本分上
に内関のツボがある

便秘の原因とマッサージ

どこをもむ？

原因

- 腸腰筋の緊張（硬化）
- 腹筋周辺（腹横筋など）のコリ・機能低下
- 腸内の機能低下
- 骨盤のゆがみ
- 生活習慣など

B 足の付け根（腸《ちょう》腰筋《ようきん》）を押す

骨盤のゆがみや、骨盤内にある腸腰筋の硬さ、普段の運動不足や日常生活も便秘の原因に。**腸腰筋をゆるめることで、慢性的な便秘を改善させる。**

A お腹（天枢《てんすう》・大横《だいおう》）を押す

ヘソから親指２本分外側の天枢、指４本分外側の大横のツボは、**ともに胃腸機能を活性化させるツボ。お腹の深部にある筋肉の緊張もゆるめる。**

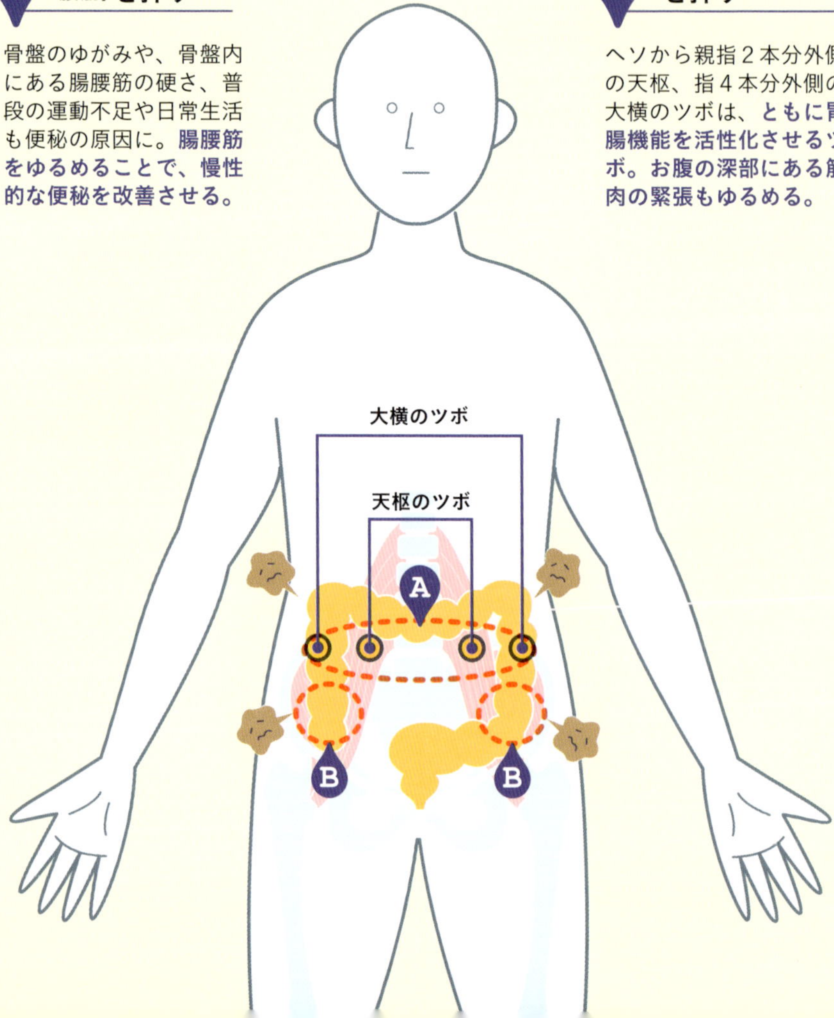

マッサージ

A お腹(天枢《てんすう》・大横《だいおう》)を押す

セルフ 1

強さ LEVEL I　手の形 M字　方法 押す(持続圧10秒)

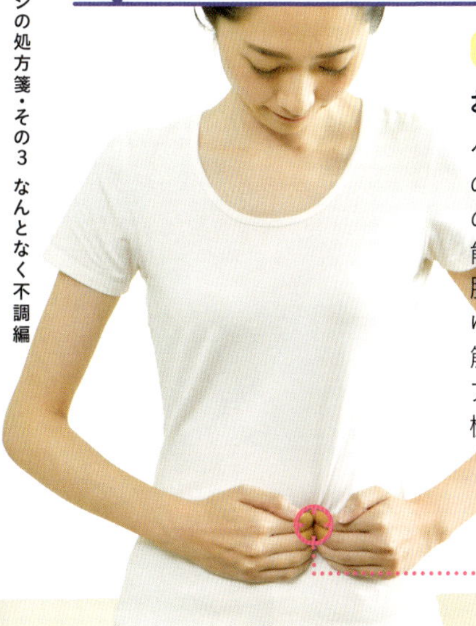

なぜココ?

お腹をダイレクトに刺激

ヘソから親指2本分外側の天枢と、指4本分外側の大横のツボ。胃腸の機能改善に効果があり、お腹の表面のコリを優しくゆるめ、深部にある腹横筋や大腰筋にも間接的にアプローチして、胃腸の機能を活性化させます。

ココがターゲット

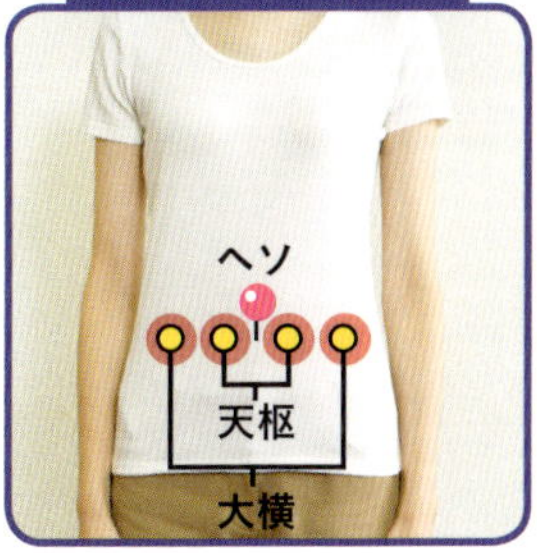

天枢と大横のツボを狙う

POINT スコープ

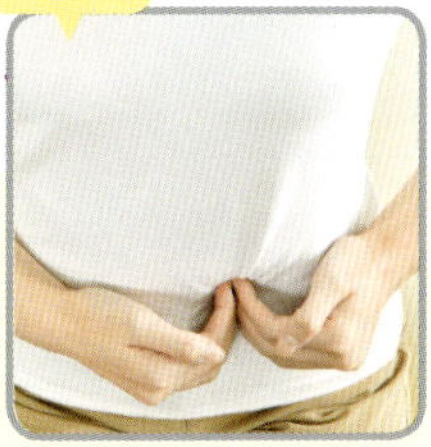

天枢はまっすぐ、
大横はやや内側に
向けて圧をかける!

手の形はコレ!

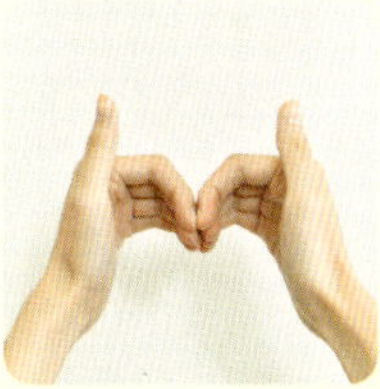

M字の先で圧をかけ、
奥の筋肉の感触を
得るまで
優しく押し当てる!

施術のやり方

プロの技教えます!

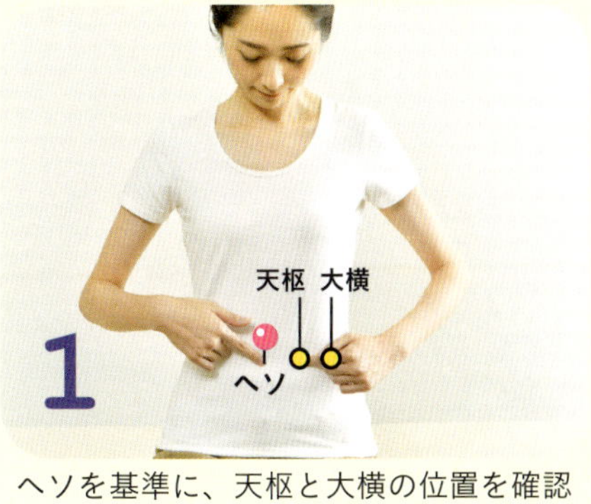

1

ヘソを基準に、天枢と大横の位置を確認する。

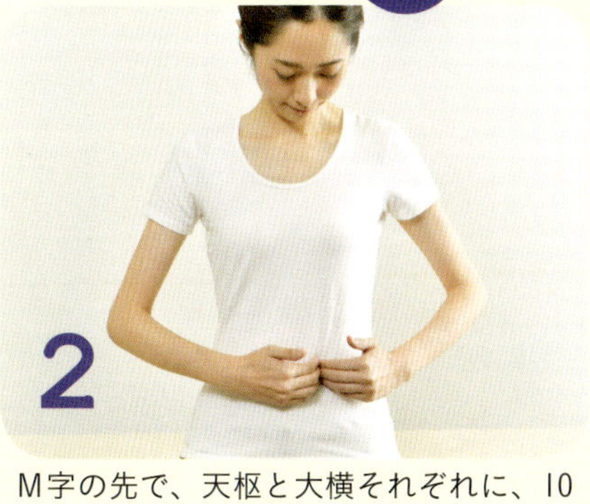

2

M字の先で、天枢と大横それぞれに、10秒ほど圧をかける。

マッサージ A

お腹（天枢《てんすう》・大横《だいおう》）を押す

パートナー 1

強さ LEVEL I　手の形 3本指　方法 押す（間欠圧各10秒）

なぜココ?

便は左側にたまりやすい

左のS状結腸周辺に便がたまりやすいといわれています。そのため、左側の腸をダイレクトに刺激することも有効です。

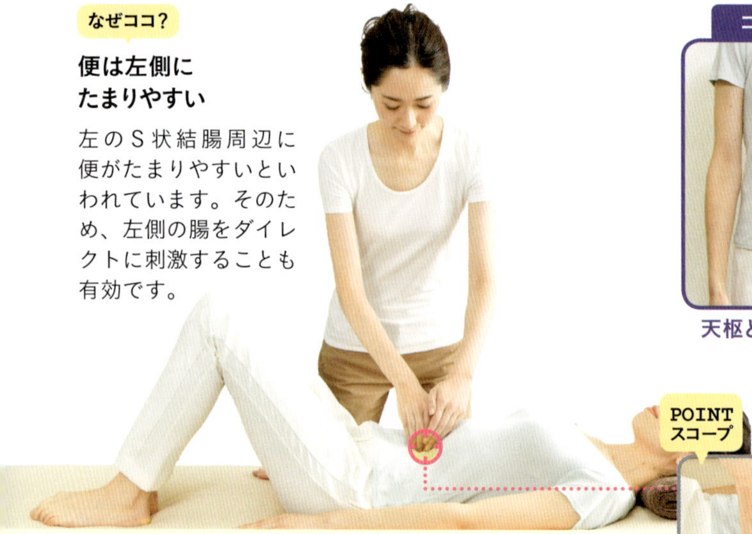

ココがターゲット

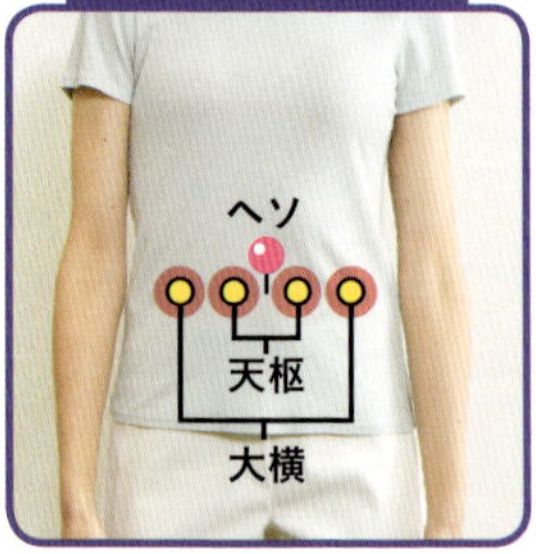

天枢と大横のツボを狙う

POINT スコープ

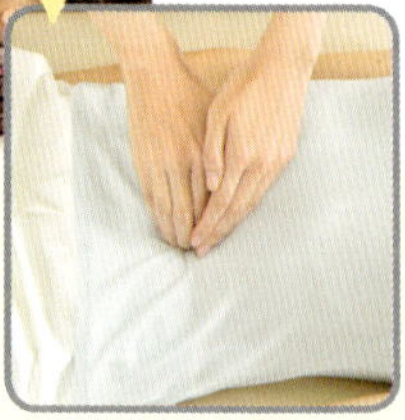

個人差があるので両側にアプローチすること！

手の形はコレ！

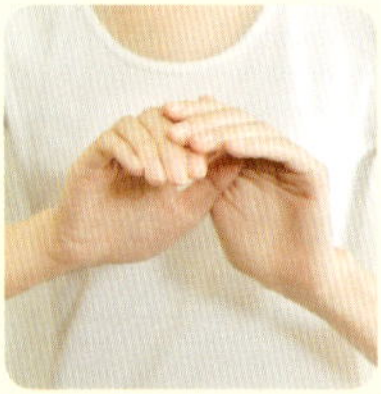

3本指を中心に圧をかけ、反対の手は添える！

プロの技教えます！

施術のやり方

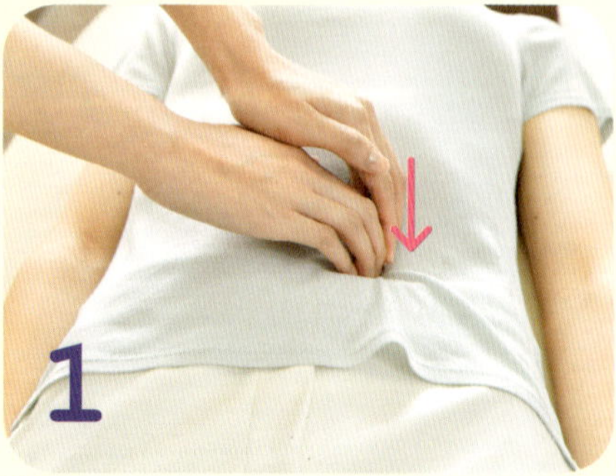

天枢は真下に向けて10秒ほど圧をかける。

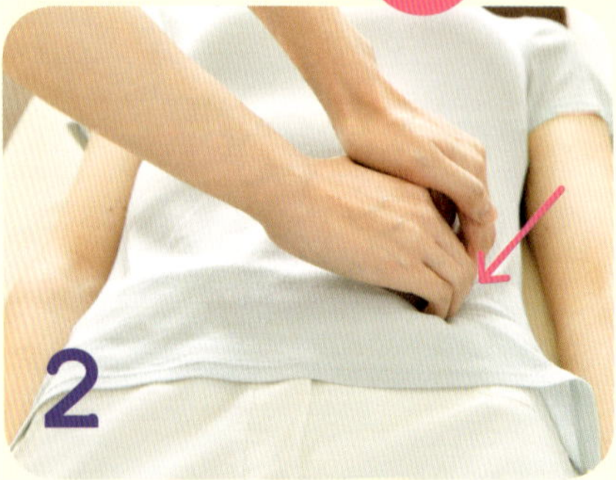

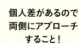

大横はやや内側に向けて10秒ほど圧をかける。

マッサージ B 足の付け根（腸腰筋《ちょうようきん》）を押す

パートナー 2

強さ LEVEL2　手の形 3本指　方法 押す（間欠圧各10秒）

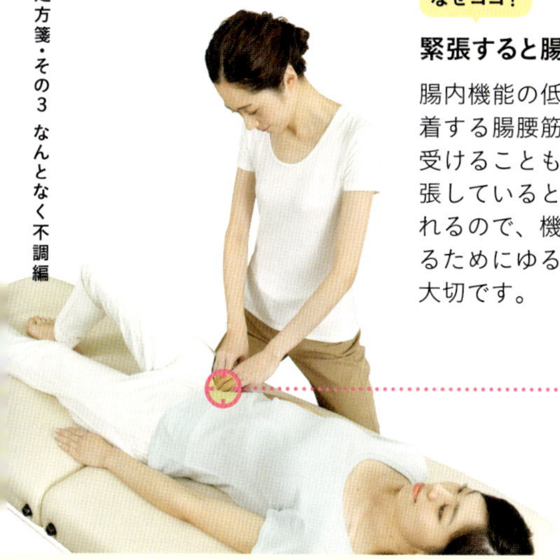

なぜココ？

緊張すると腸内機能も低下

腸内機能の低下は、周囲に付着する腸腰筋の硬さに影響を受けることも。この部位が緊張していると、自律神経も乱れるので、機能を活性化させるためにゆるめておくことが大切です。

ココがターゲット

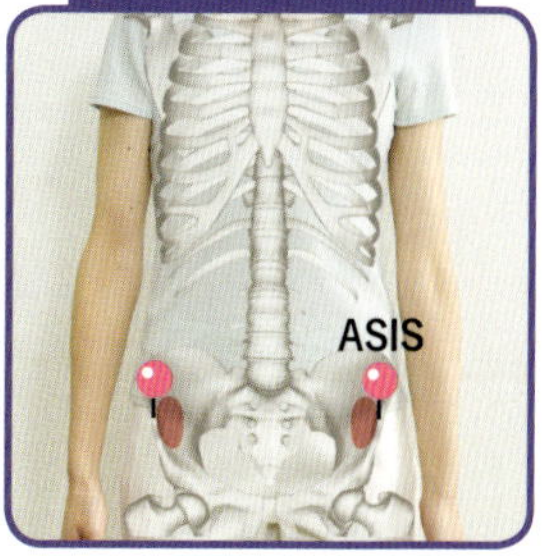

足のつけ根の前面を狙う

POINT スコープ

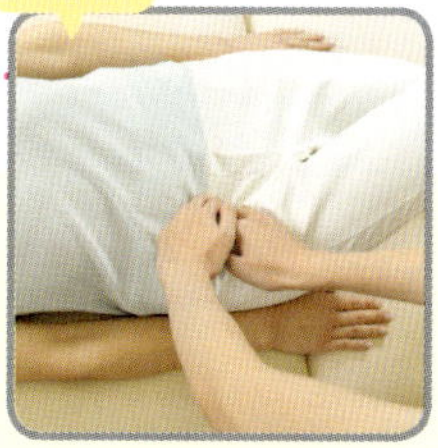

動脈や神経、リンパ節などがあるデリケートな部位なので優しく！

手の形はコレ！

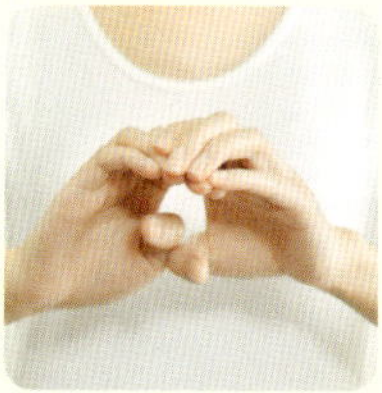

3本指を中心に
10秒ずつ間欠的に
圧をかける！

施術のやり方

プロの技教えます！

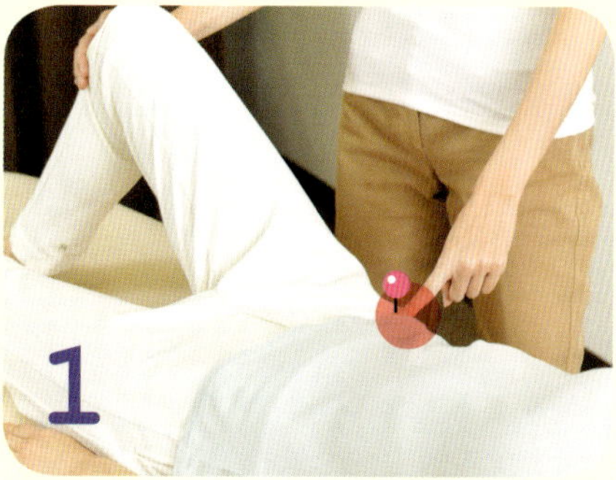

1

ひざを軽く曲げさせ、ASIS（骨盤の前の出っ張り）の位置を確認する。そこから2～3㎝内側、やや下がポイント。

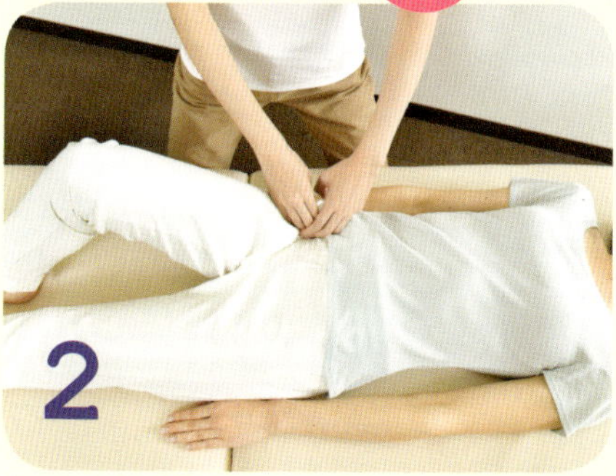

2

3本指の先を当て、10秒ずつ数回圧をかける。

生理不順の原因とマッサージ

どこをもむ？

原因

- メンタル・ストレス
- 自律神経の乱れ
- ホルモンバランスの乱れ
- 下肢や骨盤のゆがみ・コリ
- 生活習慣の乱れ

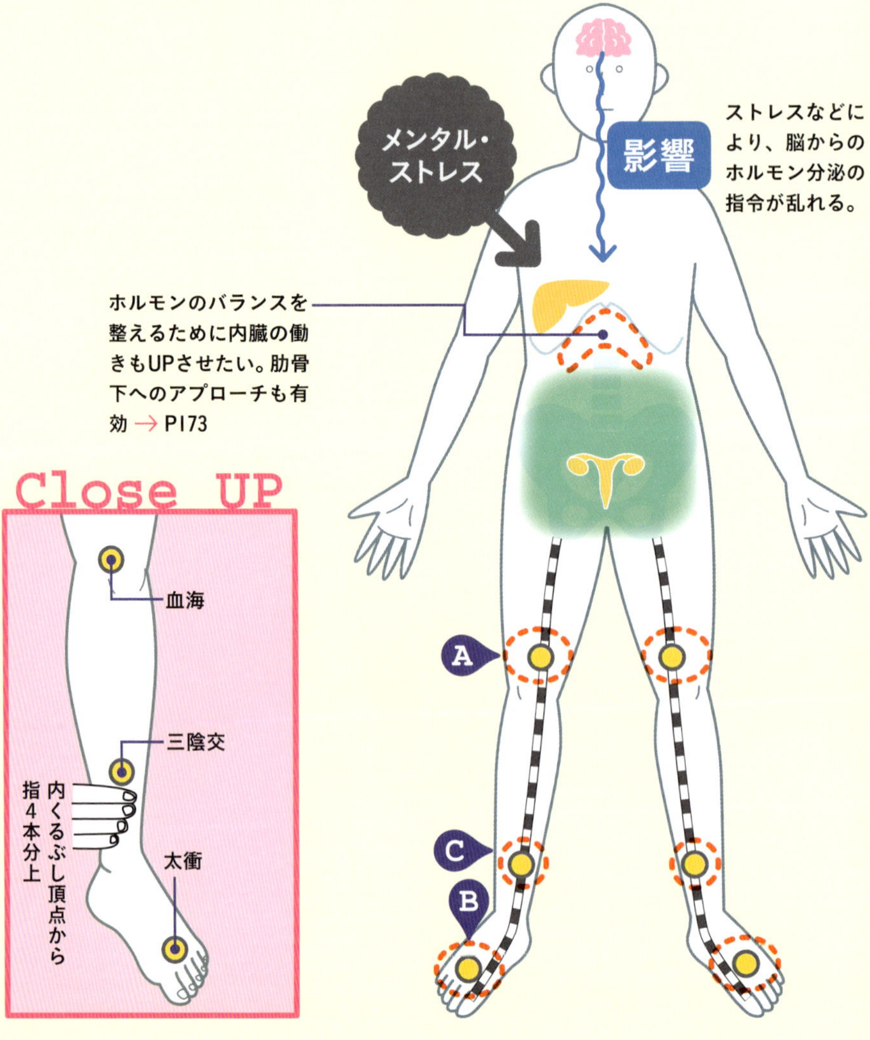

メンタル・ストレス
影響
ストレスなどにより、脳からのホルモン分泌の指令が乱れる。
ホルモンのバランスを整えるために内臓の働きもUPさせたい。肋骨下へのアプローチも有効 → P173
A
C
B
Close UP
血海
三陰交
内くるぶし頂点から指4本分上
太衝

A ひざ皿の内側上（血海《けっかい》）を押す

ひざ皿の内側の上にある血海は、骨盤内の血流をうながすツボ。**この周囲が硬くなると、生殖器にも影響するので、ゆるめておくとよい。**

B 足の甲（太衝《たいしょう》）を押す

足の甲の親指と中指の間にある太衝のツボ。肝臓に効くツボだが、**経絡は骨盤内の生殖器を通っているので、生理周期の改善やイライラにも。**

C すねの内側（三《さん》陰交《いんこう》）を押す

すねの骨の内側にあるツボ「三陰交」は**経絡で骨盤内につながっており、女性にとって大切なツボ。**ただし、妊娠中は、押さないように注意。専門家に聞くようにするとよい。

D 腰（志《し》室《しつ》）を押す

腰から骨盤に位置する腰方形筋が緊張しているとき、婦人科系の症状も見られる。また、**この部位にある志室のツボを刺激することで、ホルモンバランスに変化も。**

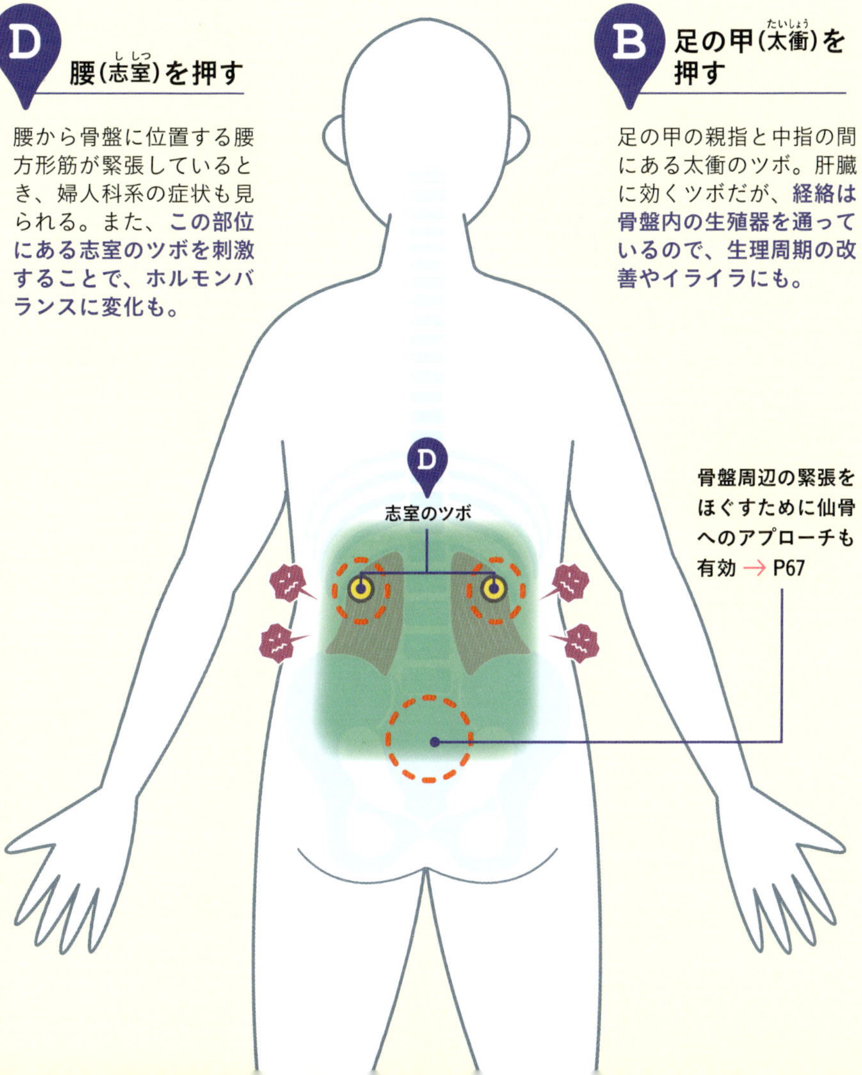
D
志室のツボ
骨盤周辺の緊張をほぐすために仙骨へのアプローチも有効 → P67

マッサージ

A ひざ皿の内側上(血海《けっかい》)を押す

セルフ 1

強さ LEVEL 3　手の形 親指(V字)　方法 押す(すじ切り)

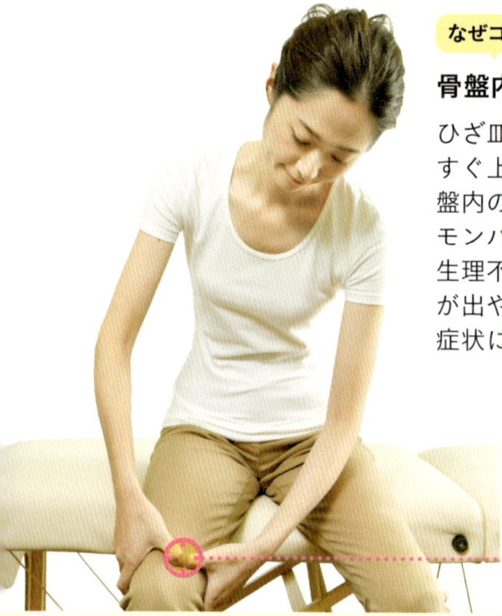

なぜココ？

骨盤内の血行を改善

ひざ皿上の内側のくぼみからすぐ上にある血海のツボ。骨盤内の血流をうながし、ホルモンバランスを整える効果が。生理不順があると、硬いコリが出やすい部位です。更年期症状にも◎。

ココがターゲット

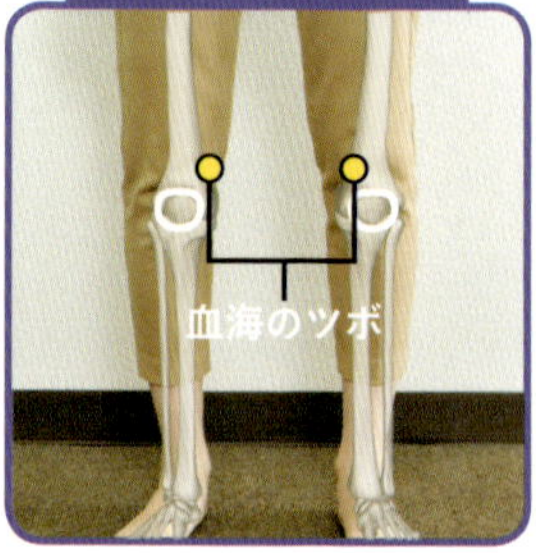

ひざ皿内側の上のくぼみから指2本

POINT スコープ

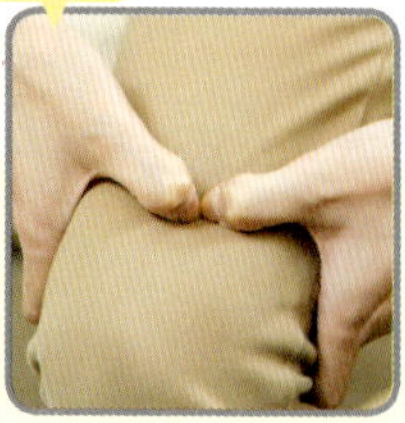

硬い結節状のコリができやすいので、それを優しくつぶすイメージ

手の形はコレ！

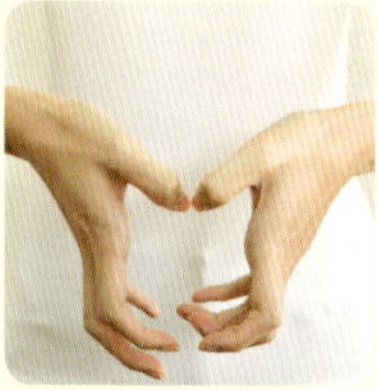

親指でV字をつくり、すじを切るように指先を押しずらす！

プロの技教えます!

施術のやり方

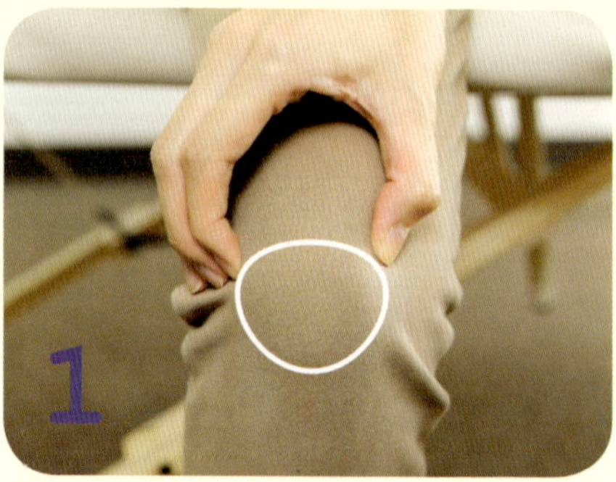

ひざ皿内側の上のくぼみを見つける。

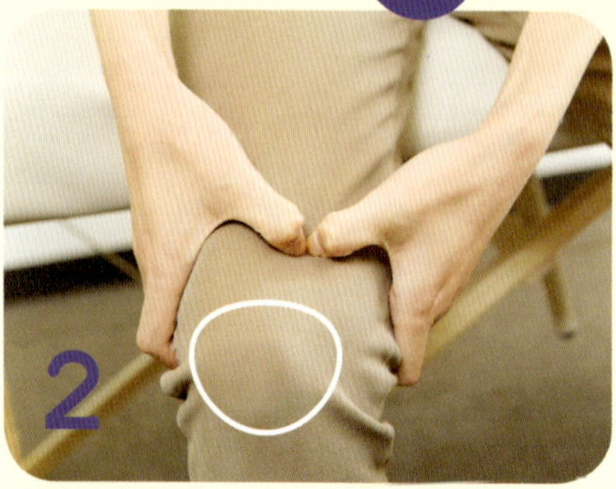

親指でV字をつくり、すじを切るように圧をかける。

マッサージ

B 足の甲(太衝《たいしょう》)を押す

セルフ 2

強さ LEVEL 2 　手の形 人差し指の頭 　方法 押す(持続圧30秒)

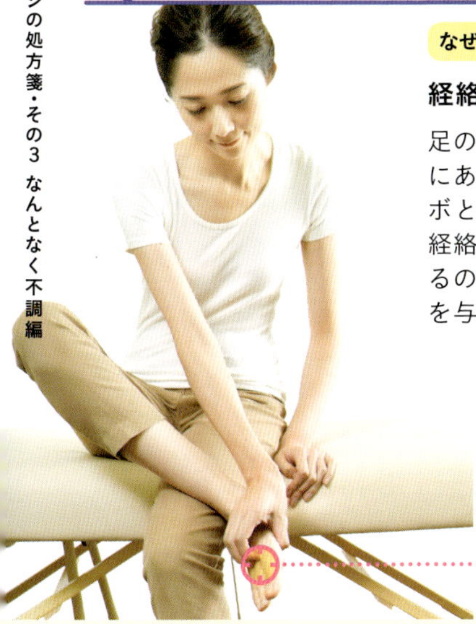

なぜココ?

経絡で骨盤内につながる

足の甲の親指と人差し指の間にある太衝のツボ。肝臓のツボとして知られていますが、経絡で骨盤内につながっているので、生殖器にもよい影響を与えます。

ココがターゲット

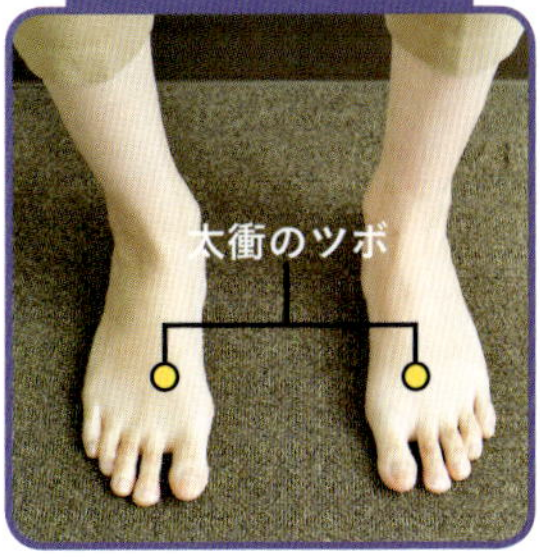

足の甲の親指と
人差し指の間を狙う

POINT
スコープ

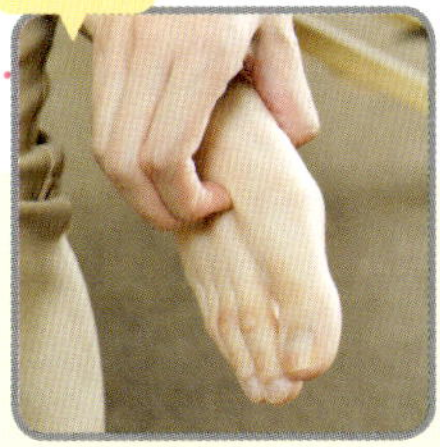

肝臓の疲労やイライラなどが
ともなう場合は
痛みを感じることが多い!

手の形はコレ!

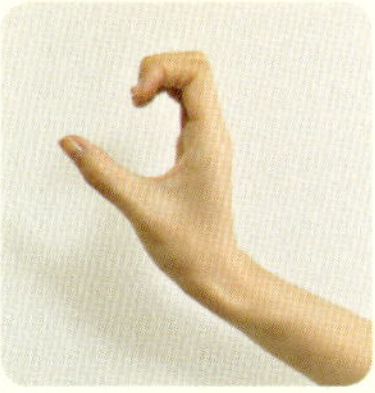

人差し指の頭を使って
30秒ほど
圧をかける!

プロの技教えます!

施術のやり方

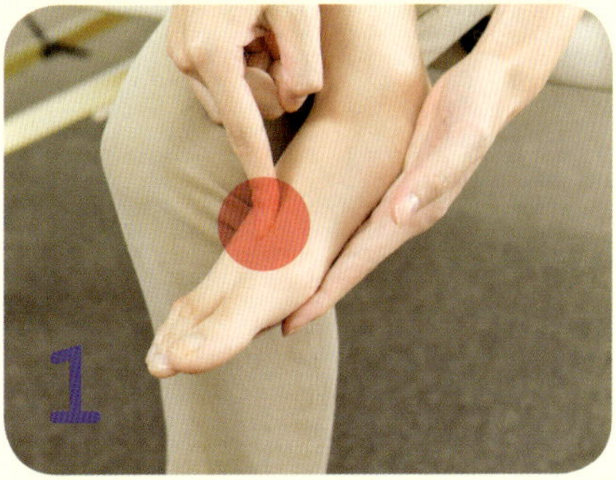

太衝のツボの位置を確認する。

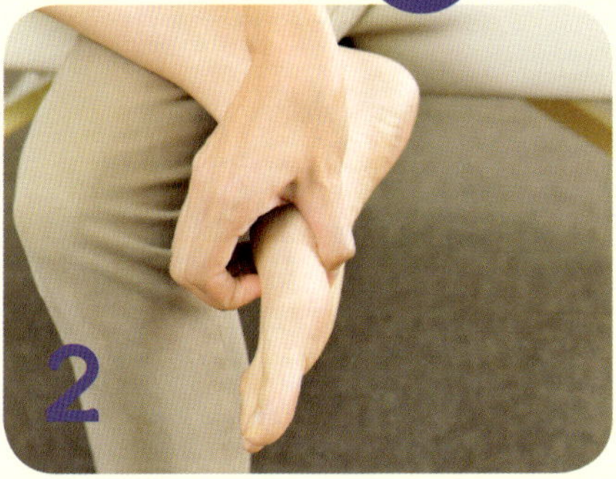

人差し指の頭をターゲットに当て、30秒ほど圧をかける。

マッサージ C

すねの内側（三陰交《さんいんこう》）を押す

パートナー 1

強さ LEVEL 2　手の形 テコ　方法 押す（持続圧７秒）

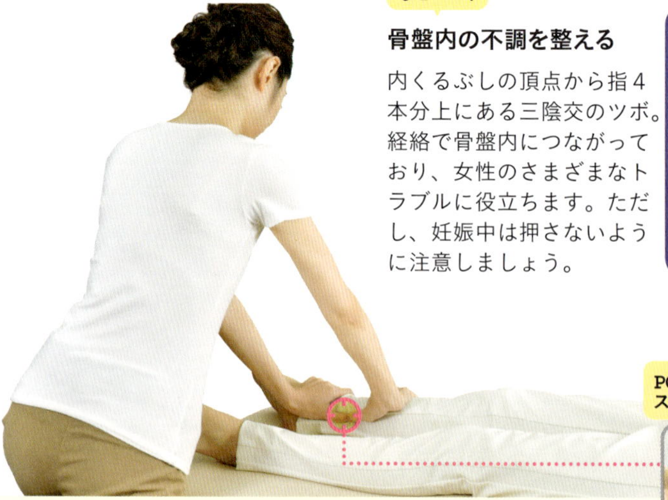

なぜココ？

骨盤内の不調を整える

内くるぶしの頂点から指４本分上にある三陰交のツボ。経絡で骨盤内につながっており、女性のさまざまなトラブルに役立ちます。ただし、妊娠中は押さないように注意しましょう。

ココがターゲット

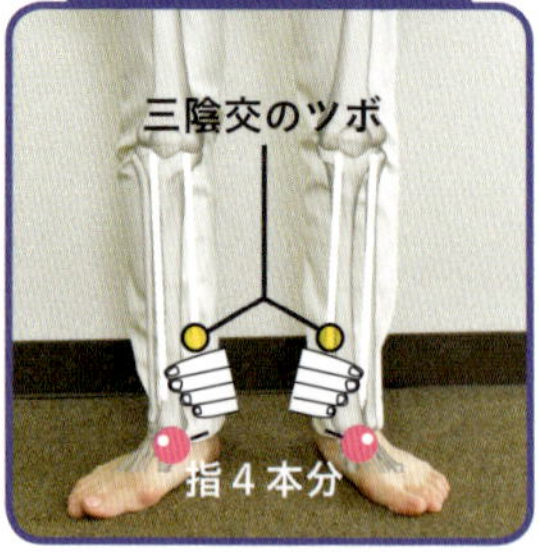

三陰交のツボ周辺を狙う

POINT スコープ

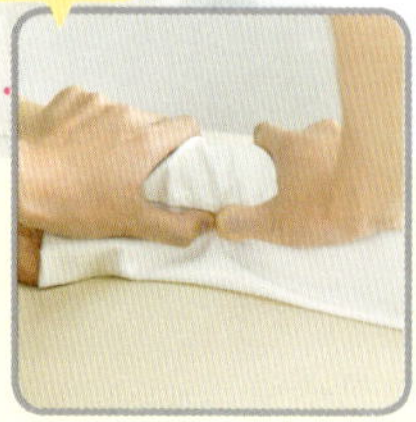

ツボの反応があると少し凹んで力がなく感じる！

施術のやり方

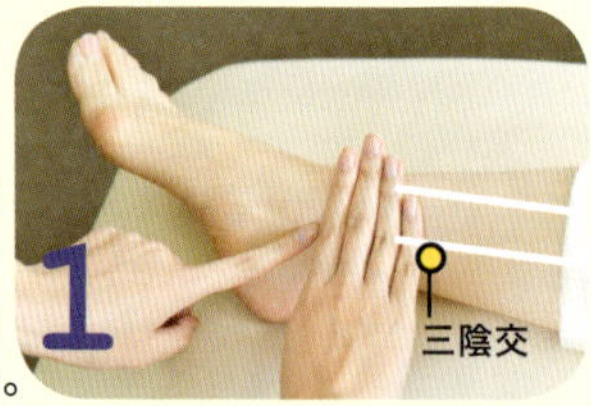

内くるぶしの頂点から指４本分上の位置。すねの骨の際にある。

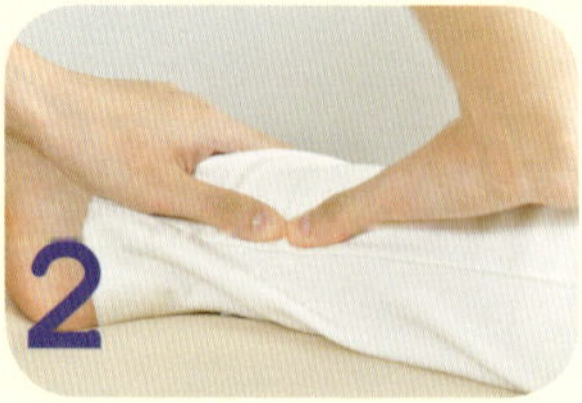

ターゲットに親指を当ててつかむ。

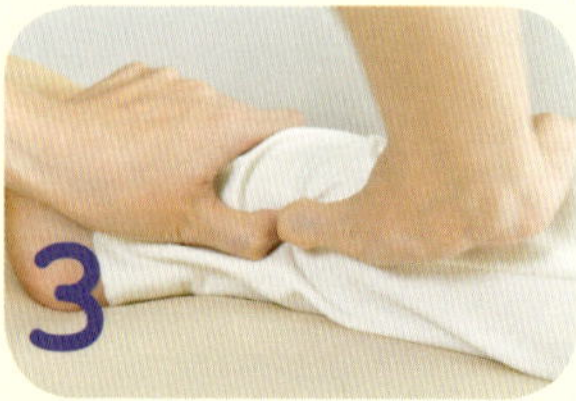

手首を手前に返して、７秒ほど圧をかける。

手の形はコレ！

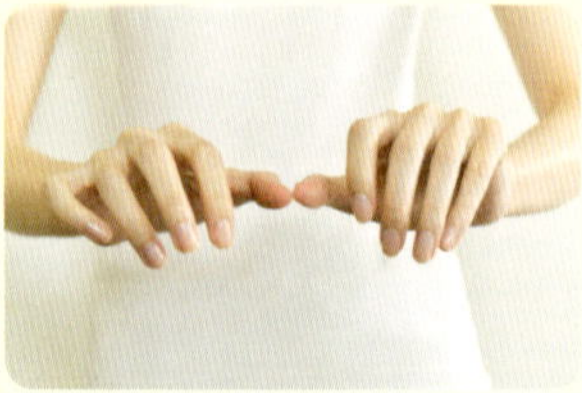

親指を当て、手首のテコで７秒ほど圧をかける！

マッサージ

D 腰（志《し》室《しつ》）を押す

パートナー 2

強さ　LEVEL 2　手の形　親指　方法　押す（間欠圧各3秒）

なぜココ？

ホルモン分泌の改善に

腰椎と骨盤、肋骨に付着する腰方形筋が過剰に緊張しているとき、婦人科系の症状が出やすくなります。また、腰のくびれの高さで、背骨から指４本分外側にある志室のツボは、ホルモンバランスの改善に有効。

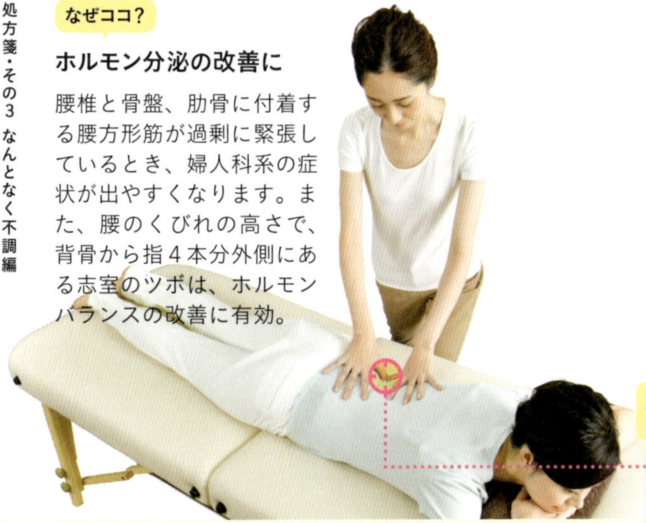

ココがターゲット

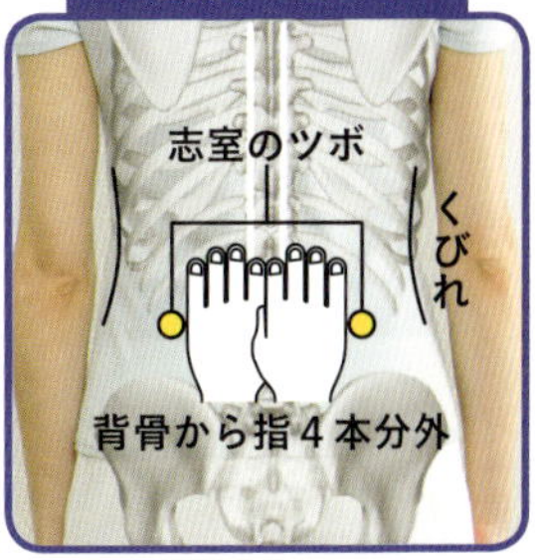

志室のツボ周辺を狙う

POINT スコープ

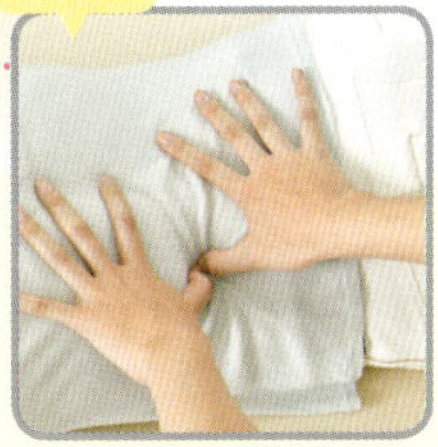

サイドから背骨側（内側）に向けて圧をかける！

手の形はコレ！

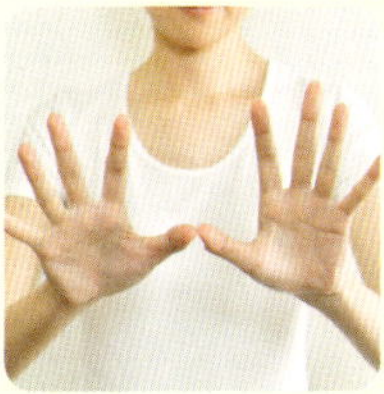

親指を合わせ、3秒ずつ間欠的に圧をかける！

プロの技教えます！　施術のやり方

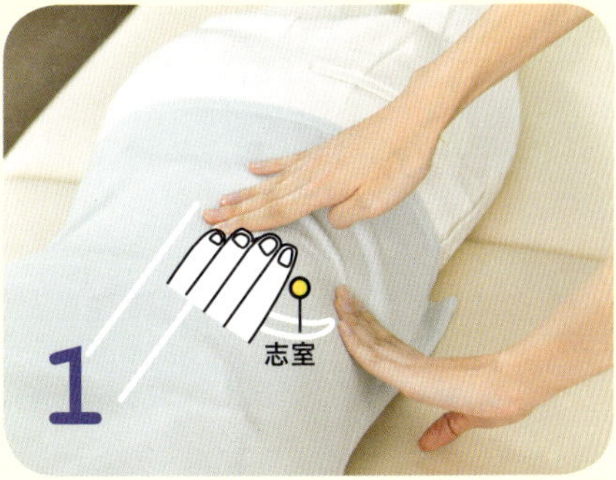

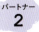

背骨と腰のくびれから肋骨の一番下の先端の位置を確認する。

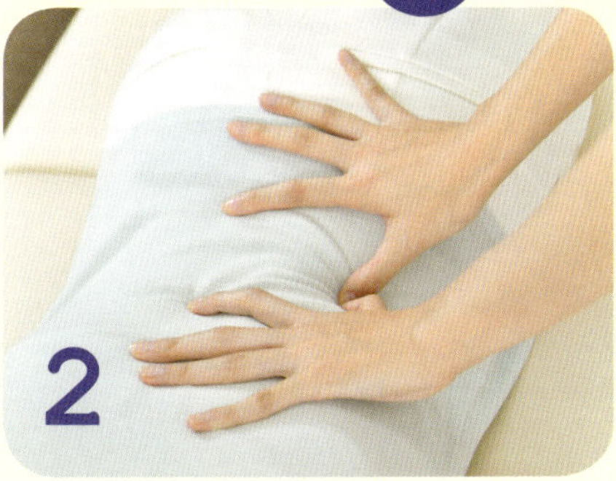

親指をターゲットに当て、３秒ずつ周辺に圧をかける。

頻尿・尿もれの原因とマッサージ

どこをもむ？

原因

- 自律神経の乱れ
- 骨盤内部（骨盤底筋群など）の機能低下
- 心理的な要因

A 下腹部(中極《ちゅうきょく》)を押す

ヘソから指５本分下にあるツボ「中極」は、膀胱との関わりが深い。**骨盤内に優しくダイレクトにアプローチし、緊張をゆるめる。**

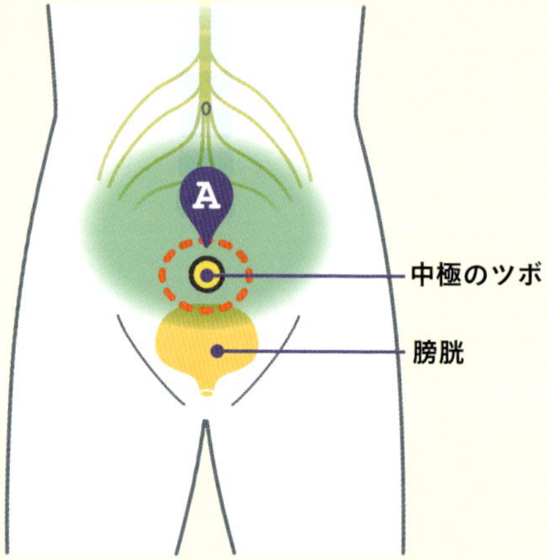

B 腰(腎《じん》兪《ゆ》)をさする

肋骨の一番下を結んだラインと、脊柱起立筋の盛り上がったところに腎兪のツボがある。**腰痛の改善のみならず、自律神経を整えながら泌尿器系の働きを調整。**

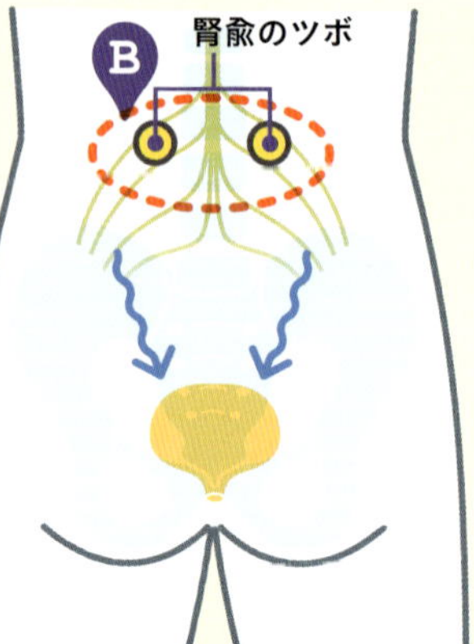

マッサージ A

セルフ 1

下腹部（中極《ちゅうきょく》）を押す

強さ LEVEL 2　手の形 M字　方法 押す（持続圧10秒）

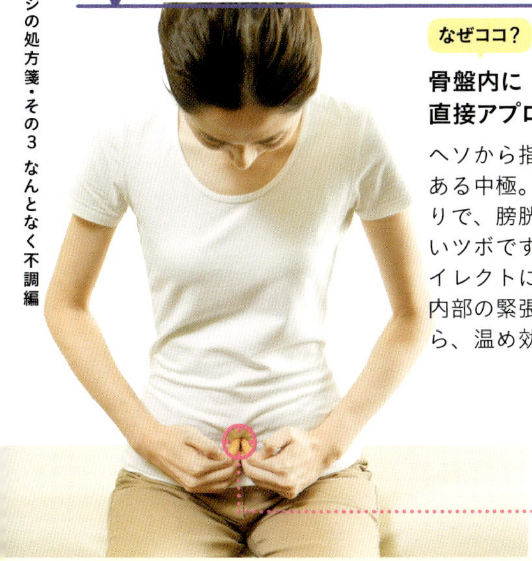

なぜココ？

骨盤内に直接アプローチ

ヘソから指約５本分下にある中極。経絡のつながりで、膀胱と関わりが深いツボです。骨盤内にダイレクトにアプローチし、内部の緊張をゆるめながら、温め効果も狙います。

ココがターゲット

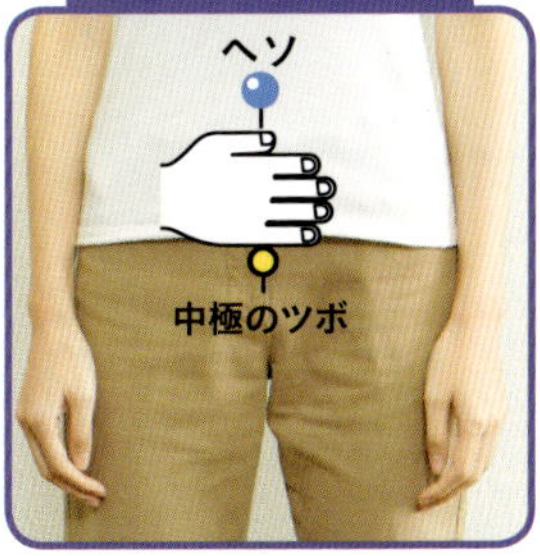

ヘソから指約５本分下を狙う

POINT スコープ

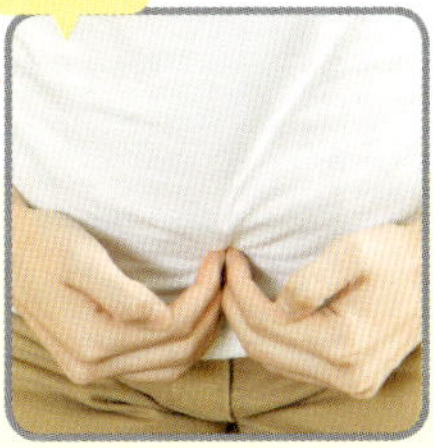

デリケートな部分なので
優しく持続的な圧でゆるめるイメージ！
温めてもOK

手の形はコレ！

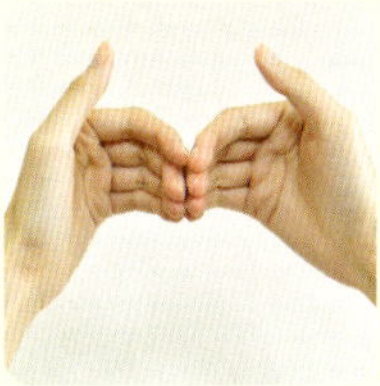

M字の先で
優しく10秒ほど
圧をかける！

プロの技教えます！

施術のやり方

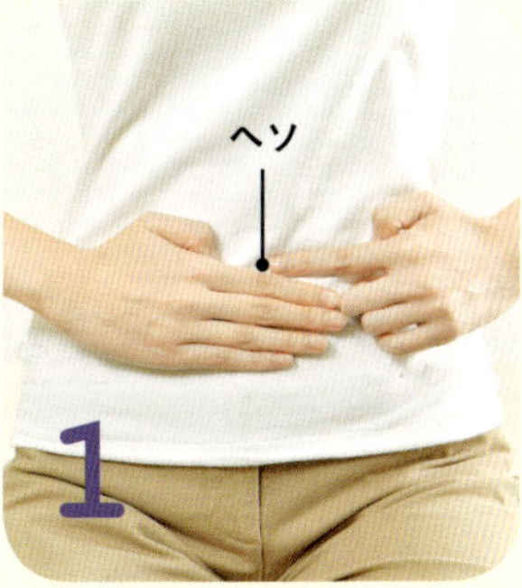

ヘソの位置を確認し、指４本分下。

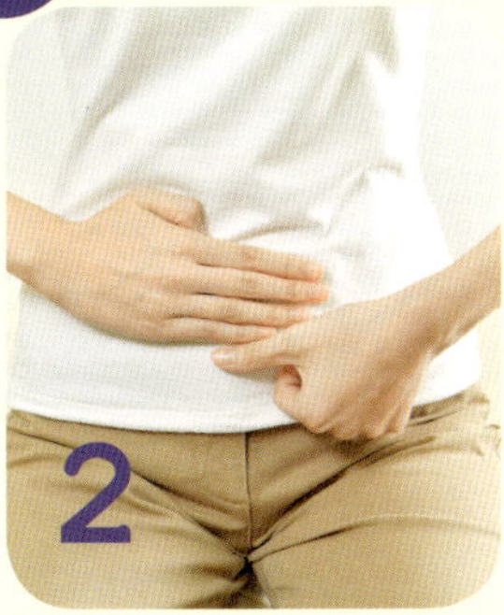

さらに指１本分で計５本下に中極がある。

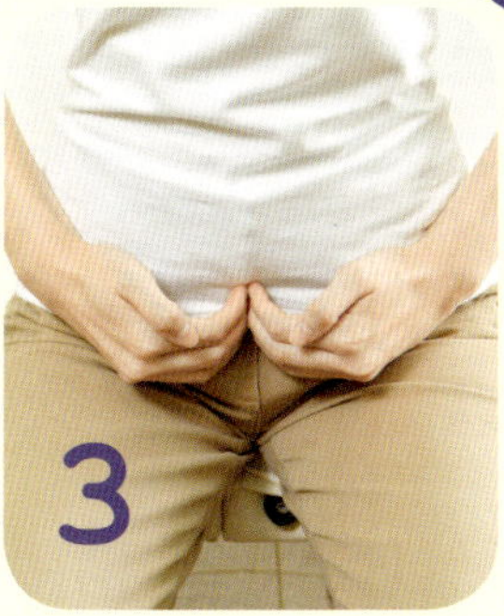

M字の先で優しく10秒ほど圧をかける。

マッサージ

B 腰（腎《じん》兪《ゆ》）をさする

パートナー 1

強さ LEVEL 2　手の形 手根　方法 さする（30秒）

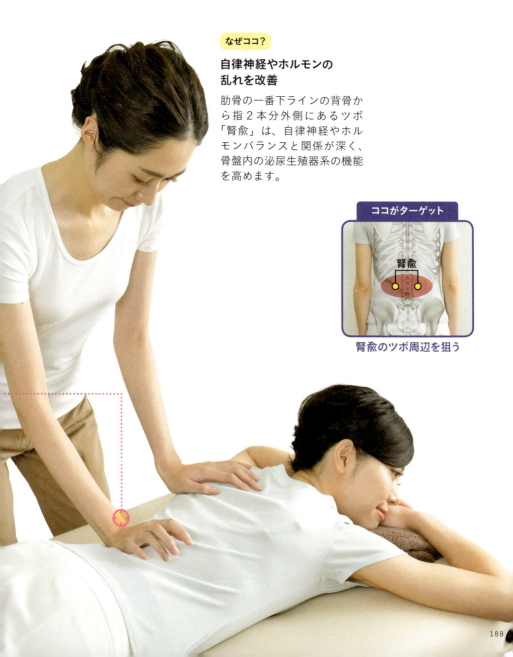

なぜココ？

自律神経やホルモンの乱れを改善

肋骨の一番下ラインの背骨から指２本分外側にあるツボ「腎兪」は、自律神経やホルモンバランスと関係が深く、骨盤内の泌尿生殖器系の機能を高めます。

ココがターゲット

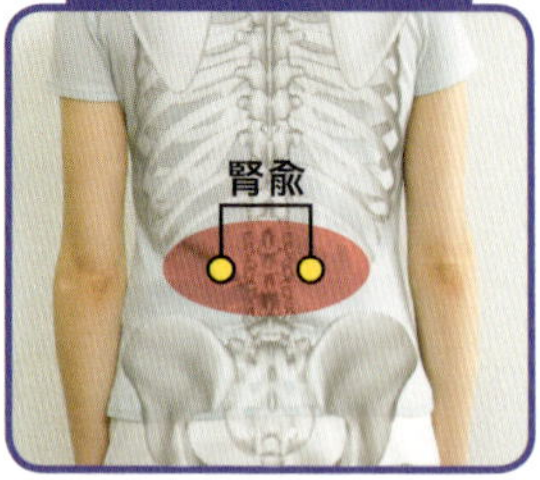

腎兪のツボ周辺を狙う

プロの技教えます! 施術のやり方

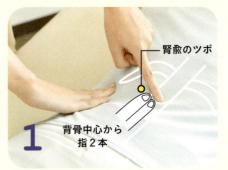

背骨と肋骨下のラインを確認し、指2本分外側の腎兪を見つける。

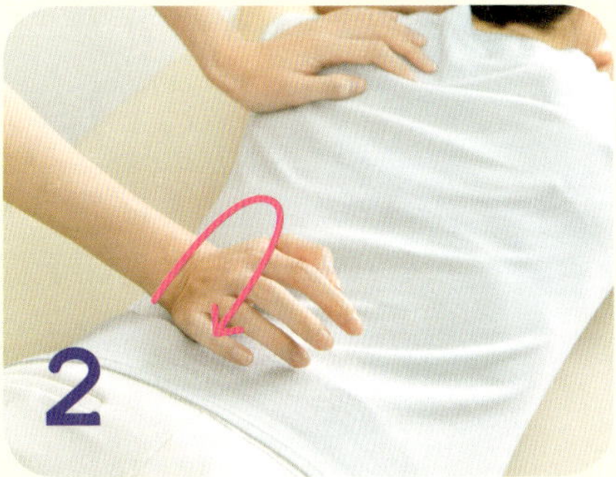

ターゲット周辺を手根部で30秒ほどさする。

手の形はコレ!

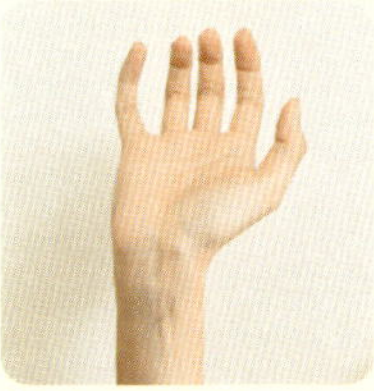

手根部を使い、ターゲット周辺をくまなくさする!

POINT スコープ

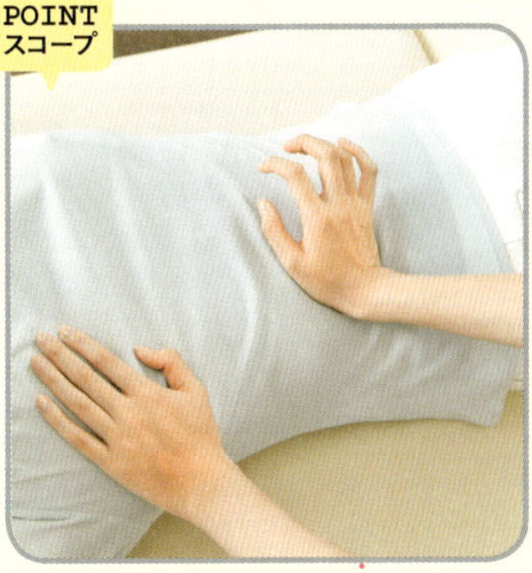

さすって温めることで尿意を和らげる効果が!

プロの技教えます! こんなやり方も有効!

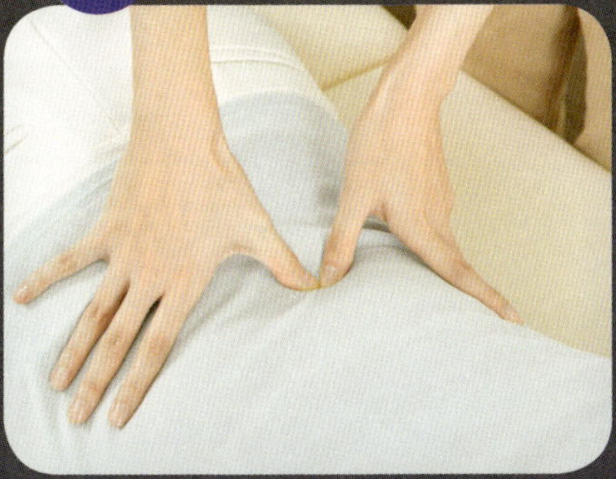

腎兪のツボを親指で10秒ほど圧をかけるのも腰痛や泌尿生殖器系の働きに◎。

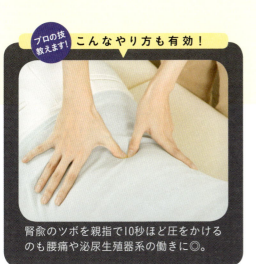

おわりに

　最後までお読みいただきありがとうございます。思いのこもったマッサージは、うまくいかない自分も、腹を立てていた相手も許してあげよう、少しは誰かの役に立てているよね、と、ポジティブな気持ちにさせてくれます。手当て、すなわちマッサージは、普段気づけなくなっている心身のメッセージを伝え・受け取るもの、そう私は認識しています。人とのつながりが希薄になりつつある今、家庭や職場、学校でマッサージが普及したら世界は大きく変わるはず。そんな気持ちで本書の出版を企画しました。

　本書では、手当ての「治癒効果」を再現するためにランドマークが記されたカラダの地図を用意しました。まずは触れながらその地形を覚えていくことが大切です。慣れてくれば手探りで適切なポイントにたどり着けるでしょう。手法や刺激の量は人それぞれで、その日その時によっても違うものです。要はさじ加減。治してやろうという傲慢な気持ちは捨て、大切な人の気持ちを推し量り、その部位の皮膚や筋肉の状態、相手の反応を感じ取りながら施すのがコツです。

　本書をつくりだしたのは3年前。情けないことに途中で断念した経緯があります。しかし、その後も本書の出版をあきらめず、まるでマッサージをするかのように私の心情を察しながら見守り続けてくれたのが池田書店の編集者、高橋隆太氏でした。そしてもう一人。千葉慶博氏の緻密な作業とこだわりがこの一冊に詰め込まれています。まさに彼がつくりあげた書籍と言っても過言ではありません。あらためて、二人の優秀な編集者に感謝します。それから、池田書店と関係者の皆さま、気づきを与えてくださるクライアント、尊敬するスタッフ、私のルーツである両親に感謝します。

背すじが伸びて元気そうにみえる人も、触れてみると背骨の際が過剰に緊張し、実は悲鳴をあげていることがわかります。「触れる習慣」は、自分や大切な人の「気づきのヘルスケア」として有効です。ただし、適切な医療機関や専門家に頼ることも忘れないでください。安心して身を委ねられるつながりを大切にすることも、健康には不可欠です。本書が、皆さまのお役に立ちますように。

石垣　英俊

「神楽坂ホリスティック・クーラ®」（代表・石垣英俊）は、「背骨リラックス」をコンセプトにしたサロンスタジオ。サロンでは、本書で紹介した施術（アラウンドセラピー®）を4つのメニュー（整顔・骨盤整えリフレ・背骨整えボディケア・経絡オイルトリートメント）で提供。少人数制ヨガ・ピラティススタジオも併設している。

アラウンドセラピー® とは？

アラウンドセラピー® は、中医学の健康観をベースに背骨から全身を整えるホリスティックメソッド。独自のマッサージとエクササイズが学べる認定セミナーは、セラピストカレッジ「ナーチャ」にて定期的に開催（全国の認定者もWEBで紹介）。

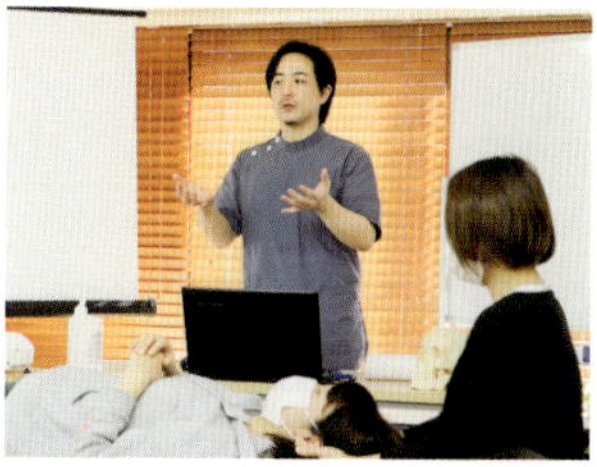

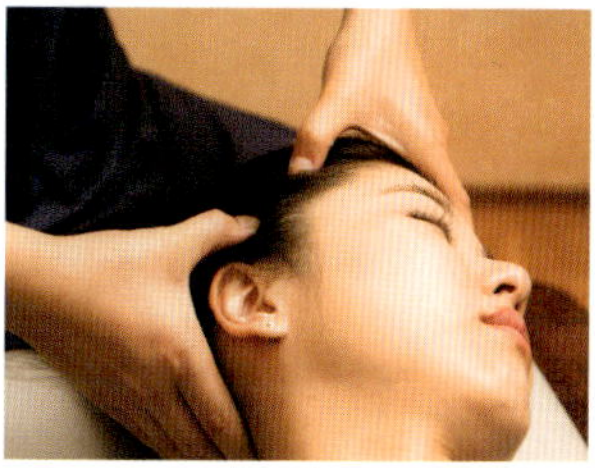

● 神楽坂ホリスティック・クーラ

新宿区横寺町68唐澤ビル2階　TEL：03 - 3269 - 8785
http://holistic-cura.net/

● セラピストカレッジ「ナーチャ」

新宿区横寺町37エムビル3階
http://cura-nurture.com/

石垣英俊（いしがき ひでとし）

静岡県出身。臨床家の父に鍼灸治療を師事。2004年に開業し、体の痛みや不調に悩んでいる人々へ、よりよい施術、環境、アドバイスを提供すべく研鑽を積んでいる。神楽坂ホリスティック・クーラ®代表。セラピストカレッジ「ナーチャ」校長。鍼師、灸師、按摩マッサージ指圧師。オーストラリア政府公認カイロプラクティック理学士（B.C.Sc）、応用理学士（B.App.Sc）。中国政府認可世界中医薬学会連合会認定国際中医師。全米ヨガアライアンス200h 修了ヨガインストラクター。日本ヨーガ療法学会認定ヨーガ教師。東西の智慧を独自に融合させた新メソッド「アラウンドセラピー®」を主宰。著書に『痛みと不調を根本から改善する 背骨の実学』、『背骨、骨盤、足から治す 腰痛の実学』（ともに池田書店）ほか。

編　集	千葉慶博（KWC）
モデル	MAO（スペースクラフト）、井上理恵（SOS モデルエージェンシー）
ヘアメイク	MIKE
スタイリング	田中祐子
撮　影	蔦野裕
イラスト	中村知史
医学イラスト	BACKBONEWORKS
本文デザイン	清水真理子（TYPEFACE）
校正	聚珍社
取材協力	及川彩、石部美樹
衣装協力	ベージュパンツ…ヨーロピアン カルチャー／ストックマン、 白パンツ…スタジオ ピッコーネ／ビキジャパン

（問合せ先）
ストックマン … 03-3796-6851
ビキジャパン … 06-6539-9005

コリと痛《いた》みの地《ち》図《ず》帳《ちょう》

プロが教《おし》えるマッサージの処《しょ》方《ほう》箋《せん》72

著　者　石垣英俊
発行者　池田士文
印刷所　TOPPANクロレ株式会社
製本所　TOPPANクロレ株式会社
発行所　株式会社池田書店
〒162-0851　東京都新宿区弁天町43番地
電話03-3267-6821（代）／振替00120-9-60072

ISBN978-4-262-16566-0

25108004